Springer-Lehrbuch

Steffen Fleßa

Gesundheits-
ökonomik

Eine Einführung in das
wirtschaftliche Denken für Mediziner

Zweite, durchgesehene
und aktualisierte Auflage

Mit 96 Abbildungen und 17 Tabellen

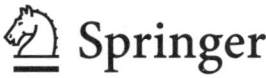 Springer

Professor Dr. Steffen Fleßa
Lehrstuhl für Allgemeine Betriebswirtschaftslehre
und Gesundheitsmanagement
Rechts- und Staatswissenschaftliche Fakultät
Universität Greifswald
Friedrich-Loeffler-Straße 70
17487 Greifswald
steffen.flessa@uni-greifswald.de

ISSN 0937-7433

ISBN 978-3-540-73409-3 Springer Berlin Heidelberg New York
ISBN 978-3-540-24000-6   1. Auflage Springer Berlin Heidelberg New York

Bibliografische Information der Deutschen Nationalbibliothek
Die Deutsche Nationalbibliothek verzeichnet diese Publikation in der Deutschen Nationalbibliografie;
detaillierte bibliografische Daten sind im Internet über http://dnb.d-nb.de abrufbar.

Springer ist ein Unternehmen von Springer Science+Business Media

springer.de

Herstellung: LE-TₑX Jelonek, Schmidt & Vöckler GbR, Leipzig
Umschlaggestaltung: deblik, Berlin

SPIN 12085293   43/3180YL - 5 4 3 2 1 0   Gedruckt auf säurefreiem Papier

Vorwort zur 2. Auflage

Grundkenntnisse der Gesundheitsökonomik werden immer mehr zur Schlüsselqualifikation für Entscheidungsträger im Gesundheitswesen. Die „Einführung in das wirtschaftliche Denken für Mediziner" soll diese Grundlagen komprimiert und verständlich vermitteln, wobei auch in der zweiten Auflage der Schwerpunkt nicht auf Details, sondern auf der grundsätzlichen Herangehensweise liegt. Ökonomisches Denken muss vor wirtschaftlichem Handeln kommen. Deshalb sollten zukünftige Entscheidungsträger des Gesundheitswesens nicht zuerst Spezialverfahren und anspruchsvolle Methodik erlernen, sondern die Gesamtzusammenhänge und die Denkstrukturen kennen. Anschließend kann eine Vertiefung erfolgen.

Die erste Auflage dieses Lehrbuchs schrieb ich für meine Studenten der Medizin. Nach meinem Wechsel auf einen Lehrstuhl für Betriebswirtschaftslehre in Greifswald zeigte es sich allerdings, dass auch BWL-Studenten und vor allem Studenten des Masterstudiengangs Health Care Management von dem Kondensat der Gesundheitsökonomik profitieren. Für sie ist das Buch eine Einstiegsliteratur, wobei die weiterführende Vertiefungsliteratur am Ende dieses Buches entsprechend ergänzt wurde.

In dieser Auflage wurden auch einige Fehler beseitigt, die sich trotz mehrfacher Durchsicht eingeschlichen hatten. Ich hoffe, dass nicht wieder neue hinzugekommen sind. Kapitel 3.3.2 wurde ausführlicher überarbeitet und an die neuere Gesetzeslage angepasst. Die praktische Gesundheitspolitik ist einem permanenten Wandel unterworfen. Deshalb war auch bei Drucklegung noch nicht absehbar, welche Richtung weitere Gesetzesentwürfe nehmen würden. Es werden noch zahlreiche Änderungen folgen, die hier nicht alle antizipiert werden können. Diese Dynamik der Gesundheitspolitik und -ökonomik bestätigt mich jedoch in meiner Überzeugung, dass die Vermittlung von zeitlich begrenzt gültigen Details zurücktreten muss gegenüber allgemeingültigen, grundsätzlichen Zusammenhängen. Wer sie verstanden hat, wird auch zukünftige Veränderungen erfassen und bewerten können. Ich hoffe, mit dieser Auflage allen Lesern dabei zu helfen, ökonomisch denken zu lernen und damit einen fundierten Beitrag zur Lösung unserer gesundheitsökonomischen Probleme leisten zu können.

Danken möchte ich allen, die Anregungen und Kritik zu meiner ersten Auflage an mich weitergegeben haben. Weiterhin schulde ich Dr. Paul Marschall und René Herrmann Dank für die sorgfältige Korrektur.

Greifswald, im Juni 2007   Steffen Fleßa

Vorwort zur 1. Auflage

Gesundheitsökonomik ist ein neues Fach im Kanon der Universitäten und Fachhochschulen. Das rationale, die Verschwendung vermeidende Handeln war zwar schon immer eine Selbstverständlichkeit für Ärzte, Pflegekräfte und viele andere medizinisch-pflegerische Berufe, aber die Notwendigkeit einer expliziten Ausbildung in Ökonomik wurde erst durch die Finanzierungskrise des deutschen Gesundheitswesens bewusst. Steigende Ausgaben bei gleichzeitig – strukturell wie konjunkturell bedingten – sinkenden Einnahmen führten zu einem Sparzwang, der zum Teil das Selbstverständnis der medizinischen Berufe in Frage stellen musste. Darf die Ökonomie wirklich das professionelle Handeln des Arztes, der Pflegekraft, der Hebamme etc. im Krankenhaus, im Altenheim und in der ambulanten Versorgung dominieren? Sollte die Ökonomie nicht vielmehr eine dienende Funktion wahrnehmen? Was ist überhaupt Ökonomie bzw. Ökonomik? Diese Fragen beschäftigen Studierende unterschiedlicher Fächer wie z.B. der Medizin, der Pflegewissenschaft, des Pflegemanagements oder der Physiotherapie.

In den letzten Jahren ist eine Reihe von Lehrbüchern zur Gesundheitsökonomik erschienen. Das Problem dieser Schriften besteht darin, dass sie zum größten Teil für Ökonomen geschrieben wurden, die bereits eine breite, allgemeine Ausbildung in den Wirtschaftswissenschaften genossen haben und nun lediglich eine Vertiefung in dem Spezialgebiet der Gesundheitsökonomik erhalten wollen. Leser ohne ökonomische Vorbildung tun sich meist schwer, die komplizierten Formeln und vorausgesetzten Begriffe zu verstehen – genauso wie sich ein Betriebswirtschaftsstudent mit einem Lehrbuch der Biochemie, das für Chemiker geschrieben wurde, kaum auseinandersetzen möchte. Deshalb bleibt den medizinischen Berufen die Welt der Wirtschaftswissenschaft meist obskur und ihre Bedeutung für das Gesundheitswesen unverständlich.

Das vorliegende Buch möchte diese Lücke schließen. Es beschreibt die Grundlagen der Wirtschaftswissenschaft, so weit sie für das Grundverständnis der Prozesse und Strukturen des Gesundheitswesens notwendig sind. Hierbei wird versucht, die Überschneidung mit anderen Fächern, z.B. der Sozialmedizin, der Epidemiologie und der Prävention, zu vermeiden. Wir gehen deshalb nicht explizit auf Details ein, sondern legen die ökonomischen Grundlagen. Es soll eine Art Ablagesystem entstehen, in das der Leser eigene Vorkenntnisse und zukünftige Erfahrungen an der richtigen Stelle einhängen kann.

Eine „Ökonomie für Nichtökonomen" kann den Anforderungen eines Wirtschaftswissenschaftlers nicht genügen, so wie ein Mediziner eine „Medizin für Nichtmediziner" stets als unwissenschaftlich empfinden wird. Dieser Kritik setze ich mich als Autor gerne aus, denn es kann in diesem einführenden Werk nicht um die (mathematische) Methodik, den Streit der Lehrmeinungen oder die allerneuesten Erkenntnisse gehen. Vielmehr sollen Grundlagen so verständlich dargestellt werden, dass eine interdisziplinäre Kommunikation und eine partizipative Entscheidungsfindung im Gesundheitswesen möglich werden.

Ich wünsche allen Lesern und Studenten, dass sie den Nutzen des ökonomischen Denkens für das Gesundheitswesen und die Medizin erfassen. Dieser Nutzen geht weit über die Reduktion von Kosten hinaus. Ökonomik ist nicht ein Konzept der Kostenvermeidung, sondern eine Art des Denkens – ein Denken in Effizienz, die Philosophie der Vermeidung von Verschwendung. Möge dieses Buch hierzu ein Appetitanreger sein und Freude auf eine vertiefte Beschäftigung mit diesem faszinierenden Thema wecken.

Das vorliegende Werk entstand auf Grundlage meiner Lehrveranstaltungen an der Evangelischen Fachhochschule Nürnberg und an der Medizinischen Fakultät der Universität Heidelberg. Mein erster Dank geht deshalb an meine Studenten, die mich – den Ökonomen – gelehrt haben, das Gesundheitswesen auch von einer anderen Seite zu sehen und wirtschaftswissenschaftliche Zusammenhänge verständlich zu vermitteln. Darüber hinaus schulde ich meinen Kollegen und Freunden Dank, die dieses Buch mehrfach Korrektur gelesen und verbessert haben. Schließlich danke ich dem Lembeck Verlag, der mir gestattet hat, einige wenige Seiten aus einer früheren Veröffentlichung leicht überarbeitet zu übernehmen.

Heidelberg, im Dezember 2004   Steffen Fleßa

Inhaltsverzeichnis

X

Kapitel 1: Einführung

1.1 Wirtschaftswissenschaft: ein neues Fach für Mediziner

In dieser Einführung wollen wir uns der Gesundheitsökonomik als Lehrfach und Wissenschaft nähern. Hierzu wird ein so genanntes Rahmenmodell entwickelt, d.h. ein Denkmodell, in dem grundsätzlich alle relevanten Teilsysteme und Zusammenhänge dargestellt werden können, so dass in den folgenden Kapiteln die Details und Interdependenzen diskutiert werden können. Das Rahmenmodell garantiert erstens, dass keine Teileelemente vergessen werden, und dass zweitens die Gesamtschau der Wissenschaft nicht über den Details verloren geht. Es ist zu empfehlen, in den einzelnen Kapiteln immer wieder die grundlegende Abbildung 1 zu betrachten, um den Gesamtüberblick nicht zu verlieren.

Gesundheitsökonomik ist eine Wissenschaft im Spannungsfeld von Medizin, Gesundheitswissenschaften, Pflegewissenschaft und Wirtschaftswissenschaft. Es wird im Folgenden vorausgesetzt, dass die Grundlagen der anderen Fächer bekannt sind, so dass wir uns allein auf die Beschreibung der Ökonomik bzw. der Gesundheitsökonomik beschränken können. Ökonomie beschreibt dabei den Erkenntnisgegenstand (die Wirtschaft, economy), während Ökonomik die Wissenschaft bzw. Lehre von der Ökonomie (die Wirtschaftslehre, economics) meint.

Als Urvater der Wirtschaftswissenschaften gilt der Engländer Adam Smith (1723-1790). Er war Moralphilosoph, und die Armut seiner Landsleute sowie die allgemein schlechten Zustände veranlassten ihn, eine liberale Wirtschaftsordnung mit dem Ziel zu entwerfen, die Knappheiten in England zu überwinden. Der Beginn der Wirtschaftswissenschaft war folglich der Versuch, Knappheiten zu beseitigen.

Bis heute ist das Ziel der Wirtschaftswissenschaften die Überwindung der Knappheit. Wirtschaftwissenschaften beschreiben (deskriptiv) und begründen (positiv) alle Aktivitäten des Menschen zur Überwindung der Knappheit. Sie stellen der tatsächlichen Situation wünschenswerte und erreichbare Zustände reduzierter Knappheit (normativ) gegenüber und entwickeln Wege, um die Knappheit zu überwinden (präskriptiv). Wirtschaften heißt folglich, Knappheit zu überwinden.

Wir erleben eine scheinbar unendliche Knappheit, sei es international (z.B. Hunger in Entwicklungsländern), national (z.B. Arbeitslosigkeit), im Betrieb (z.B. Knappheit an qualifiziertem Personal) oder persönlich (z.B. Knappheit an Zeit). Jedes Problem stellt eine Knappheit dar – sonst wäre es kein Problem.

Wirtschaftler überwinden Knappheit, indem sie die Verschwendung knapper Güter vermeiden. Der Knappheitsüberwinder wird die knappen Ressourcen so nutzen, dass er seine Ziele möglichst gut erreicht. Er wird die teuren, knappen Güter nicht freiwillig vergeuden. Dies meint der Wirtschaftswissenschaftler, wenn er sagt, dass der Mensch rational handelt. Rational Handeln heißt nicht immer, Gewinne erzielen zu wollen. Rational Handeln bedeutet lediglich, die knappen Ressourcen nicht freiwillig zu vergeuden. Rational Handeln bedeutet damit, die eigenen Ziele nicht willentlich durch vermeidbare Verschwendung zu verfehlen.

Das Rationalprinzip wurde oft unzulänglich verkürzt. Es kann nicht genug betont werden: Rationales Handeln heißt nicht notwendigerweise, Gewinne zu maximieren. Es impliziert auch nicht, möglichst viel Geld zu haben. Dies ist nur eine von vielen möglichen Ausprägungen des Rationalprinzips. Rationalität heißt vielmehr, das gegebene Ziel mit möglichst geringen Ressourcen (Minimalprinzip) oder mit gegebenen Ressourcen das gewählte Ziel möglichst gut (Maximalprinzip) zu erreichen. Dies soll im Folgenden anhand des wichtigsten Untersuchungsobjektes der Wirtschaftswissenschaft untersucht werden: der Betrieb.

Der Betrieb ist ein Zusammenschluss von Individuen zum arbeitsteiligen Vollzug von Problemlösungsaufgaben. Der Staat, ein privater Haushalt, ein Krankenhaus, eine Arztpraxis, ein Aufklärungsprogramm und ein Industrieunternehmen sind deshalb Betriebe. Ein Betrieb transformiert seine Inputs in Outputs. Dies ist seine Funktion. Rationalität bedeutet deshalb, dass die Inputs möglichst gut ausgenutzt werden sollen. Dies lässt sich am einfachsten als Quotient ausdrücken. Rationalität ist deshalb nichts weiter als eine Optimierungsaufgabe, d.h., der Quotient aus Output und Input soll maximiert werden:

$$\frac{Output}{Input} \rightarrow Max!$$

Diesen einfachen Ausdruck bezeichnet man als Effizienz. Effizienz bedeutet, dass man einen gegebenen Output mit minimalem Input (Minimalprinzip) oder einen möglichst hohen Output mit gegebenem Input (Maximalprinzip) erreichen möchte.

Die Wirtschaftswissenschaft beschäftigt sich folglich mit der Effizienz. In einer Volkswirtschaft sollen die Produktionsfaktoren (volkswirtschaftlich: Arbeit, Boden, Kapital; betriebswirtschaftlich: dispositive Arbeit, ausführende Arbeit, Betriebsmittel, Werkstoffe) so eingesetzt werden, dass die Versorgung der Bevölkerung bestmöglich geschieht. In der Gesundheitsökonomie sollen die knappen Gesundheitsressourcen auf die Produktionsprozesse zugeteilt (= Allokationsproblem) werden, die eine möglichst hohe Quantität und Qualität an Gesundheitsdienstleistungen erlauben. Das Gegenteil von Effizienz ist Verschwendung. Verschwendung ist problematisch, da verschwendete Ressourcen nicht mehr zur Verfügung stehen. Der Verschwender nimmt sie anderen Menschen weg, so dass diese ihre Bedürfnisse nicht mehr oder nur eingeschränkt stillen können. Wer hingegen das Beste aus seinen Ressourcen macht, gewinnt Freiräume, um anderen zu helfen.

Die Effizienz äußert sich in verschiedenen Ausprägungen. Traditionell interpretiert man Effizienz als Ergiebigkeit oder Produktivität. Man stelle sich eine Eisenbahn vor, die mit 100 kg Kohle 1000 Meter weit fährt. Ein Ingenieur verbessert diese Dampfmaschine, so dass sie mit 100 kg Kohle 1500 Meter weit fährt. Die Ergiebigkeit der Ressource (Kohle) hat sich erhöht, man könnte auch sagen: Die Produktivität hat sich erhöht. Wohl dem der zwei Ähren wachsen lässt, wo vorher eine wuchs; wohl dem, der ein Auto bauen kann, das nur noch 3 Liter pro 100 km benötigt; wohl dem, der nur noch eine Stunde benötigt, um eine Operation durchzuführen, die vorher vier Stunden in Anspruch nahm: Stets erhöht sich die Produktivität.

Problematisch wird es, wenn nicht nur ein Output und ein Input berücksichtigt werden müssen. Im normalen betrieblichen Geschehen haben wir viele Outputs (Verbesserung der Lebensqualität, Heilung, Reduktion der Sterblichkeit, Ausbildung der Mitarbeiter, Ansehen des Betriebes) und viele Inputs (Arbeitskraft der Mitarbeiter, Grundstücke, Gebäude, Umwelt, Maschinen, Fahrzeuge, Geld...). Wie sollte man diese nun in eine gemeinsame Effizienzformel bringen? In Übertragung der obigen Effizienzformel bedeutet dies:

$$\frac{\textit{Alle möglichen Outputs}}{\textit{Alle möglichen Inputs}} \rightarrow \textit{Max}!$$

Die Addition von unterschiedlichen Produkten, Ausbildung, Ansehen, Zukunftschancen und sozialer Orientierung zu einer einzigen Zahl dürfte genauso unmöglich sein wie die Addition der unterschiedlichen Maschinen, Fahrzeuge, Grundstücke, Mitarbeiter etc. Die Ermittlung der Gesamteffizienz eines Betriebes ist deshalb sehr schwierig. Sie verlangt, dass die einzelnen Einsatzfaktoren gewichtet werden, so dass einerseits die Prioritäten klar werden, andererseits ein einheitliches Skalenniveau entsteht, das eine Addition der Komponenten des Zählers oder des Nenners erlaubt.

Es stellen sich folglich bei jeder Effizienzbetrachtung eine Reihe von Problemen: Erstens muss genau bestimmt werden, welche Inputs und welche Outputs wir für relevant halten. Für den einen Betrieb ist der Gewinn ein wichtiger Output (kommerzielle Unternehmen), für den anderen Betrieb ist er kaum relevant (Nonprofit-Organisation, NPO). Für den einen stellt die Schonung der Umwelt einen wichtigen Output dar, für den anderen ist dies egal.

Der zweite Problemkomplex umfasst die Messbarkeit und die Messung der Inputs und Outputs. Einige Inputs und Outputs können in Kilogramm, Metern, Arbeitsstunden oder Euro ausgedrückt werden. Hier ist eine Messung einfach. In einigen Fällen wird jedoch eine exakte Erfassung unmöglich, z.B. wenn Nächstenliebe, Wohlfühlen oder der Beitrag zum Gemeinwesen als Output definiert werden. Schließlich müssen die unterschiedlichen Inputs und Outputs der Effizienzfunktion gewichtet werden, wobei die Gewichte relativ subjektiv sein werden.

Rationales Handeln und Effizienz sind deshalb komplex. Einfach ist die Effizienzberechnung nur, wenn die Inputs und Outputs ausschließlich in Geld bewertbar sind. Deshalb beschränken sich die Wirtschaftswissenschaften meistens darauf, monetär messbare Größen aufzuzeichnen. Sie bewerten die Inputfaktoren mit ihren Kosten (Faktorpreise) und die Outputfaktoren mit ihren Erlösen (Verkaufspreise). In diesem Fall wird der Effizienzquotient als Wirtschaftlichkeit (im engeren Sinne) bezeichnet. Ein Unternehmen handelt wirtschaftlich, wenn es im Verhältnis zu seinen Kosten möglichst hohe Erlöse erhält.

Die Differenz aus Erlösen und Kosten wird als Gewinn bezeichnet. Kommerzielle Unternehmen können ihre Effizienz ohne größere Schwierigkeiten ermitteln. Je höher ihr Gewinn ist, desto größer ist ihre Effizienz. Unternehmen, die auch nicht-monetär messbare Inputs und Outputs berücksichtigen, haben es immer schwerer, die Effizienz zu ermitteln. Damit ist es auch problematisch zu bestimmen, ob sie überhaupt effizient sind. Sie stehen damit ständig in der Gefahr, ineffizient zu sein.

Das Teilgebiet der Wirtschaftswissenschaften, das sich speziell mit dem wirtschaftlichen Handeln in einem Betrieb beschäftigt, wird als Betriebswirtschaftslehre bezeichnet. Das Teilgebiet, das den größeren Zusammenhang von Betrieben und Haushalten, Institutionen und Staaten analysiert, wird mit Volkswirtschaftslehre betitelt. Die klassische Volkswirtschaftslehre hat sich in Deutschland aus der Staatswissenschaft entwickelt und wird deshalb auch als Politische Ökonomik bezeichnet. Wie dargestellt, umschreibt der Begriff Ökonomie stets das Forschungsgebiet (Wirtschaft, economy), während Ökonomik das Lehrfach bezeichnet (Wirtschaftslehre, economics). Im allgemeinen Sprachgebrauch werden diese Begriffe jedoch oftmals vermischt.

1.2 Grundprobleme der Gesundheitsökonomik

Die Gesundheitsökonomik ist die Anwendung der Ökonomik auf den Umgang mit der Knappheit an Gesundheitsdienstleistungen. Wären alle Menschen gesund oder würden ausreichend Ressourcen zur Verfügung stehen, um allen Menschen die technisch bestmögliche Gesundheitsversorgung zuzuwenden, so bräuchten wir keine Gesundheitsökonomik. Tatsächlich befinden wir uns aber gerade im Gesundheitsbereich in einem notorisch von Knappheit gezeichneten Bereich – diese Tatsache wird uns immer stärker bewusst.

Das Gesundheitswesen und die Gesundheitsökonomie finden nicht im wertelosen Raum statt. Vielmehr sind alle Akteure geprägt von Werte- und Zielvorstellungen, die aus ihrer Kultur und insbesondere ihrer Religion fließen. Das richtige Gesundheitssystem kann deshalb nur eine temporäre und auf eine spezielle Kultur zugeschnittene Momentlösung sein. Eine Gesundheitsökonomik, die nicht die zugrunde liegenden Wertemuster betrachtet, verfehlt ihr Ziel.

Desgleichen findet die Gesundheitsökonomie in einer gegebenen politischen, rechtlichen und wirtschaftlichen Rahmenordnung statt. Die meisten Ausführungen in diesem Buch beziehen sich auf ein Gesundheitssystem in einer freiheitlichen Demokratie mit stabiler Rechtsordnung. Ein kommunistischer Staat wird sicherlich ein anderes Gesundheitssystem als optimal betrachten als dies der Verfassung der Bundesrepublik Deutschland entspricht. Gleichfalls muss eine Gesundheitsökonomik die Höhe der Wirtschaftskraft eines Landes betrachten. Entwicklungsländer haben andere Gesundheitssysteme, andere Gesundheitsprobleme und andere Interventionsstrategien als reichere Länder. Das zweite Kapitel dieses Buches wird deshalb die Gesundheitsökonomik in diesen breiteren Rahmen einhängen. Es mag überraschen, dass ein wirtschaftswissenschaftliches Buch ausgerechnet mit Fragen der Werte und Ziele beginnt, also mit Erkenntnisobjekten der Ethik. Es ist jedoch meine feste Überzeugung, dass ohne diese Rahmenvorgaben keine solide Gesundheitsökonomik möglich ist.

Die wichtigste Aufgabe der Gesundheitsökonomik ist die Analyse des Angebots an Gesundheitsgütern und der Nachfrage nach ihnen sowie der Koordination derselben auf den Märkten. Das knappe Gut, das angeboten und nachgefragt wird, ist dabei nicht die Gesundheit selbst, sondern es sind in der Regel Dienstleistungen (= Gesundheitsgüter), die sich positiv auf den Gesundheitszustand auswirken sollen. Ausgangspunkt der Analyse der Nachfrage ist ein objektiver Mangel an Gesundheit.

Gesundheitsökonomische Analysen beschränken sich in der Regel auf den engeren Gesundheitsbegriff. Ausgangspunkt der Nachfrage nach Gesundheitsleistungen ist deshalb vorwiegend eine objektiv feststellbare physische oder psychische Erkrankung bzw. ein regelmäßiger, natürlicher Prozess, der medizinische Hilfeleistungen benötigt (z.B. Geburt). Ein großer Teil der gesundheitsökonomischen Literatur beschäftigt sich folglich mit der ökonomischen Analyse von Krankheiten und Fertilität. Einen besonderen Schwerpunkt der Forschung stellt dabei die Messung der Effizienz von Prävention und Intervention dar. Die Kosten-Nutzen-Analyse, die Kosten-Effektivitäts-Analyse und die Kosten-Nutzwert-Analyse sind hierbei besonders häufig auf Probleme des Gesundheitswesens angewandt worden. Sie werden im siebten Kapitel vorgestellt.

Ein naturwissenschaftlich feststellbarer Mangel an Gesundheit ruft nicht automatisch ein Bedürfnis nach Gesundheitsleistungen hervor. Der Mangel muss vom Kranken wahrgenommen werden, damit ein Antrieb zur Bedürfnisbefriedigung entsteht. Krankheiten mit hoher Prävalenz werden in vielen Kulturen als „normal" angesehen, so dass dieser objektive Mangel, wie ihn beispielsweise ein Arzt feststellen könnte, kein Bedürfnis nach Heilung nach sich zieht. Der entscheidende Faktor, ob ein objektiver Mangel, d.h. die Abweichung von objektivierbaren Normen physiologischer Regulation bzw. organischer Funktionen, subjektiv wahrgenommen wird, ist hierbei die Gesundheitserziehung. Andererseits können auch Bedürfnisse bestehen, die auf keinen naturwissenschaftlich feststellbaren Mangel an Gesundheit zurückzuführen sind. In beiden Fällen hat der Arzt eine wichtige Rolle, da er durch seine Untersuchung bzw. Beratung dafür sorgen kann, dass objektiver Mangel auch subjektiv empfunden wird, andererseits ein nicht auf objektivem Mangel beruhendes, subjektives Bedürfnis abgebaut wird. Die Bedeutung der Gesundheitserziehung für die Entstehung von Bedürfnissen wurde bislang noch kaum gesundheitsökonomisch analysiert.

Aus Bedürfnissen wird Bedarf, wenn das Bedürfnis mit konkreten Gütern konfrontiert wird, die zu der Beseitigung des Mangels dienen können. Dies bedeutet, dass Bedürfnisse im Grunde über alle Zeiten und Kulturen hinweg ähnlich sind, jedoch ganz andere Bedarfe hervorrufen. So haben beispielsweise Erstgebärende im ländlichen Afrika des 19. Jahrhunderts und in Deutschland zu Beginn des 21. Jahrhunderts das gleiche Bedürfnis nach Geburtshilfe. Das konkrete Gut jedoch, auf das die Hoffnung der Bedürfnisbefriedigung gesetzt wird, unterscheidet sich erheblich. Die Afrikanerin meldete den Bedarf für eine traditionelle Hebamme an, die Deutsche wird wohl mit dem Thema Geburt automatisch den Kreißsaal in einer modernen Klinik verbinden. Es ist wiederum Aufgabe der Gesundheitserziehung, den Patienten darüber aufzuklären, welche Gesundheitsdienstleistungen für seine Bedürfnisbefriedigung zur Verfügung stehen, d.h., einen Bedarf zu wecken.

Der Bedarf an Gesundheitsleistungen wird nur dann zur Nachfrage auf dem Gesundheitsmarkt, wenn genug Kaufkraft vorhanden ist, wenn die Dringlichkeit des Bedarfs im Vergleich zu anderen Bedarfen hoch ist, wenn die Qualität des Angebots adäquat und die Bedarfsdeckung in zumutbarer Entfernung möglich ist. Es wird allgemein anerkannt, dass der Nutzen, den insbesondere die Behandlung lebensbedrohender Krankheiten bringt, sehr hoch ist und dass deshalb die Nachfrage nach Gesundheitsleistungen hohe Priorität hat. In der konkreten Lebensgefahr zählt nur noch die Behandlung, d.h., alternative Verwendungsmöglichkeiten des Budgets sind irrelevant. Voraussetzung ist hierbei jedoch, dass überhaupt ein ausreichendes Budget des privaten Haushalts für Gesundheitsleistungen besteht bzw. durch Zahlungen der Sozialversicherung unterstützt wird. Deshalb beschäftigt sich ein großer Teil der gesundheitsökonomischen Literatur mit Finanzierungsfragen, insbesondere mit Problemen der Krankenversicherung.

Zahlreiche neuere gesundheitsökonomische Forschungsarbeiten konzentrieren sich auf die Determinanten der Qualität von Gesundheitsdienstleistungen sowie auf die Möglichkeiten, diese zu verbessern. Seltener wird jedoch der Zusammenhang zwischen wahrgenommener Ergebnisqualität und Nachfrage diskutiert. Ebenso wenig wurde in der gesundheitsökonomischen Diskussion bislang die Bedeutung der Distanz thematisiert, obwohl von Geografen oft auf die überragende Bedeutung dieses Faktors aufmerksam gemacht wurde. Gerade bei kundenpräsenzbedingenden Dienstleistungen ist die Distanz zwischen Nachfrager und Anbieter von hoher Relevanz. Hierbei ist besonders zu beachten, dass die Distanzreibung bei Präventionsprogrammen besonders groß ist. Das bedeutet, dass eine Mutter wohl gerne bereit ist, fünfzehn Kilometer zu ihrem Hausarzt zu fahren, um ihr an Masern erkranktes Kind behandeln zu lassen, diese Distanz aber oftmals nicht auf sich nimmt, um das gesunde Kind präventiv gegen Masern impfen zu lassen.

Grundlage des Angebotes ist der Leistungserstellungsprozess in den Institutionen (z.B. Arztpraxis, Krankenhaus) und Programmen (z.B. AIDS-Kontroll-Programm). Als Dienstleistungsbetrieb hat insbesondere das Krankenhaus größere Beachtung in den Wirtschaftswissenschaften gefunden, so dass sich die Krankenhausführung als spezielle Betriebswirtschaftslehre etabliert hat. Die Produktionsprozesse in kleineren Betriebsformen (z.B. Arztpraxen) und Präventionsprogrammen wurden bislang weniger häufig wirtschaftswissenschaftlich analysiert. Auch hier gibt es unbestellte Forschungsfelder.

Eher der Makroebene zuzuordnen sind die Definition der Versorgungsstufen (z.B. Ergänzungs-, Grund-, Regel-, Zentral- und Maximalversorgung), die spatiale (= räumliche) Verteilung der Gesundheitsbetriebe sowie die Zuweisung (= Allokation) öffentlicher Ressourcen auf diese Ebenen bzw. Räume. Der Begriff Versorgungsstufe ist nicht einheitlich definiert, so dass Länderstudien untereinander nicht vergleichbar sind. Die Gesundheitsökonomik beschäftigt sich häufig mit der Allokation der Gesundheitsressourcen auf präventive und kurative Medizin.

Der Gesundheitsmarkt koordiniert Angebot und Nachfrage, wobei gemäß der hierarchischen und regionalen Gliederung des Angebots an Gesundheitsdiensten zahlreiche Teilmärkte existieren. Die Analyse der Marktprozesse im Gesundheitswesen nimmt breiten Raum in der gesundheitsökonomischen Diskussion ein. Hierbei dominieren zwei Fragestellungen: Erstens wird erörtert, ob sich auf Gesundheitsmärkten eine effiziente Versorgungssituation (ein so genanntes Pareto-Optimum) einstellen kann oder ob staatliche Eingriffe aufgrund von Marktversagen nötig sind. Eine weiter gehende Diskussion analysiert, ob eine effiziente Situation überhaupt gesellschaftlich wünschenswert ist oder ob Staatseingriffe nötig werden, um Armutsgruppen den Marktzugang zu ermöglichen. Es stellt sich die Frage, ob der Staat nur die Rahmendaten für das marktliche Geschehen gewährleisten oder ob er direkt in die Marktaktivitäten eingreifen sollte, indem er beispielsweise Preise für Gesundheitsdienstleistungen festsetzt, so dass auch arme Bevölkerungsschichten sich diese leisten können.

Abbildung 1 zeigt noch einmal zusammenfassend das gesundheitsökonomische Rahmenmodell. Ein objektiver Mangel an Gesundheit wird unter Umständen zu einem subjektiven Mangelerlebnis (= Bedürfnis), das zum Bedarf wird, wenn es mit konkreten Gütern zur Bedürfnisbefriedigung konfrontiert wird. Der Bedarf wird zur Nachfrage am Markt, wenn die Kaufkraft ausreichend ist, die Qualität des Angebotes stimmt, das Angebot erreichbar ist und der Nutzen für das Individuum hoch genug ist. Auf den Märkten treffen sich Angebot und Nachfrage.

Aus diesem Wissenschaftsmodell leitet sich die Gliederung des vorliegenden Buches ab. Der Rahmen des Werte- und Zielsystems wird im zweiten Kapitel diskutiert. Anschließend folgt im dritten Kapitel eine breite Einführung in die Determinanten der Nachfrage. Im vierten Kapitel wird das Angebot diskutiert. Angebot und Nachfrage bilden die Gesundheitsmärkte, die im fünften Kapitel besprochen werden. Im sechsten Kapitel werden aus all diesen Zusammenhängen Optionen und Ansprüche der Gesundheitspolitik als praktische Umsetzung abgeleitet. Schließlich folgt für alle, die nun Lust auf „richtige" Ökonomie bekommen haben, eine Einführung in ausgewählte Instrumente des Gesundheitsökonomen.

KULTUR – RELIGION – ETHIK

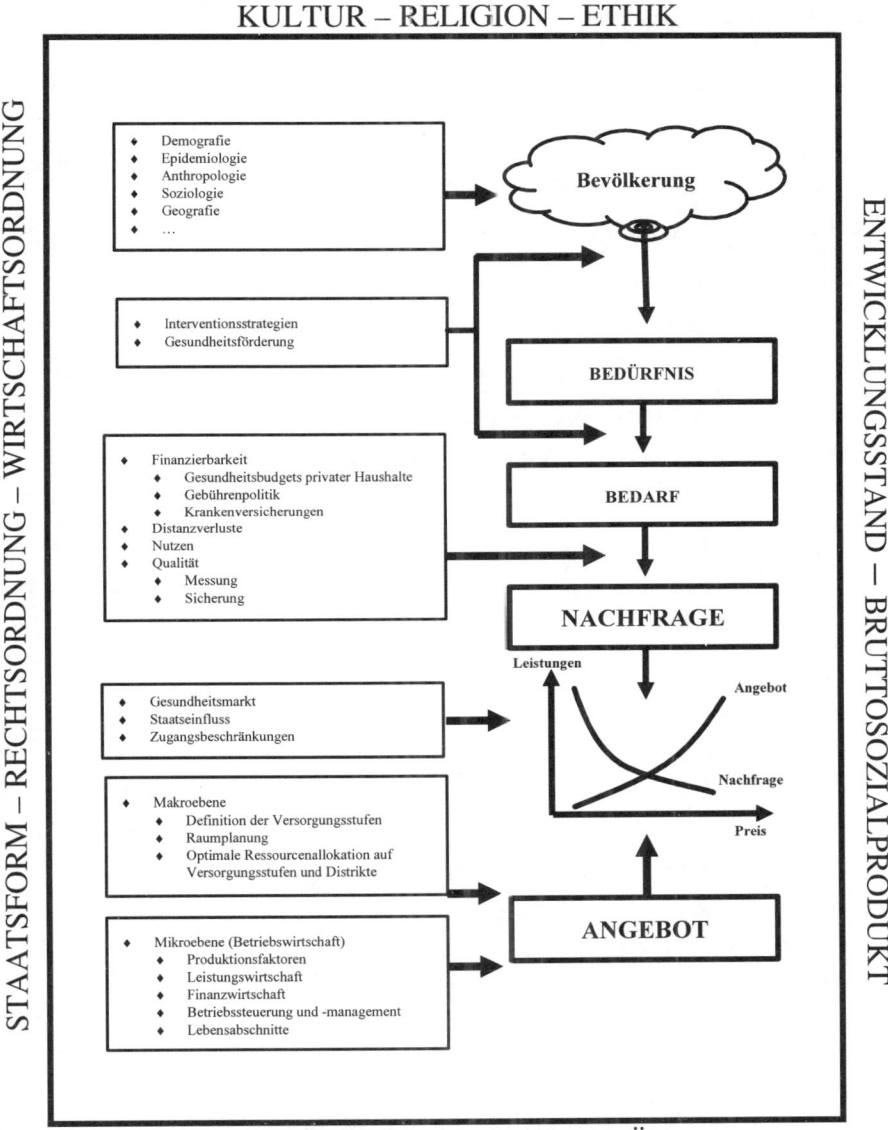

STAATSFORM – RECHTSORDNUNG – WIRTSCHAFTSORDNUNG

ENTWICKLUNGSSTAND – BRUTTOSOZIALPRODUKT

- Demografie
- Epidemiologie
- Anthropologie
- Soziologie
- Geografie
- ...

Bevölkerung

- Interventionsstrategien
- Gesundheitsförderung

BEDÜRFNIS

- Finanzierbarkeit
  - Gesundheitsbudgets privater Haushalte
  - Gebührenpolitik
  - Krankenversicherungen
- Distanzverluste
- Nutzen
- Qualität
  - Messung
  - Sicherung

BEDARF

NACHFRAGE

Leistungen

Angebot

Nachfrage

Preis

- Gesundheitsmarkt
- Staatseinfluss
- Zugangsbeschränkungen

- Makroebene
  - Definition der Versorgungsstufen
  - Raumplanung
  - Optimale Ressourcenallokation auf Versorgungsstufen und Distrikte

- Mikroebene (Betriebswirtschaft)
  - Produktionsfaktoren
  - Leistungswirtschaft
  - Finanzwirtschaft
  - Betriebssteuerung und -management
  - Lebensabschnitte

ANGEBOT

EFFIZIENZ – EFFEKTIVITÄT

Abb. 1. Das gesundheitsökonomische Rahmenmodell im Überblick

10

Tabelle 1. Aufbau des Buches

Komplex	Teilgebiet	Kapitel
Umsystem	Wertesystem	2.1
	Ziele der Gesundheitspolitik	2.2
Nachfrage	Epidemiologische Transition als Nachfragedeterminator	3.1.1
	Krankheiten und Epidemien als Nachfragedeterminator	3.1.2
	Prävention als Instrument zur Reduktion der Bedürfnisse	3.1.3
	Distanz als Filter zwischen Bedarf und Nachfrage	3.2
	Kaufkraft als Filter zwischen Bedarf und Nachfrage	3.3
Angebot	Gesundheitsbetriebslehre im Überblick	4.1
	Leistungs- und Finanzwirtschaft	4.2
	Management	4.3
	Rechnungswesen	4.4
	Herleitung der Angebotsfunktion	4.5
Märkte	Marktgleichgewicht und Marktformen	5.1
	Staatliche Interventionen	5.2
Politik	Gesundheit und Wirtschaftswachstum	6.1
	Gesundheitsförderung als gesundheitspolitische Strategie	6.2
Verfahren	Gesundheitsökonomische Evaluation	7.1
	Prognostizierende Modelle	7.2
	Entscheidungsbaumverfahren	7.3

Kapitel 2: Ziele- und Wertesystem

2.1 Wertesystem

Die Ökonomik ist eine Sozialwissenschaft, d.h., sie beschäftigt sich mit den Aktivitäten des seinen Lebensraum gestaltenden Menschen. Im Gegensatz zur Medizin, die heute überwiegend naturwissenschaftlich ausgerichtet ist, existieren in der Ökonomik deshalb keine unumstößlichen Naturgesetze. Vielmehr analysiert sie die Regelhaftigkeit im Verhalten der Menschen, die in ihrer Zeit und Kultur Knappheiten überwinden. Menschen sind geprägt durch ihre Kultur, durch die mentale Programmierung, die sie von Klein auf erlebt haben. Sie haben Werte, die ihre täglichen Handlungen bestimmen, selbst wenn sie sich dessen nicht immer bewusst sind. Das Wertemuster einer Bevölkerung determiniert die Art und Weise der Knappheitsüberwindung. Beispielsweise ist die Überwindung der Knappheit an tierischem Protein in islamischen Staaten durch die Zucht von Schweinen aus religiösen, d.h. kulturellen Gründen ausgeschlossen.

Auch in Deutschland gibt es Werte und Normen, die dem wirtschaftlichen Handeln zu Grunde liegen. Die Diskussionen um gentechnisch veränderte Agrarprodukte und um die Forschung an Stammzellen zeigen, dass nicht jedes Instrument der Überwindung der Knappheit genutzt wird, selbst wenn die Problemlösung effizient wäre. Vielmehr entscheidet die betroffene Bevölkerung (direkt durch Kaufentscheidung oder indirekt durch ihre gewählten Politiker), dass sie auf eine bestimmte Technologie verzichten möchte. Eine gesundheitsökonomische Theorie muss deshalb immer mit den Werten einer Bevölkerung beginnen. Wie Abbildung 2 zeigt, leitet sich aus den allgemeinen Werten einer Sozialgruppe der normative Rahmen ab, innerhalb dessen die Knappheitsüberwinder, z.B. Krankenhäuser, arbeiten können. Dabei ist es nicht entscheidend, ob diese Normen gesetzlich niedergeschrieben sind oder ob sie als ungeschriebene Gesetze allgemeingültig sind. Innerhalb des normativen Rahmens kann der Knappheitsüberwinder seine eigenen Ziele setzen.

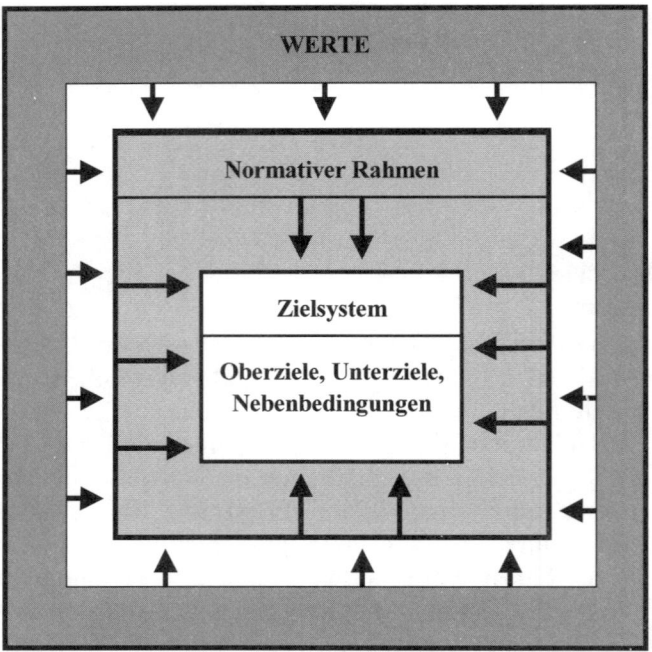

Abb. 2. Werte und Ziele

2.1.1 Tugenden und Werte

Tugenden und Werte sind Begriffe der Ethik. Diese Wissenschaft untersucht die Richtigkeit von Aussagen über Handlungsnormen und Werte bzw. analysiert, wie diese Aussagen entstehen. Eine wichtige, und gerade in Deutschland bis ins 19. Jahrhundert stark betonte Tradition der Ethik gab vor, was als gut bzw. moralisch zu gelten hatte. Es wurden Tugenden beschrieben, denen man nacheifern sollte. Dabei geht die Tugend über die Einzelhandlung hinaus. Ziel ist es nicht nur, gut zu handeln, sondern selbst gut zu werden, ein gutes Leben zu führen. Das Gegenteil der Tugend ist das Laster.

Um den Menschen Tugendhaftigkeit zu erleichtern, wurden immer wieder Tugendkataloge aufgestellt. Platon unterschied als erster die Kardinaltugenden Weisheit, Tapferkeit, Mäßigung und Gerechtigkeit. Der christliche Glaube verband sich relativ leicht mit den Kardinaltugenden der Antike, so dass Thomas von Aquin diese nur noch um die so genannten theologischen Tugenden Glaube, Hoffnung und Liebe zu ergänzen brauchte – eine Gliederung, die bis heute in der theologischen Ethik weit verbreitet ist. Arthur

Rich, einer der bekanntesten Wirtschaftsethiker unter den Theologen, hat seine viel zitierte Wirtschaftsethik darauf aufgebaut.

Entscheidend für die Tugenden ist, dass sie nicht auf ein Ergebnis für andere ausgerichtet sind, sondern vielmehr ihre Erfüllung in sich selbst finden. Ziel der Tugendhaftigkeit ist das glückliche Leben (Aristoteles), nicht eine Leistungserfüllung. Eine der wichtigsten Tugenden für den Ritter des Mittelalters war beispielsweise die Tapferkeit. Das Ziel der Tapferkeit war nicht der Sieg im Kampf, denn den hätte man durch Feigheit, Heimtücke und Verrat leichter haben können. Ziel war es vielmehr, in einem fairen (gerechten!) Kampf Auge in Auge dem Feind entgegenzutreten. Lieber den heldenhaften Tod im Kampf finden als ein Überleben in der Schande der Feigheit oder gar der Heimtücke. Tugend betrachtet nicht das Ergebnis, sondern die Intention.

In der bürgerlich-konservativen Engführung des 19. Jahrhunderts verschwand der Tugendbegriff aus der Diskussion. Immer häufiger wurde der Ausdruck Wert stattdessen verwendet. Aufbauend auf dem Humanismus propagierte die französische Revolution die Werte der Freiheit, Gleichheit und Brüderlichkeit. Diese drei Worte wären ein Jahrhundert vorher als Tugenden interpretiert worden, die einen persönlichen Anspruch an das Verhalten des Einzelnen gestellt hätten. Nun wurden sie zu einem politischen Programm, dessen Erreichung einen Nutzen per se darstellt. Nicht mehr die Absicht zählt, sondern die Konsequenz, das Ergebnis. Diese konsequentionistische Sicht prägt bis heute unser Wertesystem, so wie es beispielsweise in der Allgemeinen Erklärung der Menschenrechte und in der deutschen Verfassung niedergelegt ist.

Das Grundgesetz (GG) der Bundesrepublik Deutschland basiert auf den Werten Freiheit, Gleichheit bzw. Gerechtigkeit, Sicherheit und Solidarität, durch die sich die Menschenwürde verwirklichen soll. Art. 2 GG begründet die Freiheit der Person: „(1) Jeder hat das Recht auf die freie Entfaltung seiner Persönlichkeit, soweit er nicht die Rechte anderer verletzt und nicht gegen die verfassungsmäßige Ordnung oder das Sittengesetz verstößt. (2) Jeder hat das Recht auf Leben und körperliche Unversehrtheit. Die Freiheit der Person ist unverletzlich. In diese Rechte darf nur auf Grund eines Gesetzes eingegriffen werden." Dies ist von grundlegender Bedeutung für das wirtschaftliche Handeln des Menschen. Die Verfassung der Bundesrepublik Deutschland gesteht dem Menschen das Recht zu, Knappheit in vollkommener Freiheit zu überwinden, so wie er es für richtig hält. Die Freiheit zur Knappheitsüberwindung ist damit nicht nur ein schöner Usus, sondern das unveräußerbare Grundrecht, ein Wert per se in unserem Staat. Wer dieses Recht aufheben wollte (z.B. durch die Einführung eines kommunistischen politischen und sozialistischen ökonomischen Systems), müsste das Grundgesetz abschaffen.

Weitere Grundwerte unserer Verfassung konkretisieren Art. 2 für bestimmte Lebensbereiche. Hierzu gehören die Glaubensfreiheit (Art. 4), die Meinungsfreiheit (Art. 5) und die Versammlungsfreiheit (Art. 8). Von großer wirtschaftlicher Bedeutung sind die Vereinigungsfreiheit (Art. 9), die Berufsfreiheit (Art. 12) und die Eigentumsfreiheit (Art. 14). Art. 9 Abs. 3 GG schützt das Recht der Arbeitnehmer, sich zu Gewerkschaften zusammenzuschließen, und das Recht der Arbeitgeber, Berufsverbände zu bilden. Das Recht wird hierbei immer aktiv und passiv verstanden, d.h., niemand darf vom Staat gehindert werden, einen Verband zu bilden, es darf aber auch niemand vom Staat gezwungen werden, in einen Verband einzutreten. Die Berufsfreiheit (Art. 12) gibt jedermann das Recht, seinen von ihm gewünschten Beruf auszuüben. An der Berufsfreiheit lässt sich jedoch auch gut darlegen, dass das Freiheitsrecht des Einzelnen dort eingeschränkt werden muss, wo im Zusammenleben (auch in der Knappheitsüberwindung!) die Grundrechte eines anderen gefährdet oder eingeschränkt werden. So greift der Staat in das Grundrecht der Berufsfreiheit ein und erlässt eine Approbationsordnung, um die körperliche Unversehrtheit seiner Bürger zu gewährleisten. Die Ausübung des Berufes eines Arztes ohne medizinische Kenntnisse würde zwar dem Freiheitswert entsprechen, jedoch sehr wahrscheinlich das Leben und die Würde des Patienten einschränken, die in Art. 1 geschützt sind. Der Staat hat deshalb das Recht, die Freiheit des Einzelnen zum Wohl Einzelner oder der Gemeinschaft einzuschränken.

Eine andere wichtige Frage ist, ob der Staat verpflichtet ist, dem Bürger bei der Umsetzung seiner Freiheitsrechte zu helfen. Das Ideal des Liberalismus im 19. Jahrhunderts war das Grundrecht als Staatsabwehrrecht. Der Staat solle allein die Rolle des Nachtwächters ausüben, der die Einhaltung der öffentlichen Ordnung garantiert, aber ansonsten den Bürgern jede Freiheit lässt. Der Staat solle die Bürger nicht hindern – und ihnen nicht helfen. Spätestens gegen Ende des 19. Jahrhunderts wurde dieses Freiheitsideal aber von zahlreichen Ordnungen, wie z.B. der Approbationsordnung oder der Handwerkerordnung, eingeschränkt. Ein Teil der Väter des Grundgesetzes war von dieser Liberalismushaltung geprägt, ein anderer Teil stellte höhere Anforderungen an das Eingreifen des Staates. Das Grundgesetz ist folglich von Anfang an durch die Spannung von Freiheit und Staatseingriff geprägt.

In der zweiten Hälfte des 20. Jahrhunderts etablierte sich die Vorstellung, dass der Staat die Verpflichtung hätte, den Bürgern bei der Umsetzung ihrer Rechte zu helfen. Wurde die Berufsfreiheit vorher als „Staat, du darfst mich nicht hindern, meinen Beruf zu erlernen" interpretiert, so wurde nun daraus „Staat, du musst mir helfen, meinen Beruf zu erlernen". Aus Staatsabwehrrechten wurden Leistungsrechte. Viele Verfassungsrechtler lehnen diese originären Leistungsrechte zwar ab (im Gegensatz zu so genannten derogativen Rechten, wie z.B. dem Recht auf Teilhaben an bestehenden staatlichen

Angeboten), in der Praxis ist jedoch eine stete Zunahme der Ansprüche an den Staat zu verzeichnen.

Von besonderer Bedeutung für die Wirtschaft ist schließlich die Eigentumsfreiheit (Art. 14). Während in der ehemaligen DDR zwar eine Freiheit des Eigentums an Konsumgütern bestand, war dort die Freiheit an Produktivgütern eingeschränkt und überwiegend dem Staat übertragen. In der Bundesrepublik Deutschland dagegen herrscht bis heute die Freiheit des Individuums, nach seinen finanziellen Fähigkeiten Eigentum jeglicher Art zu erwerben, zu veräußern, zu gebrauchen und zu nutzen wie er möchte. Die Eigentumsfreiheit ist in Verbindung mit der schon erwähnten Berufsfreiheit die Grundlage eines freien Unternehmertums, auch einer freien Ärzteschaft in selbständigen Praxen. Ähnliches gilt natürlich für private ambulante Pflegedienste, für selbständige Physiotherapeuten, Logopäden, Ergotherapeuten etc. sowie für Arbeitnehmer, die sich ihren Arbeitsplatz selbständig suchen und diesen von sich aus in gewissem Rahmen wechseln können, ohne den Staat um Erlaubnis bitten zu müssen.

Die Freiheit wird überall dort eingeschränkt, wo die Grundrechte eines anderen gefährdet oder eingeschränkt sind. Es treten folglich Konflikte zwischen Grundwerten auf. Besonders deutlich wird dies bei einem weiteren der Verfassung zugrunde liegenden Wert, der Gerechtigkeit. Gerechtigkeit ist ein sehr schwieriger, völlig unterschiedlich definierbarer Begriff. Nehmen wir hierzu ein Beispiel: Auf einer Station arbeiten drei Pflegekräfte. Frau A ist hoch qualifiziert, hat zahlreiche Fortbildungen abgeschlossen und arbeitet sehr effektiv. Sie ist ledig und kinderlos. Frau B ist verheiratet, hat vier Kinder, ihr jüngster Sohn ist schwer behindert. Sie ist in der Arbeit oft müde. Gerechtigkeit kann nun auf verschiedene Weisen interpretiert werden. Einerseits ist es gerecht, wenn Frau A einen höheren Lohn erhält als Frau B, da sie einen höheren Beitrag zum Erfolg des Unternehmens leistet. Gerechtigkeit bemisst sich dann nach Leistung. Andererseits braucht Frau B einen höheren Lohn, da sie sich um ihre Kinder kümmern muss. Es wäre gerecht, die Bezahlung am Bedarf anzulehnen. Schließlich könnte man es auch noch als gerecht ansehen, wenn beide dasselbe Gehalt erhielten, da sie beide als Krankenschwestern tätig sind. Eine Versöhnung dieser unterschiedlichen Gerechtigkeitskriterien ist nicht vollständig möglich.

Artikel 3 GG legt den Gerechtigkeitsbegriff in seiner egalitärsten Form als Gleichheit vor dem Gesetz aus: „(1) Alle Menschen sind vor dem Gesetz gleich. (2) Männer und Frauen sind gleichberechtigt. Der Staat fördert die tatsächliche Durchsetzung der Gleichberechtigung von Frauen und Männern und wirkt auf die Beseitigung bestehender Nachteile hin. (3) Niemand darf wegen seines Geschlechtes, seiner Abstammung, seiner Rasse, seiner Sprache, seiner Heimat und Herkunft, seines Glaubens, seiner religiösen oder politischen Anschauungen benachteiligt oder bevorzugt werden. Niemand darf wegen seiner Behinderung benachteiligt werden." Ansonsten sollte möglichst eine Startchancengerechtigkeit existieren, die jedem in Deutschland Lebenden eine gleiche Ausgangsmöglichkeit bietet (z.B. allgemeine, kostenlose Schule), während unterschiedliche Entwicklungen im Laufe des Lebens aufgrund von unterschiedlicher Leistung durchaus nicht dem grundgesetzlichen Gerechtigkeitsbegriff widersprechen.

Die Schwierigkeit, Gerechtigkeit zu definieren bzw. zu operationalisieren lässt verstehen, dass es durchaus umstritten ist, ob Gerechtigkeit überhaupt einen rechtlichen Rang haben kann. Teilweise wird sie lediglich als moralisches Korrektiv des Rechts verstanden. Diese Einführung kann diesen Gedanken nicht vertiefen. Für die weitere Betrachtung der Gesundheitsökonomie spielt es keine Rolle, ob Gerechtigkeit ein Verfassungswert oder aber eine Kardinaltugend ist, auf deren Einhaltung die gesundheitspolitischen Entscheidungsträger moralisch verpflichtet sind. Bis heute besteht ein breiter Konsens, dass ein Wirtschaftssystem und ein Sozialsystem gerecht sein müssen.

Schließlich werden Freiheit und Gerechtigkeit mit dem Solidaritätsgedanken verbunden. Artikel 14 fordert deshalb: „ (2) Eigentum verpflichtet. Sein Gebrauch soll zugleich dem Wohle der Allgemeinheit dienen" und erlaubt in Ausnahmefällen Eingriffe in die Eigentumsfreiheit. Solidarität bedeutet stets die Zuwendung des Stärkeren an den Schwächeren, d.h. Junge für Alte, Gesunde für Kranke, Reiche für Arme etc. Solidarität als Basis des Sozialsystems ist damit nicht der „fromme" Wunsch einiger weniger Romantiker, sondern eine grundgesetzlich geschützte Verpflichtung aller Staatsbürger Deutschlands.

Der Grundwert Freiheit verwirklicht sich in der Demokratie sowie in der Marktwirtschaft, während die Werte Gerechtigkeit und Solidarität das Sozialstaatsprinzip fundieren und von ihm her gestaltet werden. Die soziale Verantwortung des Staates und das Freiheitsrecht des Individuums stehen in einem Spannungsverhältnis, das im gesundheitspolitischen Prozess nur zum Teil gelöst werden kann. Eine freiheitliche Ordnung führt zu einer Marktwirtschaft, in der der Staat lediglich die Funktionsfähigkeit der Märkte mit Hilfe seiner Ordnungspolitik garantiert. Es lässt sich zeigen, dass die Effizienz dieses Systems größer ist als in jeder anderen denkbaren Ordnung. Das Sozialstaatsprinzip hingegen fordert Staatseingriffe zum Schutz der Schwachen, auch wenn dies zu Lasten der Effizienz geht.

Viele Pflegekräfte und Ärzte ergreifen ihren Beruf aus dem Gefühl heraus, für andere da sein zu wollen, Menschen helfen zu wollen. Nächstenliebe ist für viele Mitglieder dieser Berufe keine leere Hülse, sondern der innere Grund ihrer Berufswahl. Es muss deshalb an dieser Stelle untersucht werden, ob Nächstenliebe als Wert oder als Tugend geeignet ist, um als Grundlage für eine Wirtschaft oder auch ein Gesundheitssystem zu fungieren. In der Literatur ist dies umstritten.

Die Liebe zum anderen, der Altruismus, wird von den meisten Ökonomen als eine andere Form des Egoismus gesehen. Warum sollten sich reiche Menschen um Ärmere kümmern? Weil sie fürchten müssen (wenn auch mit geringer Wahrscheinlichkeit), selbst einmal arm zu sein. Dann, so hoffen sie, würde man sich auch um sie kümmern. Warum sollten junge Menschen für Alte sorgen? Weil sie wissen, dass auch sie später einmal alt sein werden. Dann, so hoffen sie, wird auch eine jüngere Generation sich um sie kümmern. Solidarität in einem Staatswesen ist deshalb oftmals nicht Ausdruck des guten Herzens, sondern ein sehr rationales Kalkül, meist angefacht durch Katastrophenszenarios mit geringer Wahrscheinlichkeit, aber hoher Angstbesetzung. Wer möchte schon alt und arm sein? Zumindest emotional können die Ängste vor der Ungewissheit der Zukunft durch Solidarität heute überwunden werden.

Nächstenliebe im christlichen Verständnis unterscheidet sich von diesem reinen Nutzenkalkül. Der Liebende ist bereit, auf seinen eigenen Nutzen kurz- und langfristig zu verzichten, um den Nutzen eines anderen zu erhöhen. Da diese Eigenschaft relativ selten ist, können unser Wirtschaftssystem und auch unser Gesundheitssystem nicht allein auf Nächstenliebe basieren. Selbst wenn es gelänge, eine Gesellschaft der Liebenden aufzubauen, in der fast alle Menschen allein aus Liebe motiviert wären, wäre dies sehr gefährlich. Solange sich auch nur ein Individuum egoistisch verhält, würde Nächstenliebe zur Ausnutzung der Liebenden führen. Diese Ausnutzung geschieht dann in einem rechtsfreien, hilflosen Raum, denn mit diesem Verhalten rechnet ja in der „Gesellschaft der Liebenden" keiner. Es wäre wohl für alle Beteiligten besser, klare (gesetzliche) Regeln zum Umgang miteinander zu haben, die die Ausnutzung der Liebenden verhindern. Der hohe Anteil von Pflegekräften mit Burn-Out nach 20 Berufsjahren zeigt an, dass Nächstenliebe allein leicht zur Ausnutzung führt und deshalb keine Basis für ein Krankenhausmanagement, geschweige denn für ein Gesundheits- oder Wirtschaftssystem sein kann.

2.1.2 Streben nach Wohlstand: Wohlstand als Wert?

Dem aufmerksamen Leser wird es aufgefallen sein, dass bislang von Freiheit, Solidarität und Gerechtigkeit die Rede war. Etwas versteckt hat sich in der Solidarität auch das Sicherheitsbedürfnis geäußert. Nicht die Rede war bislang von der eigentlichen Knappheitsüberwindung, d.h. der Versorgung der Bevölkerung mit Gütern. Tatsächlich geht es in der Ökonomie zum größten Teil um die Produktion von mehr und besseren Gütern. Konsum scheint vielen Lehrbüchern gemäß das Oberziel allen Wirtschaftens zu sein. Kann Konsum ein Wert per se sein, den es mit allen Mitteln auch im Gesundheitswesen zu erstreben gilt?

Hierzu ist erstens auf die Besonderheit des Gesundheitssektors zu verweisen. Die „gerechte" Versorgung der Bevölkerung Deutschlands mit Diamantringen ist sicherlich kein Ziel, das sich unmittelbar aus der Verfassung ableiten lässt. Es ist nun wirklich kein Problem, wenn manche Deutsche dieses Luxusgut nicht besitzen. Das Streben der Ökonomie ist deshalb nicht auf die Besserversorgung des Ärmsten gerichtet, sondern vielmehr auf die Maximierung der Durchschnittsversorgung, auch wenn dies bedeutet, dass einige drei Diamantringe und andere keinen haben.

Im Gesundheitswesen ist dies anders. Die meisten Gesundheitsdienstleistungen (nicht alle, z.B. Schönheitsoperationen) sind keine Luxusgüter sondern lebensnotwendig. Ihre hohe Dringlichkeit erfordert, dass die Gesundheitspolitik sich nicht am Durchschnitt, sondern an demjenigen ausrichtet, der am schlechtesten versorgt ist. Damit gewinnen Gerechtigkeit und Solidarität in diesem Bereich eine höhere Bedeutung als in vielen anderen Wirtschaftszweigen.

Zweitens muss jedoch darauf hingewiesen werden, dass Wirtschaftswachstum die Grundlage zur Durchsetzung der Grundwerte darstellt. Nur eine funktionsfähige Wirtschaft garantiert, dass ausreichend Ressourcen zur Verfügung stehen, so dass jeder in Freiheit leben kann, die Ärmeren zumindest ihre physischen Grundbedürfnisse stillen können und die Ressourcen darüber hinaus noch für die Vorsorge für Morgen reichen. Wirtschaftswachstum stellt deshalb keinen Wert per se dar, sondern ein Instrument, um die anderen Werte zu erreichen. Allerdings ist dieses Instrument so unabdingbar, dass es selbst von großer Bedeutung, quasi ein Oberziel ist. Dies wird in den folgenden Kapiteln zu beachten sein, wenn wir über die Effizienz eines Gesundheitssystems sprechen. Letztlich geht es nicht darum, die Effizienz zu erhöhen, so als sei sie eine Tugend oder ein Wert per se. Ziel ist es, Leiden zu lindern, Menschen zu heilen, Ärmere besser zu stellen, Freiheitsrechte durchzusetzen. Werden Ressourcen verschwendet, so stehen sie nicht mehr zur Verfügung, um diese Oberziele zu erreichen. Nur ein effizientes System hat ausreichend Ressourcen, um die hier diskutierten Werte überhaupt verwirklichen zu können. Wenn wir folglich Gesundheitsökonomik als die Lehre von der Effizienz in der Überwindung der Knappheit definieren, dann lediglich mit dem Zweck, durch Effizienz den grundlegenden Menschenrechten zur Geltung zu helfen.

Zusammenfassend können wir festhalten, dass die Wirtschafts- und Sozialpolitik den grundlegenden Werten Freiheit, Solidarität und Gerechtigkeit verpflichtet ist. Da sie diese Werte nicht nur für heute, sondern auch für zukünftige Jahre und Generationen verwirklichen soll, findet das Sicherheitsziel Berücksichtigung. Die Gesundheitspolitik hat nun die Aufgabe, diese Werte umzusetzen. Hierzu müssen zuerst Ziele abgeleitet werden, die operational umsetzbar sind. Werte sind Handlungsrichtungen, Ziele sind Handlungsanweisungen. Werte geben einen visionären Zustand an, der erstrebt werden soll, Ziele sind konkreter und verbinden sich mit Maßnahmen, wie diese Werte gelebt werden können. Im nächsten Kapitel werden deshalb aus diesen grundlegenden Werten die etwas konkreteren Ziele der Gesundheitspolitik abgeleitet.

2.2 Ziele der Gesundheitspolitik

2.2.1 Wirksamkeit und Qualität

Oberstes Ziel der Gesundheitspolitik ist die Aufrechterhaltung und Verbesserung der Gesundheit der Bevölkerung. Jede gesundheitspolitische Maßnahme muss deshalb daraufhin bewertet werden, ob sie die Gesundheit verbessert, eine Verschlechterung abwendet oder zumindest Leiden reduziert. Dies impliziert, dass das Ziel der Gesundheitspolitik nicht zuerst die Aufrechterhaltung von Arbeitsplätzen für Pflegekräfte, die Förderung strukturschwacher Räume oder die Erhöhung der Wehrbereitschaft ist. Diese Einschränkung ist nötig, da in der Vergangenheit die Gesundheitspolitik immer wieder als Instrument der Zonenrandförderung (Kurbäder in Ostbayern), der Arbeitsmarktpolitik (verzögerte Schließung von Kleinstkrankenhäusern in ländlichen Räumen) und der Verteidigungspolitik (Heilung Verletzter für die Front) gekidnappt wurde. Gesundheit ist ein Menschenrecht und damit ein Wert per se. Gesundheitspolitik ist damit auf oberster politischer Entscheidungsebene anzusiedeln und nicht ein Instrument anderer Sektoren.

Gesundheitspolitische Maßnahmen müssen folglich einen positiven Effekt auf die Gesundheit der Bevölkerung haben. Billige, aber wirkungslose Medizin und Pflege können deshalb nicht das Ziel des Gesundheitswesens sein. Gesundheitsdienstleistungen müssen vielmehr eine Qualität haben, die den gesundheitlichen Erfolg gewährleistet. Der Begriff Qualität ist vielschichtig und schwer zu konkretisieren. Die Ökonomik unterscheidet einen subjektiven und einen objektiven Qualitätsbegriff. Objektive Qualität lässt sich durch exakte Leistungsmerkmale eines Produktionsergebnisses bestimmen. Man erhebt Daten und Fakten auf naturwissenschaftlichtechnischer Basis. Die Keimdichte als Maß der Sterilität eines Operationssaales ist ein Beispiel hierfür. Subjektive Qualität hingegen ist ein von der jeweiligen Persönlichkeit abhängiges Phänomen. Es entzieht sich einer objektiven Bestimmung, wie z.B. einer direkten Messung. Wenn überhaupt, so kann sie lediglich indirekt über Indikatoren erfasst werden. Ein möglicher Indikator ist die Patientenzufriedenheit, die über Befragungen erhoben werden kann.

Mediziner gehen meist von einer objektiven Qualität aus: Gute Qualität ist das, was ein Mediziner mit bester Technik heute erreichen kann. Dies entspricht dem objektiven Mangel an Gesundheit, der die Ausgangssituation unseres Rahmenmodells bildet. Für die Nachfrage und damit für die gesamte Ökonomie entscheidend sind jedoch nicht die objektive Gesundheit und die objektive Qualität, sondern die wahrgenommene Gesundheit bzw. die subjektive Qualität. Erst wenn ein Mensch den Gesundheitsmangel persönlich als Defizit erlebt, wenn er ein Bedürfnis hat, kann er zum Nachfrager auf dem Gesundheitsmarkt werden. Ebenso entscheidet allein die subjektive Qualität einer Gesundheitsdienstleistung darüber, ob der Bedarfende zum Nachfrager und insbesondere zum Wiedernachfrager wird. Es mag die ärztliche und pflegerische Qualität noch so hoch sein, wenn der Patient dies nicht so empfindet, dann wird er das nächste Mal den Anbieter wechseln, falls er eine Chance dazu hat.

In diesem Zusammenhang muss erwähnt werden, dass Gesundheitsgüter so genannte kundenpräsenzbedingende Dienstleistungen sind. Der Kunde (der Patient) muss persönlich bei der Leistungserstellung anwesend sein, er ist persönlich am Produktionsprozess beteiligt. Der Dienstleister kann deshalb das Ergebnis der medizinischen und pflegerischen Tätigkeiten nur mittelbar beeinflussen. Nur was der Patient als Qualität subjektiv wahrnimmt, hat auch eine Wirkung auf seine Bereitschaft, aktiv am Heilungsprozess mitzuwirken.

Die Subjektivität der Dienstleistungsqualität erschwert ihre Messung. Die meisten Gesundheitsökonomen bedienen sich hierbei der Systematisierung von Donabedian. Mit Hilfe dieses Modells können die objektiv messbaren Komponenten der Qualität ermittelt werden, ohne die Forderung aufzugeben, dass die eigentliche Bestimmung der Qualität subjektiv durch den Patienten erfolgen muss. Hierzu wird zuerst der Dienstleistungsprozess genauer analysiert.

Die Produktion von Dienstleistungen besteht aus zwei Schritten: Vor- und Endkombination. In der Vorkombination werden die so genannten „internen Produktionsfaktoren" kombiniert. Es entsteht die Leistungsbereitschaft. Interne Produktionsfaktoren sind alle personellen, physischen und finanziellen Ressourcen eines Betriebes. In der Endkombination wirken die Leistungsbereitschaft, weitere interne Produktionsfaktoren sowie der Kunde als so genannter „externer Faktor" zusammen, damit die Dienstleistung am Kunden entstehen kann. Der Dienstleistungsprozess besteht folglich aus einem relativ leicht steuerbaren Produktionsprozess der Vorkombination und einem durch die Präsenz des Kunden erschwerten Prozess der Endkombination. Entsprechend ist die Qualität der Vorkombination objektiv messbar, während die Qualität der Endkombination vom subjektiven Empfinden des Kunden abhängt. Analysiert man beispielsweise die arbeitswissenschaftlichen Studien im Krankenhaus, so stellt man fest, dass eine große Mehrheit dieser Studien im Operationssaal durchgeführt wurde. Warum? Weil der Patient im OP schläft, also sich wie ein Werkstück in der Industrie herumfahren lässt und subjektive Qualitätsmängel erst gar nicht wahrnimmt.

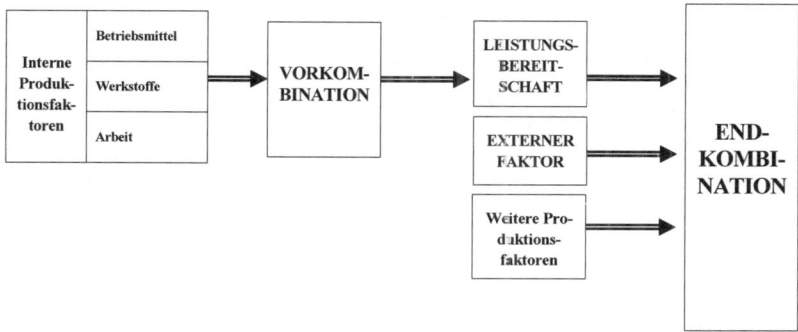

Abb. 3. Der Dienstleistungsprozess

Donabedian unterscheidet zwischen Struktur-, Prozess- und Ergebnisqualität. Die Strukturqualität umfasst die Quantität und Güte der internen Produktionsfaktoren. Die Prozessqualität erfasst vor allem die Leistungsdurchführung während der Endkombination. Die Ergebnisqualität schließlich kennzeichnet die Endpunkte der medizinischen Versorgung im Sinne einer Veränderung des Gesundheitszustandes eines Patienten und weiterer von der medizinischen Versorgung ausgehender Wirkungen. Nach Donabedian ist eine hohe Strukturqualität eine notwendige, aber nicht hinreichende Voraussetzung für eine gute Prozessqualität, die wiederum eine notwendige, aber nicht hinreichende Voraussetzung für eine gute Ergebnisqualität ist.

Die Strukturqualität einer Gesundheitsinstitution oder eines Gesundheitsprogramms lässt sich durch eine Analyse der Inputfaktoren ermitteln. Geeignete Kennzahlen sind beispielsweise die Arzt-Patienten-Quote, die Medikamentenverfügbarkeit, die Größe und der Zustand der Bauten sowie die Betriebsbereitschaft medizinischer Geräte. Indikatoren der Prozessqualität sind z.B. die Existenz und Anwendung von standardisierten Behandlungsabläufen, die Verfügbarkeit von Informationen und die Einstellung von Mitarbeitern gegenüber ihren Patienten. Die Ergebnisqualität umfasst die Veränderung des Gesundheitszustandes, die Nachhaltigkeit der Betreuung, die Patientenzufriedenheit, das Beschwerdeverhalten und die Nachsorge. Das Konzept von Donabedian ermöglicht es folglich, die objektiven und die subjektiven Aspekte der Qualität zu erfassen.

Oberste Maxime der Gesundheitspolitik muss deshalb die Erhöhung der Qualität des Gesundheitswesens sein, um wirkungsvoll die Gesundheit der Bevölkerung zu verbessern. Da Gesundheit nicht direkt messbar ist, werden verschiedene Indikatoren verwendet, um die Wirksamkeit gesundheitspolitischer Maßnahmen zu untersuchen. Das Problem dabei ist, dass diese Indikatoren zum Teil zu völlig unterschiedlichen Handlungsleitlinien führen. Würde man beispielsweise als operationales Ziel der Gesundheitspolitik Deutschlands die Reduktion der Mortalität verwenden, so würde dies zu einer starken Bekämpfung von Infektionskrankheiten, Herzkreislauferkrankungen und von Krebs führen. Chronisch-degenerative Erkrankungen, die zwar eine erhebliche Einschränkung der Lebensqualität, jedoch keine erhöhte Mortalität implizieren, würden nicht behandelt. So würden beispielsweise viele Rheumakranke vernachlässigt. Die Minimierung der verlorenen Lebensjahre, die Minimierung der Inzidenz, die Minimierung der Prävalenz und die Minimierung der verlorenen Lebensqualität führen jeweils zu völlig unterschiedlichen Gesundheitssystemen und Prioritäten. Angesichts knapper Ressourcen muss jedoch eine Prioritätensetzung erfolgen, d.h., die Gesellschaft muss entscheiden, wie sie Qualität misst und welche Art von Qualität ihr wirklich wichtig ist.

Zusammenfassend können wir festhalten, dass das oberste Ziel der Gesundheitspolitik unumstritten ist. Es gilt, die Gesundheit der Bevölkerung zu verbessern, was durch eine Verbesserung der Qualität der Gesundheitsdienstleistungen erreicht wird. In welche Bereiche die knappen Gesundheitsressourcen allerdings fließen sollen, ist umstritten und muss immer wieder im gesellschaftlichen Diskurs festgelegt werden.

2.2.2 Effizienz

Im ersten Kapitel wurde Effizienz als das Verhältnis zwischen der Summe aller möglichen Outputs und der Summe aller möglichen Inputs definiert. Eine Einheit bzw. eine Situation gilt als effizient, wenn es keine andere Einheit oder keine andere Situation gibt, in der dieser Quotient verbessert werden kann. Effizienz ist der originäre Forschungsgegenstand der Wirtschaftswissenschaften, weil nur durch Effizienzverbesserung eine bessere Versorgung der Bevölkerung und damit eine erfolgreiche Umsetzung der gesellschaftlichen Grundwerte möglich sind.

Abbildung 4 zeigt Indifferenzkurven – ein typisches Konstrukt der Ökonomik zur Vereinfachung äußerst komplexer und umfangreicher Zusammenhänge. In der Realität hängt der Nutzen eines Individuums bzw. einer Gesellschaft von sehr vielen Inputfaktoren ab. In der Theorie reduziert man das Problem meist auf eine zweidimensionale Abbildung mit zwei Inputs (z.B. Kuration und Prävention). Die Kurve U_0 ist die die grafische Darstellung von Inputkombinationen, die denselben Beitrag zur Befriedigung der subjektiven Bedürfnisse (Nutzen) leisten. Der Nutzen aller Güterkombinationen auf dieser Kurve ist identisch. Die Kurve wird deshalb als Indifferenzkurve (Isonutzenkurve, Isonutzenlinie) bezeichnet. Kurven rechts von U_0

(z.B. Kurve U_1) haben höheren Inputeinsatz und ein höheres Nutzenniveau, Kurven links davon (z.B. U_2) einen geringeren Nutzen.

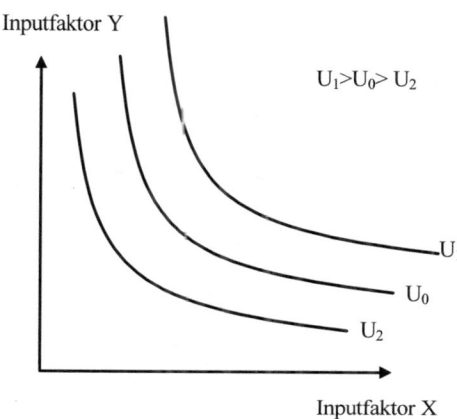

Abb. 4. Indifferenzkurven

Die Konstruktion der Indifferenzkurven geht von der Annahme aus, dass der Konsument die Güter bestmöglich einsetzt. Er verschwendet die Inputfaktoren nicht, d.h., er verhält sich effizient. Würde er denselben Nutzen mit einem höheren Inputeinsatz erzeugen, wäre dies irrational. Für die weitere Diskussion ist es nötig, den Begriff Effizienz genauer zu definieren. Hierzu muss die Gesamteffizienz in die beiden Bestandteile technische Effizienz und allokative Effizienz zerlegt werden. Die Produktivität eines Systems bei konstantem Einsatzverhältnis der Produktionsfaktoren wird als technische Effizienz bezeichnet. So ist es das Ziel von Motoringenieuren, die technische Effizienz ihrer Aggregate zu verbessern. Benötigte ein Fahrzeug mit einem Gewicht von 1.000 kg früher 12 Liter Benzin für 100 km, so können neuere Motoren den Treibstoff besser ausnutzen. Sie benötigen nur noch 5 Liter, um ein Fahrzeug von 1.000 kg 100 km weit zu bringen. Die Ergiebigkeit wurde gesteigert.

Betrachten wir ein Beispiel, das der Gesundheitsökonomik näher liegt: Die Reduktion des Medikamentenverderbs in einem Krankenhaus führt unter sonst gleichen Bedingungen (Ceteris-Paribus-Klausel) zu einer erhöhten technischen Effizienz dieser Institution, da dieselbe Ergebnisqualität der medizinischen und pflegerischen Leistungen bei geringeren Medikamentenverbräuchen erreicht wird. Die technische Effizienz wurde gesteigert.

Während die technische Effizienz nur technologische Aspekte berücksichtigt, wird der Preis von Einsatzfaktoren und Gütern bei der allokativen Effizienz mit einbezogen. Das Konzept der technischen Effizienz fragt

24

deshalb nicht danach, ob der Patient, der mit diesen Medikamenten behandelt wird, überhaupt in ein Krankenhaus hätte kommen müssen. Es wäre möglich, dass seine Krankheit vermeidbar gewesen wäre, wenn er z.B. rechtzeitig Sport getrieben hätte. Die Prävention hätte also eine höhere Effizienz als die Behandlung. Dementsprechend beschreibt die allokative Effizienz die Rationalität des Verhältnisses der Produktionsfaktoren zueinander. Abbildung 5 zeigt die Situation für zwei Input-Faktoren (z.B. präventive und kurative Medizin).

Die Produktionsmöglichkeitskurve U_0 ist der geometrische Ort aller Kombinationen der Einsatzfaktoren, die bei gegebener Technologie einen bestmöglichen Nutzen (U) erzeugen. Dies bedeutet: Wenn alle Produktionsfaktoren optimal eingesetzt werden, erzeugt der Input von X_i Einheiten von Inputfaktor X und Y_i Einheiten von Inputfaktor Y einen Nutzen für die Bevölkerung von U_0. Dasselbe Nutzenniveau kann durch jede Kombinationen rechts der Produktionsmöglichkeitskurve U_0 erzeugt werden. Derselbe Output wird folglich mit einem höheren Input erreicht. Lösungen rechts von U_0 sind folglich ineffizient. Kombinationen des Inputs von Faktor X und Faktor Y links von U_0 liefern grundsätzlich geringere Nutzenniveaus (U_1).

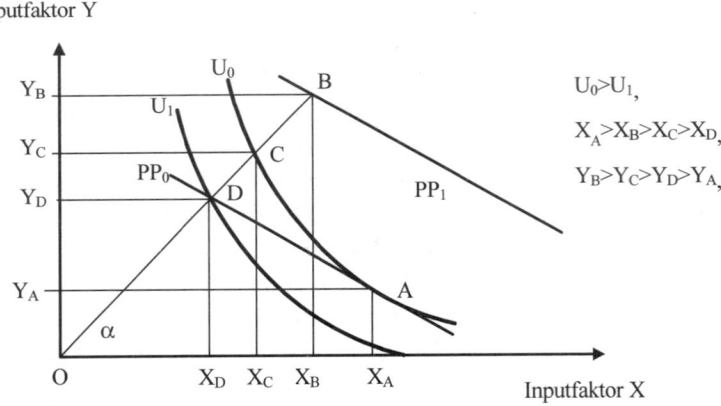

Abb. 5. Allokative und technische Effizienz

Es sei angenommen, dass ein Individuum ein Verhältnis der Inputfaktoren von $\tan(\alpha)$ (= Y_B/X_B= $Y_C/X_C=Y_D/X_D$) gewählt hat. Das Nutzenniveau U_0 werde durch die Kombination X_B,Y_B generiert, d.h., der Punkt B liegt rechts von der Produktionsmöglichkeitskurve im ineffizienten Raum. Die Finanzierung dieser Kombination X_B,Y_B benötigt ein Budget von B_1 (wobei $B_1 > B_0$).

Wie die Abbildung zeigt, könnte dasselbe Nutzenniveau bei konstantem Einsatzverhältnis der Produktionsfaktoren (α) mit geringerem Input beider

Faktoren erreicht werden, wenn die technische Effizienz erhöht würde. Die maximale technische Effizienz ist im Punkt C erreicht, der der Schnittpunkt der Produktionsmöglichkeitskurve U_0 mit dem Fahrstrahl durch den Ursprung mit der Steigung $\tan(\alpha)$ ist. Im Punkt C werden von beiden Produktionsfaktoren geringere Einsätze benötigt als im Punkt B ($X_B-X_C>0$; $Y_B-Y_C>0$). Das Verhältnis T = OC/OB stellt dabei die technische Effizienz dar. Je mehr Ressourcen bei gegebenem Verhältnis der Einsatzfaktoren zur Produktion eines gegebenen Output verbraucht werden, desto geringer ist die technische Effizienz. Zurückgeführt werden kann technische Ineffizienz auf suboptimale Produktionsmengen oder ungenügende Verwertung der Einsatzfaktoren.

Die Preise der Einsatzfaktoren werden bei der Analyse der technischen Effizienz vernachlässigt. Bei einem gegebenen Budget B_0 bestimmen die Preise die Steigung der Minimalkostentangente PP_0, die der geometrische Ort aller möglichen Kombinationen der Inputfaktoren X und Y ist, die bei einem gegebenen Budget B_0 möglich sind. Minimalkostentangenten mit höheren Budgets liegen rechts parallel zu PP_0. Die Produktion des Nutzens U_0 mit dem Input $X_B;Y_B$ erfordert ein Budget B_1, was in der Minimalkostentangente PP_1 zum Ausdruck kommt.

PP_0 berührt die Produktionsmöglichkeitskurve U_0 im Punkt A, d.h., bei gegebenen Preisen für die Inputfaktoren X und Y repräsentiert der Punkt A die effiziente Kombination ($X_A;Y_A$) von Prävention und kurativer Medizin. Die Kombination ($X_D;Y_D$) weist dieselben Kosten auf, hat jedoch einen deutlich geringeren Nutzen (U_1). Die allokative Effizienz A_l = OD/OC zeigt die Abweichung zwischen der kostengünstigsten und der gewählten technisch-effizienten Lösung. Die Gesamteffizienz ist das Produkt dieser beiden Effizienzmaße, also E = OD/OC·OC/OB = OD/OB. Sie entspricht der Abweichung der tatsächlich gewählten Produktionsalternative (B) und deren Kosten (B_1) von der besten Produktionsmöglichkeit (A), die die Produktion des Nutzens U_0 bei Minimalkosten (B_0) erlaubt.

Diese formale Darstellung ist typisch für die Ökonomik – und es macht überhaupt nichts, wenn Nichtökonomen sie (noch) nicht nachvollziehen können. Inhaltlich geht es um zwei Ursachen von Ineffizienz: Erstens können Ressourcen dadurch vergeudet werden, dass beim Produktionsprozess nicht optimal gearbeitet wird. Patienten müssen warten, Operationssäle sind nicht ausgelastet, Medikamente fehlen etc. Zweitens kann es sein, dass das Verhältnis der Inputfaktoren nicht optimal gestaltet ist, weil man die Auswirkungen der Preise der Inputfaktoren nicht ausreichend berücksichtigt. Eine effiziente Einheit erfüllt beide Voraussetzungen optimal. Wenn Gesundheitspolitiker den Term Effizienz in den Mund nehmen, so werden diese Aspekte nicht immer ausreichend unterschieden. Für die weitere Analyse ist dies jedoch notwendig. Gesundheitspolitische Maßnahmen können nur dann eine maximal mögliche Auswirkung auf die Gesundheit der Bevölkerung haben, wenn sie gut aufeinander abgestimmt sind (allokative Effizienz) und sauber durchgeführt werden (technische Effizienz). Dazu ist betriebs- und volkswirtschaftliches Know-how notwendig.

2.2.3 Nachhaltigkeit und Überlebensfähigkeit

Qualitativ hochwertige, wirkungsvolle und effiziente Gesundheitssysteme sollten ihre Dienstleistungen nicht nur heute, sondern auch in Zukunft anbieten können. Auch zukünftigen Generationen müssen adäquate Gesundheitsdienstleistungen angeboten werden. Die Gesundheitspolitik muss ihre Ressourcen deshalb so einsetzen, dass die Einrichtungen und Programme des Gesundheitswesens fortbestehen und nicht ihre kompletten Ressourcen in wenigen Jahren verbrauchen. Diese Überlebensfähigkeit wird heute oftmals als Nachhaltigkeit bezeichnet.

Nachhaltigkeit ist ein schillernder Begriff, der zwar in aller Munde ist, jedoch kaum zufrieden stellend definiert wird. Die Messung der Nachhaltigkeit ist ausgesprochen schwierig. Ursprünglich stammt der Begriff Nachhaltigkeit aus der Forstwirtschaft. Zum Schutz der Wälder vor Übernutzung wurde bereits im Mittelalter ein bestandsorientiertes Ressourcenmanagement gesetzlich vorgeschrieben, d.h., der jährliche Holzeinschlag durfte den jährlichen Zuwachs nicht überschreiten. Dies wurde als nachhaltige Forstwirtschaft bezeichnet, da somit nachfolgende Generationen mindestens die gleiche Quantität und Qualität der Wälder vorfinden würden wie die gegenwärtige.

Nachhaltigkeit wurde 1972 zum Schlagwort der internationalen Politik. Auf der UN Conference on Environment and Development (Stockholm 1972) kam es zum offenen Konflikt zwischen den Entwicklungsländern und der westlichen Welt. Die Entwicklungsländer bestanden auf ihrem Recht auf wirtschaftliche Entwicklung, während die westliche Welt ein höheres Maß an Umweltschutz in diesen Ländern forderte. Die Lösung des Konfliktes wurde in der nachhaltigen Entwicklung gefunden. Weitere internationale Konferenzen und Berichte (z.B. der Brundtland-Report 1987) erweiterten und konkretisierten das Konzept einer intergenerationalen Gerechtigkeit. Es wird als ungerecht empfunden, wenn die heutige Generation nur deshalb auf einem hohen Stand leben kann, weil sie der zukünftigen Generation Ressourcen wegnimmt. Die Forderung nach Nachhaltigkeit entspricht deshalb dem Gerechtigkeitsanspruch.

Ganz allgemein definiert man Nachhaltigkeit als die Fähigkeit eines offenen Systems, Leistungen zum jetzigen Zeitpunkt zu erzeugen, ohne die Leistungsfähigkeit späterer Perioden zu gefährden. Die Struktur dieses Systems muss derart gestaltet sein, dass die Transformation von Input in Output, d.h. die Funktion des Systems in seiner Umwelt, so durchgeführt wird, dass das Energieniveau des Systems nach der Transformation nicht geriger geworden ist, so dass auch in Zukunft ein Transformationsprozess stattfinden kann.

Konkret lässt sich daraus die Forderung ableiten, dass jede Generation nur die Ressourcen verbrauchen darf, die sie auch selbst generiert. Damit ist ausgeschlossen, dass die Gesundheitsversorgung der Bevölkerung heute durch Kredite finanziert wird, die spätere Generationen zurückzahlen müssen. Eine Kreditfinanzierung des Gesundheitswesens würde unweigerlich zu einer Schlechterstellung zukünftiger Generationen führen, die nicht nur die Ressourcen für ihre eigene Versorgung aufbringen, sondern auch noch den Überkonsum ihrer Eltern finanzieren müssten. Dies schließt nicht aus, dass Gebäude und Anlagen des Gesundheitswesens über Kredite finanziert werden, da diese Vermögensgegenstände langfristig zur Verfügung stehen. Es muss jedoch garantiert sein, dass jede Generation den Werteverzehr dieser Gebäude und Anlagen, von denen sie gerade profitiert, auch selbst deckt.

Der Sozialhaushalt ist – mit wenigen Ausnahmen – konsumtiv (im Gegensatz zu investiven Ausgaben, wie z.B. dem Straßenbau). Gemäß Artikel 115 GG ist es mit gutem Grund verboten, konsumtive Ausgaben durch Kredite zu decken. „Die Einnahmen aus Krediten dürfen die Summe der im Haushaltsplan veranschlagten Ausgaben für Investitionen nicht überschreiten; Ausnahmen sind nur zulässig zur Abwehr einer Störung des gesamtwirtschaftlichen Gleichgewichts." Dies entspricht der Forderung nach Nachhaltigkeit bzw. intergenerationaler Gerechtigkeit. Man muss aber auch fordern, dass Einrichtungen des Gesundheitswesens nur auf einem Niveau gebaut werden, das langfristig aufrechterhalten werden kann. Der Aufbau einer Versorgungsdichte, die langfristig (z.B. beim zu erwartenden Bevölkerungsrückgang bzw. Überalterung) nicht zu halten ist, darf deshalb nicht durchgeführt werden.

Schließlich bleibt noch zu erwähnen, dass Nachhaltigkeit nicht nur eine Frage der Gerechtigkeit, sondern auch der Sicherheit ist. Die Jugend der heutigen Generation ist der Mittelbau der nächsten und das Alter der übernächsten Generation. Die Forderung nach Nachhaltigkeit entspricht deshalb auch der eigenen Zukunftssicherung. Das Gesundheitssystem und die ganze soziale Sicherung müssen so gestaltet werden, dass wir nicht unsere eigene Zukunft konsumieren.

2.2.4 Partizipation und Wahlfreiheit

Wie oben beschrieben, ist Freiheit ein grundlegender Wert unserer Gesellschaft. Freiheit impliziert aktive und passive Freiheit, Freiheit der Handlung und der Nichthandlung. Freiheit fordert deshalb immer die Wahlfreiheit zwischen Alternativen. Ein Gesundheitssystem sollte deshalb so gestaltet sein, dass das Individuum Wahlmöglichkeiten hat. Die wichtigste Wahlmöglichkeit in unserem Gesundheitssystem ist die freie Wahl des Arztes. Ein Patient kann sich aussuchen, zu welchem Arzt bzw. in welches Krankenhaus er gehen möchte. Er hat Alternativen und empfindet dies als Freiheit. Einschränkungen dieser Freiheit werden als schmerzliche Einschnitte in das Persönlichkeitsrecht wahrgenommen.

Es ist umstritten, ob das Freiheitsrecht auch das Recht auf Nichtbehandlung impliziert. Ein Kranker, der eine lebensrettende Therapie ablehnt, kann unter Umständen dazu gezwungen werden. Hierbei ist es wichtig zu diskutieren, ob der Mensch überhaupt einen freien Willen hat. Verweigert beispielsweise ein Sektenmitglied, das sichtbar abhängig ist von der Meinung des Gurus, einen lebensrettenden Eingriff, so ist fraglich, ob der Abhängige überhaupt noch eine Wahlfreiheit hat. Hier wird der Staat das Grundrecht auf Freiheit einschränken, um das Lebensrecht durchzusetzen. Es zeigt sich wiederum, dass eine gesundheitsökonomische Diskussion ohne Klärung der ethischen Grundlagen nicht möglich ist.

Das Freiheitsrecht impliziert aber auch das Recht auf Teilhabe an den Entscheidungsprozessen, die einen selbst betreffen. Partizipation ist ein zweiseitiger Prozess, nämlich einerseits das Teilhabenlassen, andererseits das Teilhabenkönnen. Die Betroffenen sollen folglich Entscheidungsbefugnisse erhalten und über ihr Leben, ihre Gesundheit, ihre Versorgung und ihre Zukunft selbst entscheiden dürfen.

Die Ökonomie verwendet statt des Begriffs „Betroffene" gerne das englische Wort Stakeholder. Die ursprüngliche Definition der Stakeholder stammt von Freeman (1984) und ist sehr breit: „A stakeholder in an organization is (by definition) any group or individual who can affect, or is affected by, the achievement of a corporation's purpose". Stakeholder sind also nicht nur die, die sich gegen eine Entscheidung zur Wehr setzen können, sondern gerade auch diejenigen, die zwar unter den Auswirkungen leiden, aber nichts dagegen tun können. Partizipation bedeutet, den Opfern Gehör zu verschaffen – und als solche sehen sich noch immer zahlreiche Patienten. Es entspricht dem verfassungsmäßigen Freiheitsrecht, dass jeder Patient in den Behandlungsprozess aktiv einbezogen wird, und es ist eine Konsequenz dieses Grundwertes, dass das Gesundheitssystem unter Einbeziehung der Bevölkerung entwickelt wird. Das Gesundheitswesen ist nicht die Spielwiese von Ärzten und Ökonomen, sondern eine existentielle Dimension des Lebens aller Menschen.

Die Gruppierung (Aggregation) der Stakeholder kann unterschiedlich erfolgen. Normalerweise ist es sinnvoll, Patienten, Berufsgruppen, Anbieter, Regierungen, Finanzierer (z.B. Krankenkassen) und Vereinigungen zu unterscheiden. Die Partizipation der potentiellen und tatsächlichen Patienten ist eine Grundvoraussetzung für eine effiziente Gesundheitspolitik. Dies wurde von der Weltgesundheitsorganisation (WHO) bereits in den 70er

Jahren des 20. Jahrhunderts erkannt. Damals wurde das Konzept der Primary Health Care (PHC) entwickelt und 1978 (6.-12. September) auf der Weltgesundheitsversammlung in Alma Ata verabschiedet. PHC enthält starke Elemente der Hygiene, erweitert um gesundheitspolitische Forderungen im weitesten Sinn des Wortes und um ein stark partizipatorisches Element. Primary Health Care ist folglich eine Konzeption der Gesundheitspolitik, die die Bevölkerung selbst für ihre Gesundheit verantwortlich macht. Auch die Bundesrepublik Deutschland hat 1978 diese Konzeption als ihre Leitlinie für den Umbau des Gesundheitssystems anerkannt, jedoch nie umgesetzt. Ähnliche Konferenzen und Beschlüsse (z.B. Ottawa-Erklärung, siehe Kapitel 6.2) folgten, jedoch ohne große Auswirkung auf die Gesundheitspolitik der meisten Länder. Noch immer wird das Gesundheitssystem dominiert durch große Institutionen und wenige, aber einflussreiche Berufsgruppen, die überwiegend kurative Medizin betreiben.

2.2.5 Sicherheit und sozialer Friede

Es wurde bereits mehrfach angesprochen, dass Freiheit und Gerechtigkeit sich nicht nur auf das Heute beschränken dürfen. Menschen erhoffen sich diese Güter auch in der Zukunft. Jeder Mensch möchte, dass sein Alter gesichert ist, dass er auch im Falle einer schweren Krankheit versorgt wird und dass sein Erworbenes nicht plötzlich durch Kriege, Naturkatastrophen oder Verbrechen verloren geht. Sicherheit ist folglich ein Grundwert allen menschlichen Handelns.

Diesem Grundwert kann im Gesundheitswesen vor allem dadurch Folge geleistet werden, dass eine Minimalversorgung für jeden Bürger erschwinglich ist. In vielen Ländern haben Armutsgruppen keinen Zugang zu modernen Gesundheitsdienstleistungen, so dass die Morbidität und die Mortalität dieser Subpopulationen überdurchschnittlich hoch sind. Die unzureichende medizinische Versorgung der armen Bevölkerung kann zwei Ursachen haben: einerseits mangelnde Zahlungsbereitschaft (Willingness-To-Pay, WTP), andererseits fehlende Zahlungsfähigkeit (Ability-To-Pay, ATP).

Da viele Krankheiten lebensbedrohlich sind oder zu einer erheblichen Einschränkung der Lebensqualität führen, kann generell von einer hohen Zahlungsbereitschaft ausgegangen werden. Kranke sind bereit, für Gesundheitsdienstleistungen zu bezahlen, falls die erbrachte Leistung einen Heilungserfolg verspricht. Die Einkommen der Armen in vielen Ländern sind jedoch gering, so dass sie sich häufig nicht die Gesundheitsversorgung leisten können, die sie selbst bei Ansetzung eines Minimalstandards benötigen würden. Die überdurchschnittlichen Morbiditäts- und Mortalitätsraten armer Bevölkerungsgruppen beruhen deshalb meist nicht auf mangelnder Zahlungsbereitschaft, sondern auf fehlender Zahlungsfähigkeit. So sterben

weltweit Menschen an heilbaren Krankheiten, weil sie sich einen Kranken-
hausaufenthalt nicht leisten können.

Die Gesundheitspolitik ist deshalb gefordert, Maßnahmen und Systeme
zu entwickeln, die die Filter zwischen Bedarf und Nachfrage reduzieren.
Der bedeutendste Filter ist die fehlende Zahlungsfähigkeit, so dass Krankenversicherungen das wichtigste System zur Überwindung der individuellen und gesellschaftlichen Unsicherheit sind. Die Übernahme der Kosten
durch die Krankenversicherung ermöglicht es den Bedürfnisträgern auch
dann zu Nachfragern werden, wenn ihre finanziellen Ressourcen für den
Erwerb der Gesundheitsgüter aus eigenen Mitteln nicht ausreichen würden.
Allerdings entsteht auch die Notwendigkeit zu definieren, was eine Mini-
malleistung ist, die nicht dem einzelnen überlassen wird, sondern von der
Versicherung getragen wird. In Deutschland wird dieses Bündel relativ breit
gepackt. Zahnersatz und Invitro-Fertilisation wurden in Deutschland bislang
unter Umständen von der gesetzlichen Krankenkasse übernommen, in
anderen Ländern nicht. In Zukunft wird dieser Bereich sukzessive eingeschränkt, d.h., das Paket der Leistungen wird enger geschnürt.

Die Krankenkasse ist eine Institutionalisierung des Solidaritätsgedankens,
der letztlich Ausdruck des Strebens nach Sicherheit ist. Auch hier muss
betont werden, dass Solidarität nicht mit Nächstenliebe zu verwechseln ist.
Wer in eine Krankenkasse einzahlt (auch wenn er nicht pflichtversichert
ist), tut dies nicht aus Liebe zu den Kranken, die von seinen Beiträgen
profitieren. Er tut dies, um seine eigene Unsicherheit abzubauen, wie es ihm
später einmal gehen wird. Wird er so krank werden, dass seine Ersparnisse
nicht reichen? Wahrscheinlich nicht, aber wenn es so wäre, dann wäre es
eine Katastrophe. Deshalb zahlt er lieber in den Versicherungspool ein.

Aus Sicht des Staates ist die Absicherung von katastrophalen Risiken
auch erwünscht, weil der soziale Friede als Grundlage wirtschaftlicher und
politischer Stabilität nur erreichbar ist, wenn für die existentiellen Nöte der
Bevölkerung vorgesorgt ist. Ein gewisser Ausgleich zwischen Armen und
Reichen, zwischen Alten und Jungen, zwischen Kranken und Gesunden ist
eine Grundvoraussetzung für eine stabile Gesellschaft. Wir leisten uns
Solidarität, weil wir ohne sie kein funktionsfähiges Gemeinwesen bauen
könnten. Zerfällt die Solidarität, wird dies auch andere Bereiche in Mitlei-
denschaft ziehen – eine Mahnung für unsere Zukunft, da es gewisse Ten-
denzen zum Abbau der Solidarität und einer extremen Gegenwartsorientierung gibt.

Zusammenfassend können wir festhalten, dass das Wertesystem unseres
Gemeinwesens grundlegend auf Freiheit, Gerechtigkeit, Solidarität und
Sicherheit aufbaut. Aus diesen Werten leiten sich die gesundheitspolitischen
Ziele Qualität, Effizienz, Nachhaltigkeit, Partizipation und sozialer Friede
ab. Es ist deutlich, dass diese Ziele in einem starken Zielkonflikt zueinander
stehen. Es ist die Aufgabe der Gesundheitsökonomik, diese Zielkonflikte

aufzuzeigen und die Aufgabe der Gesundheitspolitik, einen möglichst guten Kompromiss zu finden. Alle Ziele werden niemals erreicht werden – der gesellschaftliche Diskurs über Werte und Ziele, über Gewichte und Prioritäten muss der Gesundheitsökonomik vorangehen.

Kapitel 3: Nachfrage

3.1 Bedürfnisse

Ausgangspunkt der Analyse der Gesundheitsökonomie ist die Nachfrage nach Gesundheitsdienstleistungen. Es entspricht dem Selbstverständnis der Wirtschaftswissenschaften, dass wir nicht mit der Produktion von Gütern (Angebot) beginnen, sondern mit den Bedürfnissen der Menschen. Die Anbieter produzieren Problemlösungen. Ohne die Kenntnis, welche Probleme Menschen haben bzw. welche Bedürfnisse sie gestillt haben möchten, können wir weder das Angebot diskutieren noch die Märkte. Deshalb muss die Nachfrageanalyse am Anfang der Betrachtung stehen.

Wie im ersten Kapitel beschrieben, leitet sich die Nachfrage aus den Bedürfnissen der Menschen her. Bedürfnisse wurden definiert als Mangelerlebnisse mit Antriebscharakter, d.h., Menschen haben das Verlangen, diesen Mangel zu beseitigen. Die Stärke der Bedürfnisse ist natürlich von der jeweiligen demografischen, epidemiologischen, sozialen und wirtschaftlichen Situation abhängig. Die Analyse der Nachfragedeterminanten muss deshalb aus ökonomischer Sicht Aspekte beleuchten, die aus anderen Wissenschaften bekannt sind. Wir beginnen mit der Auswirkung der Demografie und der Epidemiologie auf die Bedürfnisse.

3.1.1 Transitionsmodelle

Die Modelle der demografischen und epidemiologischen Transition erklären die Entwicklung der Altersstruktur und des Krankheitspanoramas einer Bevölkerung. Abbildung 6 zeigt beispielsweise die Bevölkerungspyramiden von Tansania, Thailand, Deutschland und Japan. Tansania ist hierbei ein Beispiel für ein vorindustrielles Land, Thailand steht mitten in der Industrialisierung, Deutschland und Japan haben diesen Prozess überwiegend abgeschlossen. Die Bevölkerungspyramide von Tansania entspricht dem Zustand Deutschlands von 1880, die Pyramide Thailands gibt das Bild der Bevölkerungsstruktur Deutschlands von 1950 wieder.

Da Morbiditäts- und Mortalitätsprofile alter und junger Menschen nicht identisch sind, ist die Nachfrage nach Gesundheitsdienstleistungen vom

Entwicklungsstand eines Landes abhängig. Das Modell der demografischen bzw. epidemiologischen Transition erklärt diese Unterschiede.

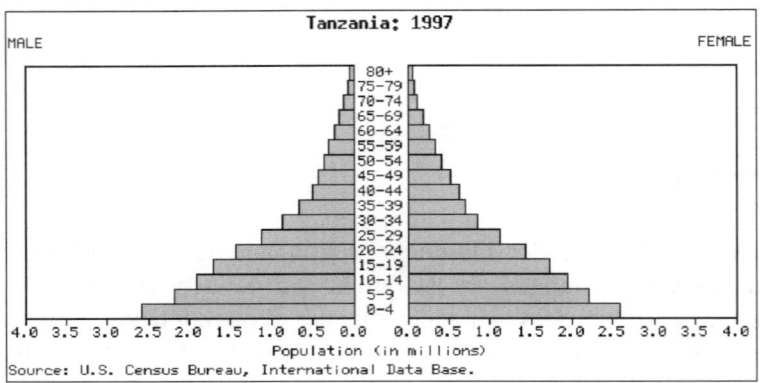

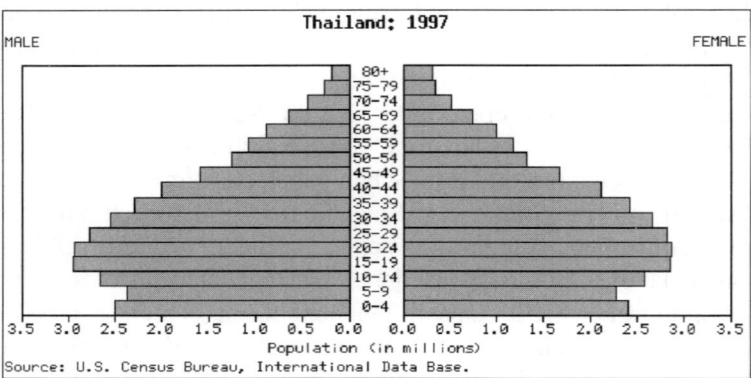

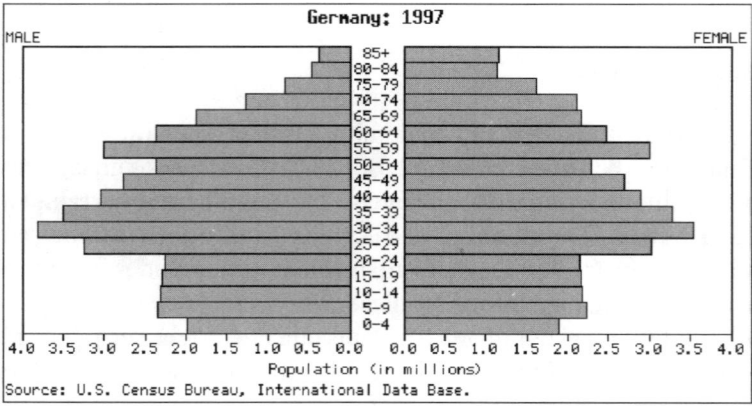

Abb. 6. Bevölkerungspyramiden unterschiedlicher Staaten

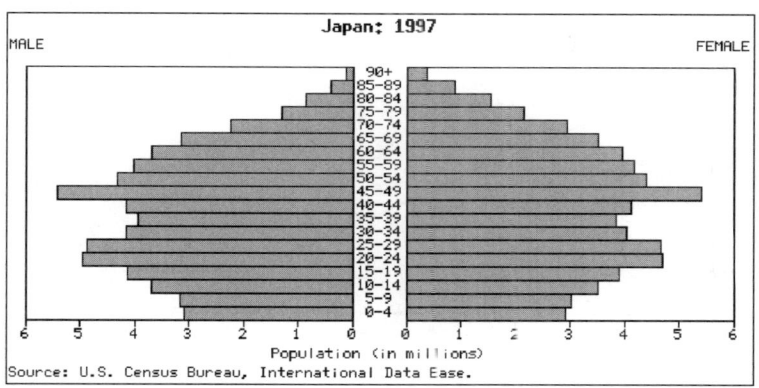

Abb. 6 (Fortsetzung): Bevölkerungspyramiden unterschiedlicher Staaten

Tabelle 2. Demografische und epidemiologische Unterschiede zwischen Ländern unterschiedlichen Entwicklungsstandes (2001)

Kennzahl/Land	Tansania	Thailand	Deutschland	Japan
Kinder pro Frau	7	2	2	2
Bruttogeburtenrate	4,8 %	2,1 %	1,1 %	1,1 %
Bruttosterberate	1,5 %	0,6 %	1,1 %	0,7 %
Bruttowachstumsrate	3,3 %	1,5 %	0 %	0,4 %
Bevölkerungsdichte [Personen/qkm]	31	112	227	332
Kindersterblichkeit	12,6 %	3,3 %	0,7 %	0,6 %

Mit Hilfe von Zeitreihenanalysen der Fertilität und Mortalität verschiedener Länder in Europa, Nordamerika und im Pazifikraum zeigte Thompson bereits 1929, dass viele Länder während ihrer Wirtschaftsentwicklung ein ähnliches Fruchtbarkeits- und Sterblichkeitsmuster aufwiesen. Ausgehend von einer hohen Fertilität und Mortalität sank im Laufe ihrer wirtschaftlichen Entwicklung sowohl die Fruchtbarkeit als auch die Sterblichkeit. Er bezeichnete dies als Transition und stellte die These auf, dass der Zusammenhang zwischen demografischer und wirtschaftlicher Entwicklung eine allgemeingültige Regel sei. Darauf aufbauend entwickelten Notestein und Blacker die Theorie der demografischen Transition, wie sie in Abbildung 7 dargestellt wird.

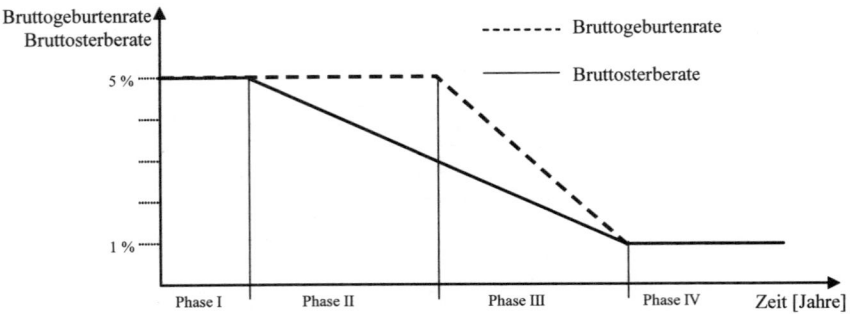

Abb. 7. Demografische Transition

- Phase I: Die Bruttogeburtenrate und Bruttosterberate sind gleich hoch (≈ 5 % p. a.), so dass die Bevölkerung kaum wächst. Phase I ist typisch für Agrargesellschaften. Ein Bevölkerungswachstum kann nur durch zusätzliche landwirtschaftliche Nutzflächen oder meliorierte Böden erreicht werden.
- Phase II: Die Mortalität beginnt zu sinken, während die Fertilität praktisch konstant bleibt. In einigen Ländern kann die Fruchtbarkeit sogar über den ursprünglichen Wert der Phase I anwachsen. Als Gründe für die sinkende Mortalität werden verbesserte Hygiene, medizinischer Fortschritt sowie erhöhte Zugänglichkeit medizinischer Dienste genannt. Als Konsequenz ergibt sich ein starkes Bevölkerungswachstum, das allerdings nur anhalten kann, wenn zusätzliche Ressourcen für die wachsende Bevölkerung bereitgestellt werden können. Die meisten Länder Mitteleuropas erreichten die zweite Phase der demografischen Transition während der industriellen Revolution, die nicht nur die industrielle, sondern auch die landwirtschaftliche Produktion erhöhte und damit die Grundlage der Nahrungsmittelversorgung einer ständig steigenden Bevölkerung schuf.
- Phase III: Die Mortalität geht weiter zurück, aber auch die Fertilität beginnt abzunehmen. Die Bevölkerung wächst noch immer, jedoch mit abnehmender Rate. Die Gründe für den Fertilitätsrückgang sind zahlreich, so z.B. die zunehmende Urbanisierung, die Einführung der Sozialversicherung sowie die Veränderung kultureller Werte. Die Phasen II, III und IV der demografischen Transition werden von einer ständigen Zunahme der Stadtbevölkerung begleitet, weshalb man auch von einer mobility transition spricht, in deren Verlauf die mentale und infrastrukturelle Fähigkeit der Standortverlagerung ständig zunimmt.

- Phase IV: In Phase IV sind die Bruttogeburtenrate und Bruttosterberate wieder annähernd identisch, jedoch auf deutlich niedrigerem Niveau als in Phase I ($\approx$ 1 % p. a.). Die Bevölkerung bleibt konstant. Die meisten westlichen Länder haben diese Phase erreicht. Die folgenden Statistiken zeigen dies für Deutschland (2006): Jugendquote (= Anteil der Bevölkerung unter 15 Jahre): 14,5 %; Bruttogeburtenrate: 0,99 %; Bruttosterberate: 1,05 %; Bruttobevölkerungswachstum (ohne Migration): -0,06 %; Lebenserwartung: 76,2 Jahre (Männer), 81,8 Jahre (Frauen). Man schätzt, dass der Transitionsprozess (vom Beginn der Phase II bis zum Ende der Phase III) ungefähr 80 Jahre dauert.

In den letzten Jahren wurde von manchen Demografen eine fünfte Phase eingeführt, in der die Bruttogeburtenrate geringer ist als die Bruttosterberate. Die Bevölkerung überaltert und sinkt leicht.

Wirtschaftswissenschaftler haben früh Interesse an demografischen Entwicklungen gezeigt, wobei primär die Determinanten der Fertilität erforscht wurden. Malthus zeigte bereits 1798 in seiner berühmten Schrift „An Essay on the Principle of Population", dass Einkommen und Fruchtbarkeit einer Population positiv korreliert sind. Seitdem es Becker gelang, die Fruchtbarkeit auf die allgemeine Nutzentheorie zurückzuführen, entstand eine Reihe von Ansätzen zur Bestimmung der Fertilität. Sie wurden in die volkswirtschaftliche Wachstumstheorie integriert, da die Bevölkerung einen wichtigen gesamtwirtschaftlichen Produktionsfaktor darstellt.

Abbildung 8 zeigt einige wichtige Determinanten der Geburtenzahl. Es wird deutlich, dass das einfache Muster eines linearen Übergangs von etwa 5 % zu Anfang der Transition auf etwa 1 % am Ende nicht zwangsläufig ist. Die große Zahl der Parameter des interdependenten Systems verhindert eine Zwangsläufigkeit. Deshalb wartet man in Afrika bis heute auf den Beginn der dritten Phase mit starkem Geburtenrückgang, obwohl der Beginn der zweiten Phase in manchen Ländern schon 80 Jahre zurück liegt.

Die Determinanten der Mortalität wurden bislang kaum von Wirtschaftswissenschaftlern analysiert. Die Sterblichkeit wurde in den meisten Modellen als exogener Faktor angesehen. Dies ist primär darauf zurückzuführen, dass die Überbevölkerung weiter Teile der Welt als schwerwiegendstes demografisches und wirtschaftliches Problem erkannt wurde. Theoretisch kann das Bevölkerungswachstum durch eine Verringerung der Fertilität oder eine Erhöhung der Mortalität gebremst werden, wobei letzteres aus ethischen Gründen abzulehnen ist. Deshalb haben sich Wirtschaftswissenschaftler auch primär mit der Senkung der Fertilität beschäftigt, die Ursachen der Mortalität jedoch sträflich vernachlässigt.

38

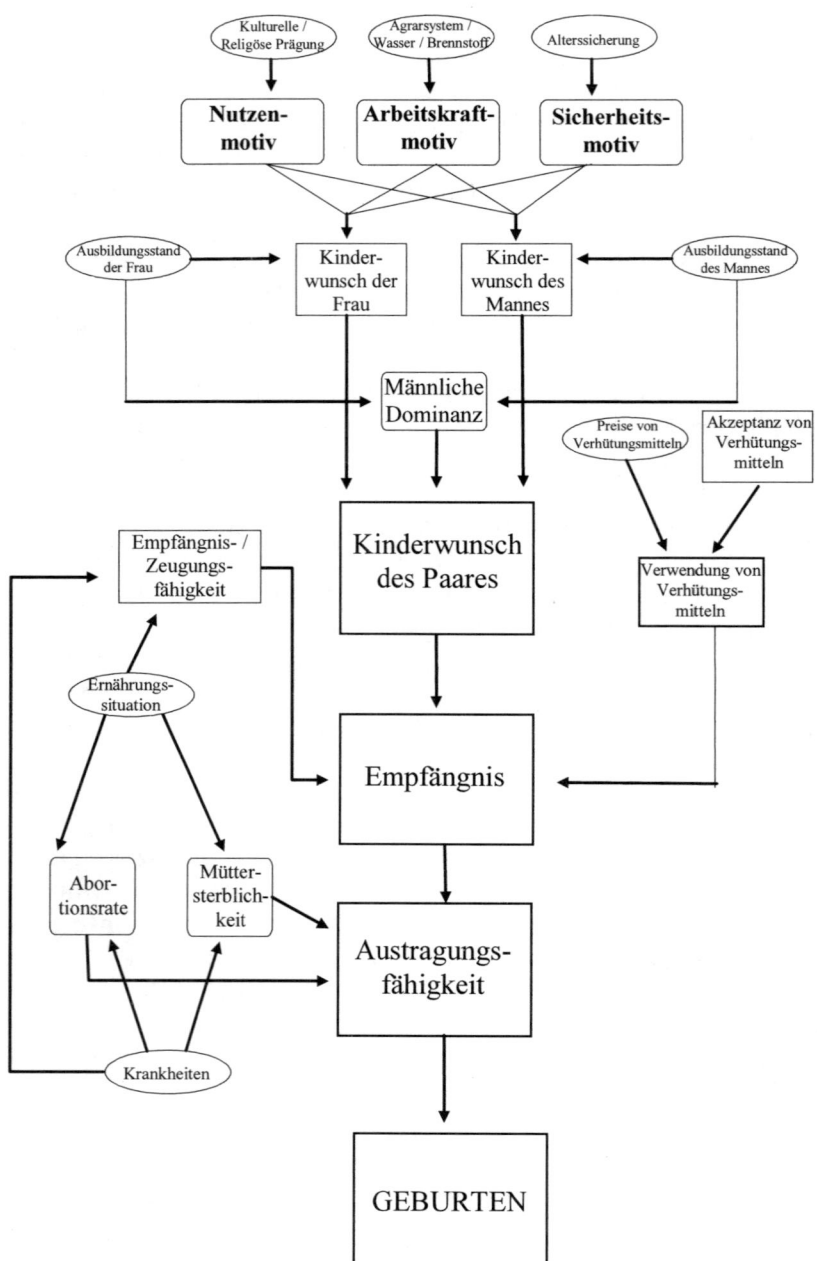

Abb. 8. Determinanten der Bruttogeburtenrate

Darüber hinaus ist das interdependente System aus Bevölkerung, Altersstruktur, Gesundheit, Hygiene, medizinischer Fortschritt, Morbidität und

Mortalität sehr komplex, so dass die Standardkonzepte der Wirtschaftswissenschaften, wie beispielsweise die Nutzentheorie, Zinstheorie, etc., bislang nicht zufrieden stellend angewendet werden konnten. Die ökonomische Wissenschaft hat zwar die Theorie der demografischen Transition als Paradigma adoptiert, ohne jedoch Wesentliches zur Erklärung des Mortalitätsrückganges im Laufe der wirtschaftlichen Entwicklung beisteuern zu können. Diese Aufgabe wurde bislang primär Geografen und Medizinern überlassen.

Omran analysierte das Krankheitsspektrum in Ländern, die sich in unterschiedlichen Phasen der demografischen Transition befanden. Er stellte fest, dass Infektionskrankheiten in Ländern dominieren, die sich in der ersten oder zweiten Phase der demografischen Transition befinden. Chronisch-degenerative Krankheiten hingegen sind vor allem in entwickelten Ländern die Hauptursachen der Morbidität und Mortalität. Abbildungen 9, 10 und 11 zeigen, wie die Mortalität, die auf Infektionskrankheiten zurückzuführen ist, im Laufe der wirtschaftlichen Entwicklung eines Landes sinkt, während die Sterblichkeit aufgrund von chronisch-degenerative Krankheiten ansteigt.

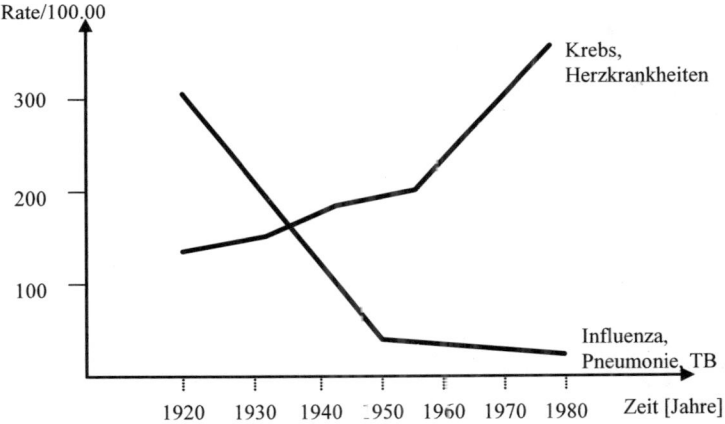

Abb. 9. Mortalitätstransition in North Carolina

In Anlehnung an die demografische Transition bezeichnete Omran den Übergang der Krankheits- und Todesursachen von Infektionskrankheiten zu chronisch-degenerativen Erkrankungen als epidemiologische Transition. Sie stellt die Grundlage der Analyse der Nachfrage nach Gesundheitsdiensten in Ländern in unterschiedlichen Phasen der demografischen Transition dar. Die Weltgesundheitsorganisation widmete Teile der Weltgesundheitsberichte 1997 und 1999 diesem Thema. Ihre bislang ausführlichste Publikation hierzu ist der 1998 erschienene World Atlas of Ageing.

40

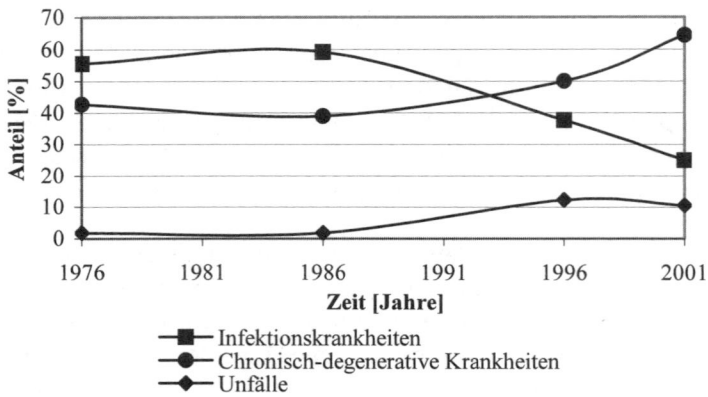

Abb. 10. Entwicklung der Morbidität in Vietnam 1976-2001

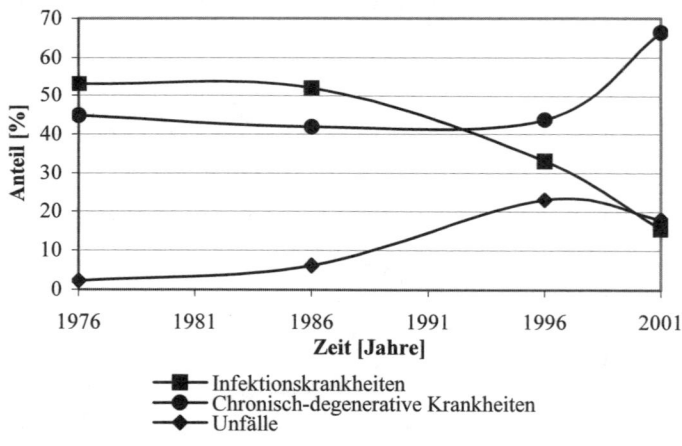

Abb. 11. Entwicklung der Mortalität in Vietnam 1976-2001

Während der Transition kommt es zu einer Veränderung des Alteraufbaus einer Gesellschaft. In der zweiten Phase wird die Bevölkerung immer jünger, die Jugendquote steigt von etwa 40 % in der ersten Phase auf bis zu 50 % am Ende der zweiten Phase. Anschließend sinkt sie kontinuierlich, bis sie am Ende der vierten Phase nur noch 15-20 % beträgt. Die gleiche Entwicklung lässt sich anhand des Durchschnittsalters und der Lebenserwartung aufzeigen. Das Durchschnittsalter sinkt von 23 Jahren in der ersten Phase auf 21 Jahre am Ende der zweiten Phase, um anschließend auf über 40 Jahre zu steigen. Die Lebenserwartung beträgt dementsprechend 38 Jahre in der ersten Phase, 40 Jahre am Ende der zweiten Phase und bis zu 80 Jahre am Ende der Transition. Die Bevölkerung wird folglich älter und der Anteil der Alten steigt.

Die Empfänglichkeit für Infektionskrankheiten sinkt in den ersten Lebensjahren stark ab, da die Immunität ansteigt. Jede überlebte Infektion reduziert das zukünftige Infektionsrisiko. Erwachsene haben deshalb ein deutlich geringeres Risiko, an einer Infektion zu erkranken oder zu sterben, als Kinder. Neugeborene sind Immunitätsschwächlinge. Im hohen Alter sinkt die Immunität wiederum ab, so dass eine höhere Empfänglichkeit gegen Infektionskrankheiten auftritt. Chronisch-degenerative Erkrankungen hingegen brauchen – wie der Name sagt – einen langfristigen Entwicklungsprozess. Hautkrebs kann z.B. erst nach Jahrzehnten nach einer schädigenden Strahlung auftreten. Deshalb steigt die Wahrscheinlichkeit einer chronisch-degenerativen Erkrankung im Laufe des Lebens an. Abbildung 12 zeigt diese Verläufe.

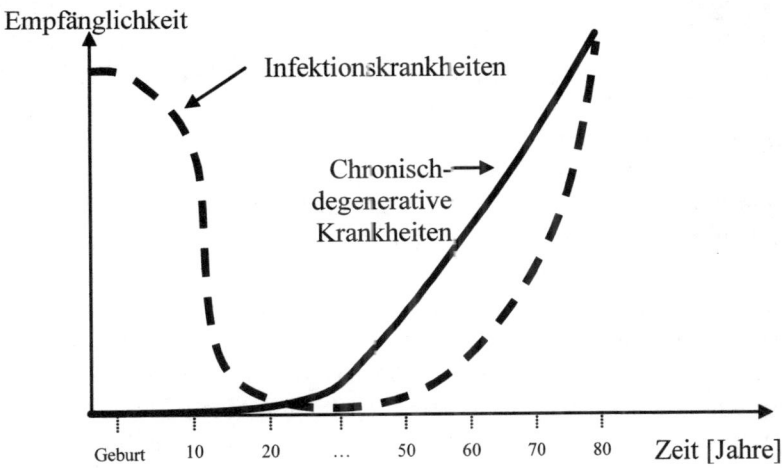

Abb. 12. Empfänglichkeitsmodell

Unter Berücksichtigung der beschriebenen Zusammenhänge verändern sich die gesellschaftliche Morbidität und Mortalität während der Transition. Die Kindersterblichkeit (d.h. der Anteil der Neugeborenen, die das fünfte Lebensjahr nicht überleben) sinkt von fast 30 % auf 1-2 %, die Bruttosterberate sinkt von 5 % auf unter 1 %. Trotzdem beginnt gegen Ende der vierten Phase die Mortalität der Gesamtbevölkerung wieder zu steigen, da sich die Altersstruktur verändert. Die demografische Transition führt zu einer Umformung der Bevölkerungspyramide. Sie gleicht einer Zwiebel mit wenigen Kindern, vielen Erwachsenen und einer immer größer werdenden Zahl von älteren Menschen, die eine hohe Empfänglichkeit für chronisch-degenerative Krankheiten haben. Eine alternde Bevölkerung wird folglich zu einer erneuten Zunahme der Sterblichkeit führen.

Es wird deutlich, dass der Gesundheitszustand einer Bevölkerung eine direkte Funktion des Zeitpunktes innerhalb der demografischen Transition ist. In einer Simulation zeigte es sich, dass in der ersten Phase der Transition durchschnittlich 77 % der Bevölkerung gesund war, 14 % litt an Infektionskrankheiten, 8 % hatte chronisch-degenerative Krankheiten und 1 % war multimorbid. Die große Bedeutung der Infektionskrankheiten ist primär auf den hohen Anteil von Kindern an der Gesamtbevölkerung zurückzuführen. Sie haben noch keine natürliche Immunität erworben und sind deshalb besonders infektionsgefährdet. Der allgemeine Gesundheitszustand der Bevölkerung verbesserte sich während der epidemiologischen Transition, so dass in der Mitte der dritten Phase ein Anteil von 85 % der Bevölkerung gesund war. Das steigende Durchschnittsalter während der dritten und vierten Phase der Transition führte jedoch zu einer stetigen Zunahme chronisch-degenerativer Krankheiten, so dass sich der durchschnittliche Gesundheitszustand der Bevölkerung wieder verschlechterte. Am Ende der vierten Phase waren in der Simulation durchschnittlich nur 72 % der Bevölkerung als gesund einzustufen, d.h., die Vergreisung der Gesellschaft führt zu einer nie gekannten Morbidität. Dabei ist es nicht überraschend, dass in einer alternden Gesellschaft die Zahl der chronisch-degenerativen Erkrankungen zunimmt. Es zeigt sich jedoch auch, dass die Zahl der Infektionskrankheiten wieder ansteigt, da ältere Menschen eine geringere Abwehr gegen Infektionen haben.

Es ist offensichtlich, dass die epidemiologische Transition die Gesundheitssituation eines Landes und damit die Nachfrage nach Gesundheitsdienstleistungen komplett umkehrt. Die veränderten Anteile infektiöser und chronisch-degenerativer Krankheiten verlangen eine differenzierte Gesundheitspolitik, die der veränderten Morbidität in unterschiedlichen Phasen der Transition Rechnung trägt.

Es ist heute allgemein anerkannt, dass die Länder der Erde in unterschiedlichen Phasen der demografischen und epidemiologischen Transition sind und deshalb Gesundheitsdienstleistungen länderspezifisch sein müssen. Allerdings existieren auch innerhalb eines Landes Subpopulationen, die sich in unterschiedlichen Phasen der Transition befinden. So leidet beispielsweise die Landbevölkerung in Afrika primär an Infektionskrankheiten, während die reiche Oberschicht der Städte hauptsächlich wegen Diabetes, Schlaganfall und Herzinfarkt ärztliche Dienste aufsucht. In Deutschland dominieren diese chronisch-degenerativen Krankheiten die meisten Arztpraxen, in Vierteln mit hohem Anteil ausländischer Familien kann jedoch das Sprechzimmer ganz andere Krankheitsverteilungen aufweisen.

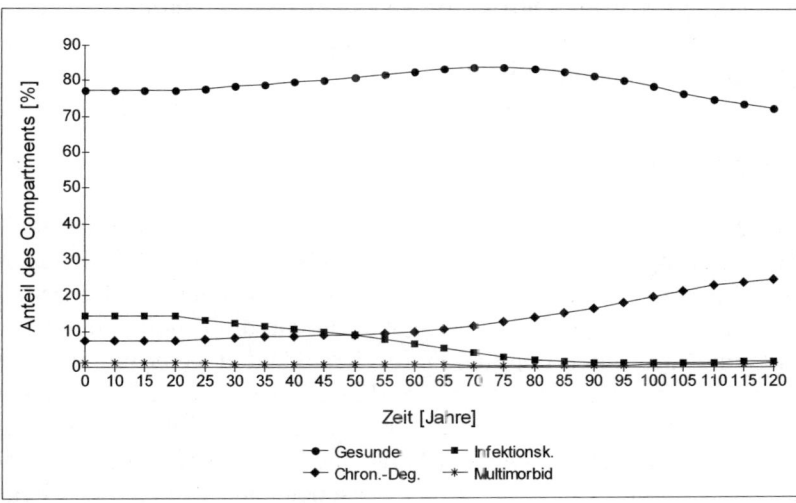

Abb. 13. Bevölkerungsanteile - Gesunde, Morbide aufgrund von Infektionskrankheiten, Morbide aufgrund von chronisch-degenerativen Krankheiten, Multimorbide

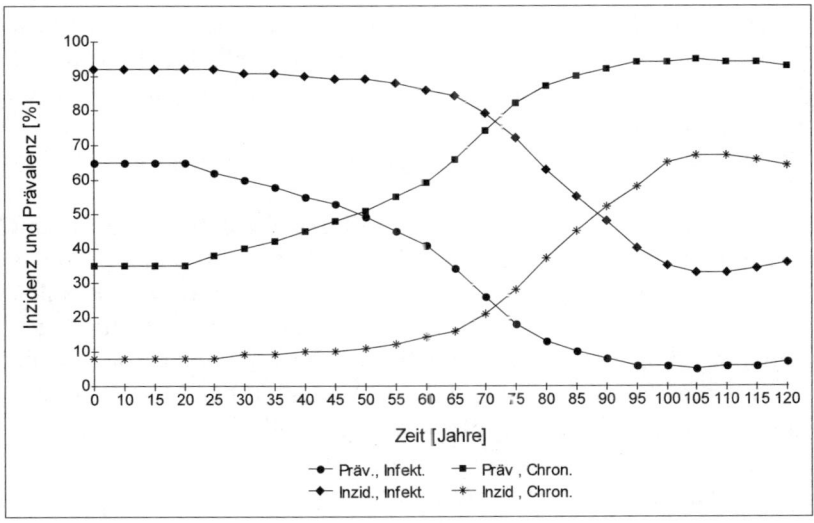

Abb. 14. Prävalenz und Inzidenz infektiöser und chronisch-degenerativer Krankheiten

Die zunehmende Alterung der deutschen Bevölkerung erfordert eine ständige Schulung des Personals, den Aufbau spezieller Pflegeeinrichtungen (z.B. Zwischenstufen zwischen Krankenhaus und Pflegeheim bzw. zwischen Krankenhaus und ambulanter Pflege, intermediate care) sowie zusätz-

liche Ressourcen. Manche Autoren sprechen bereits von einer Geriatrisie-
rung des Krankenhauses – eine Herausforderung, auf die die ärztliche und
pflegerische Ausbildung antworten muss.

3.1.2 Krankheiten und Epidemien

Wie gezeigt wurde, sind die Infektionskrankheiten für sehr junge und sehr
alte Bevölkerungen von hoher Bedeutung, während chronisch-degenerative
Erkrankungen mit zunehmendem Alter relevant werden. Außer dem Alter
gibt es jedoch noch eine Reihe von Faktoren, die die Empfänglichkeit eines
Individuums und einer Population für Krankheiten determinieren. Durch
den Vergleich der Häufigkeit und der Intensität epidemischer Krankheiten
in unterschiedlichen Populationen kann man diese Faktoren bestimmen.
Beispielsweise spielen die Niederschläge, die Höhenlage und die Vegetation
bei der Ausbreitung der Malaria eine entscheidende Rolle. Diese Faktoren
beeinflussen die Inzidenz und Prävalenz und damit die Nachfrage nach
Gesundheitsdienstleistungen.

Die Gesundheit des Menschen ist das Ergebnis eines interdependenten
Systems bestehend aus der genetischen Disposition, dem Lebensraum und
dem Verhalten. Die natürliche Empfänglichkeit einer Population ist von
großer Bedeutung für den Gesundheitsstatus. Die Häufigkeit von Diabetes
bei bestimmten Indianerstämmen in Nordamerika, die Laktoseintolleranz
mancher Stämme in Afrika sowie die schlechte Verträglichkeit von Alkohol
bei einigen asiatischen Bevölkerungsgruppen sind höchstwahrscheinlich
vererblich.

Der Lebensraum des Menschen beeinflusst ebenfalls seine Gesundheit.
Temperatur, Niederschlag, Feuchtigkeit, Wind und andere klimatische
Faktoren begünstigen oder verhindern die Entwicklung von Krankheiten.
Eine Veränderung des Lebensraumes, z.B. durch eine staatlich geplante
Umsiedelung führt deshalb regelmäßig zu katastrophalen Epidemien. Ver-
stärkt wird dies meist durch das falsche Verhalten der Menschen, d.h., die
Kultur spielt eine mindestens gleichwertige Rolle bei der Entstehung und
Übertragung von Krankheiten.

Es gibt zahlreiche kulturelle Ausprägungen mit typischen Konsequenzen
für die Krankheitslast und die Nachfrage nach Gesundheitsdienstleistungen.
Die Arbeitsteilung zwischen Mann und Frau (chronisch-degenerative Erkrankungen der Wirbelsäule in Gebieten, in denen die Frauen allein Wasser
tragen), die räumliche Mobilität (Häufigkeit der Verkehrsunfälle), Kleidung
(häufiger Pilzbefall in Ländern mit völliger Verschleierung der Frauen),
Wohngebäude (Übertragung von Pest in Häusern aus Lehm durch die hohe
Rattendichte), Siedlungsform (fehlende Ventilation in den Innenstädten mit
hoher Häufigkeit obstruktiver Bronchitis), Eheform (geringere Prostitution

und geringere Übertragung von Geschlechtskrankheiten in Gesellschaften mit Mehrehe) und Religion (Fatalismus gegenüber Krankheiten und entsprechend geringe Präventionsneigung) sind Beispiele für diesen Zusammenhang. Die meisten Kulturen haben Mechanismen zum Umgang mit Kranken und Krankheiten entwickelt (man lese nur das Alte Testament), so dass sich im Laufe der Zeit ein Gleichgewicht zwischen Mensch und Krankheit, zwischen Kultur und Krankheitslast einstellt. Eine Veränderung des Lebensraumes oder der Kultur führt jedoch häufig zu einer erheblichen zusätzlichen Krankheitsbelastung.

Der Gesundheitsökonom muss diese Zusammenhänge kennen und berücksichtigen, um die Auswirkungen wirtschaftlicher Entwicklung auf die Krankheitslast prognostizieren zu können. Die Veränderungen der Umwelt, Migrationsbewegungen und religiöser wie kultureller Wandel führen zu vorher unbekannten Gesundheitsproblemen mit einer entsprechenden Nachfrage nach Gesundheitsdienstleistungen.

Besonders schwierig ist die Analyse von Krankheiten, die nicht gleichmäßig auftreten, sondern in unregelmäßigen Wellen. Die jährliche Grippewelle ist hierfür ein gutes Beispiel. Der Gesundheitsökonom muss sie prognostizieren, um finanzielle, personelle und sachliche (z.B. Impfstoff) Vorkehrungen zu treffen. Die Wellenbewegung beruht zum Teil auf der Immunität. Nach einer überwundenen Infektion sind viele Menschen lebenslang gegen den gleichen Keim geschützt. Diese Bevölkerungsgruppe stellt eine natürliche Barriere für die Ausbreitung dar. Ist eine Bevölkerung klein und relativ abgegrenzt, kann es zum völligen Erlöschen der Epidemie kommen.

Durch Impfungen wird die Immunität künstlich erzeugt. Dadurch kann im Extremfall eine Krankheit, die kein natürliches Reservoir hat, völlig ausgelöscht werden, wie dies im Dezember 1979 für die Pocken von der WHO festgestellt wurde. Der letzte Fall war am 26.10.77 in Somalia aufgetreten. Die Herdenimmunität einer Bevölkerung, d.h. der Anteil der immunen Bevölkerung an der Gesamtbevölkerung, muss eine bestimmte Schwelle unterschreiten, damit eine Krankheit in der Bevölkerung ausbrechen kann. Die Masern auf Island sind ein gut belegtes Beispiel hierfür. Island ist dünn besiedelt und abgelegen. Das Land ist so klein, dass die Masern nach einer Epidemie völlig verschwinden, weil sich keine kleinen Gruppen uninfizierter Kinder halten können. Gleichzeitig werden jedoch immer wieder über den Hafen in Reykjavik Masern eingeschleppt. Solange die Herdenimmunität hoch genug ist, können diese nicht zu einer Epidemie führen. Im Laufe der Zeit werden jedoch immer mehr Kinder geboren, die noch keinen Kontakt mit den Masern hatten. Nach etwa drei Jahren sind ausreichend viele Kinder nachgewachsen, um eine große Epidemie ausbrechen zu lassen. Dadurch ergeben sich charakteristische Wellen, wie sie auch für Jäger-Beute-Zyklen bekannt sind (vgl. Maus-Fuchs). Zu Ehren der beiden Mathematiker/Biologen, die diesen Zyklus erstmals mathematisch modelliert haben, wird er als Lotka-Volterra Zyklus bezeichnet.

Ein ganz ähnlicher, wenn auch mit höherer Amplitude versehener Zyklus ergibt sich, wenn die Immunität beim Individuum mit der Zeit nachlässt, wie dies beispielsweise bei der Cholera der Fall ist. Eine überstandene Cholera schützt nur für kurze Zeit vor der Neuinfektion. Selbst wenn lebenslange Immunität entsteht, kann trotzdem ein typischer Verlauf auftreten, wenn der Agent, und hier insbesondere das Virus, sich wandelt. Diese Wandlungen können durch Mutationen geschehen. Die Influenza ist dabei von besonderer Bedeutung. Damit wird die Virusgrippe zu einer „unchanging disease due to a changing virus". Größere Veränderungen werden als Shifts bezeichnet, kleinere als Drifts. Dadurch werden Menschen wieder empfänglich, die bereits die Vorform und deren nahe Verwandte durchlitten haben. Überlagert werden diese Zyklen durch saisonale Einflüsse, da Influenza vor allem in der trockenen, kalten Jahreszeit auftritt.

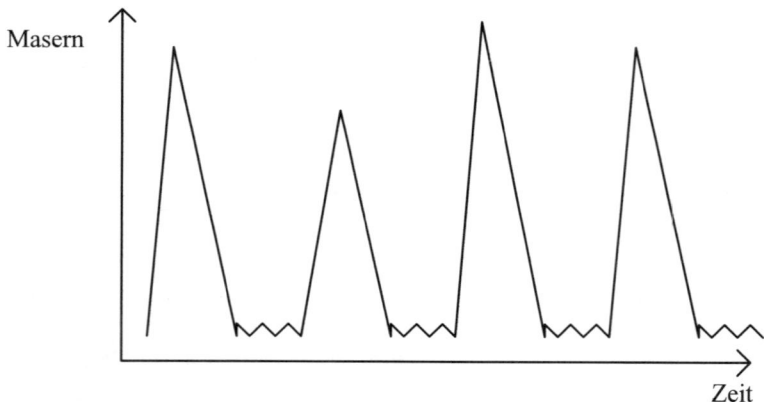

Abb. 15. Verlauf der Masern in Island

Wir wollen dem so genannten Kilbourne-Modell folgen. Ein mutiertes Virus wird in die Bevölkerung eingeführt. Dadurch ergibt sich eine sehr starke Epidemie, die - zeitversetzt - weltweit sein wird, d.h. eine Pandemie. Nach dem ersten Abklingen bleibt das Virus in kleinen Bevölkerungsgruppen bestehen. Es ergibt sich ein kleiner Drift, der eine erneute Infektionswelle auslöst. Sie wird jedoch deutlich geringer sein als die erste Pandemie, da ein großer Teil der Bevölkerung ja bereits immun ist bzw. trotz des Drifts den Virus erkennt. Somit werden die Epidemien immer schwächer, bis ein neuer Shift einsetzt und eine neue Pandemie kommt.

Fassen wir zusammen: Die genetische Disposition einer Population, ihr Altersaufbau, ihre Kultur, Religion, Wohnort, Gruppengröße und viele andere Faktoren beeinflussen maßgeblich die gesundheitsrelevanten Bedürfnisse. Der Gesundheitsökonom muss deshalb zwingend mit den anderen Disziplinen zusammenarbeiten. Demografen, Epidemiologen, Geografen, Soziologen, Anthropologen und natürlich Mediziner müssen mit ihm zusammen die Bedürfnisse der Menschen analysieren. Was empfinden Menschen als Krankheit? Als Leid? Als Verlust an Lebensqualität? Hier muss die Analyse beginnen, um schließlich die am Markt wirksame Nachfrage bestimmen zu können.

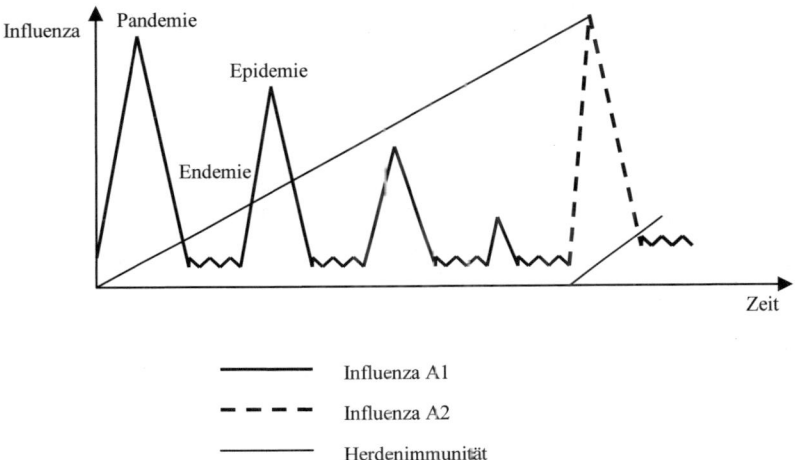

Abb. 16. Kilbourne-Modell

3.1.3 Prävention

Bislang wurden Bedürfnisse primär beschrieben und ihre Entstehung erklärt. Aus Sicht der Ökonomie ist es wichtig, Mangel und Mangelerlebnisse erst gar nicht entstehen zu lassen. Prävention ist folglich ein Instrument zur Bedürfnis- und damit Nachfragesteuerung.

Wie Abbildung 17 zeigt, unterscheidet man Primär-, Sekundär- und Tertiärprävention. Primärprävention versucht zu verhindern, dass Krankheiten überhaupt entstehen. Man kann Verhaltens- und Verhältnisprävention unterscheiden. Die Reduktion der Abgase ist eine Verhältnisprävention, da das Individuum von der allgemeinen Verbesserung der Lebensverhältnisse profitiert. Der Verzicht auf Rauchen ist für den Einzelnen hingegen eine Verhaltensänderung.

Ist eine Infektion erfolgt bzw. eine chronisch-degenerative Erkrankung entstanden, so muss diese so bald als möglich erkannt werden, damit sie noch vor der klinischen Manifestation angegangen werden kann. Die meisten Vorsorgeuntersuchungen sind hier zu nennen. So wird empfohlen, regelmäßig zum Zahnarzt zu gehen. Das Ziel ist hierbei meist nicht, dadurch die Entwicklung einer Karies zu verhindern. Vielmehr sollen bereits kariöse Zähne frühzeitig erkannt werden, so dass die Krankheit im frühesten Stadium bekämpft werden kann.

Nach einer erfolgreichen Behandlung erfolgt eine Tertiärprävention. Sie soll verhindern, dass der Geheilte (oder Behandelte) erneut krank wird bzw. sein Zustand sich erneut verschlechtert. Menschen, die einen Herzinfarkt erlitten haben, kommen deshalb anschließend zur Rehabilitation, um gesunde Ernährung und körperliche Bewegung zu erlernen.

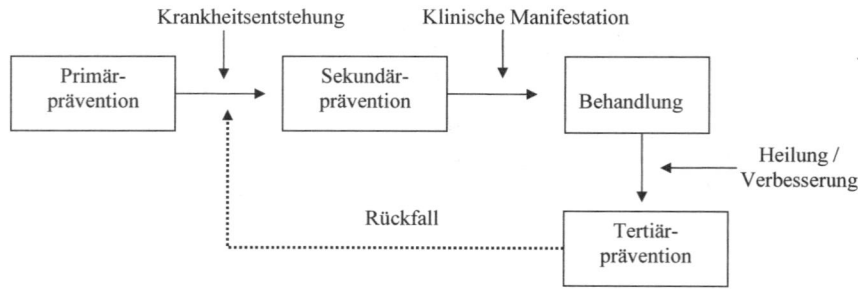

Abb. 17. Präventionsphasen

Umfassender als der Präventionsbegriff ist die Gesundheitsförderung. Sie umfasst die Primärprävention, verbindet sie jedoch mit einem Konzept, das das komplette System umfasst. Hierbei wird – im Gegensatz zum Präventionsbegriff – Gesundheit nicht als das Gegenteil von Krankheit definiert, sondern als das Ergebnis politischer, sozialer und individueller Prozesse. Es gilt, all diese Prozesse ständig daraufhin zu untersuchen, in wie weit sie die Gesundheit fördern. Das Setting des Menschen, z.B. soziale Ungleichheit, wird hierbei als Auslöser von Krankheit erfasst.

Das Konzept wurde 1986 in Ottawa (Ottawa-Charter) verabschiedet. Es stellt eine Antwort der Weltgesundheitsorganisation auf den zunehmend komplexeren Zusammenhang zwischen Auslöser und Krankheit dar. Während der ersten beiden Phasen der epidemiologischen Transition beherrschten die relativ einfachen ökologischen Systeme der Infektionskrankheiten das Präventionsdenken. Eine Krankheit wurde meist von exakt einem Keim ausgelöst, der auf einem eindeutigen, erforschbaren Weg übertragen wurde. Eine Intervention war deshalb auch leicht möglich (Single-Cause-Modell), Prävention konnte sich auf genau einen Übertragungsweg und einen Keim spezialisieren. Folglich waren die Impfprogramme deshalb erfolgreich, weil die Entstehung von Infektionskrankheiten so einfach ist.

Im neuen Jahrtausend dominieren die chronisch-degenerativen Erkrankungen, bei denen eine lineare Zuordnung von Ursache und Wirkung in der

Regel nicht möglich ist. Krebs wird beispielsweise häufig von einem Bündel von Faktoren ausgelöst, die jedoch auch bei gleichzeitigem Zutreffen nicht immer zu dieser Krankheit führen (Multiple-Cause-Multiple-Effect-Modell). Krankheiten dieser Art können nicht durch Krankheitsbekämpfung angegangen werden. Eine Erfolgszumessung ist schwierig, da die bekämpften Faktoren zahlreiche andere Krankheiten beeinflussen und oftmals erst nach Jahrzehnten Wirkung zeigen. Vielmehr muss die Fülle möglicher Einflussfaktoren in der Lebenswelt der Menschen betrachtet werden. Soziale Benachteiligung erscheint als der wichtigste zugrunde liegende Faktor. Gesundheitsförderung hat deshalb immer eine politische Dimension.

Mit diesen kurzen Betrachtungen wollen wir die Analyse der Bedürfnisse verlassen. Die meisten Lehrbücher der Gesundheitsökonomik vernachlässigen diesen Bereich vollkommen. Ökonomen gehen normalerweise davon aus, dass die Bedürfnisse gegeben sind. Interessant ist nach ihrer Vorstellung allein die Beeinflussung der Bedürfnisse mittels Werbung, so dass aus den Bedürfnissen der Bedarf nach dem beworbenen Gut wird. Gerade für einen Mediziner, der sich der Gesundheitsökonomik nähert, ist jedoch die Entstehung, die Veränderung und die Beeinflussbarkeit von Bedürfnissen ein guter Zugang, sich mit Denkstrukturen der Gesundheitsökonomik vertraut zu machen. Schließlich geht es in diesem Fach nicht zuerst um die Beherrschung einer konkreten Technik, sondern um eine Art des Herangehens und um eine Denkweise. Wir analysieren die Bedürfnisse losgelöst vom Einzelfall und abstrahieren mit dem Ziel, Regelhaftigkeiten zu entdecken, die für eine Handlungsanweisung (z.B. eine effiziente Interventionsstrategie) verwendbar sind.

3.2 Raum und Distanz

Im Folgenden soll davon ausgegangen werden, dass ein Bedarf nach einer Gesundheitsdienstleistung besteht. Damit dieser Bedarf tatsächlich zur Nachfrage am Markt wird, muss die Kaufkraft ausreichend, die Distanz zum Markt überwindbar, die Qualität der Leistung groß genug und der Nutzen der Dienstleistung im Verhältnis zu anderen Gütern hoch sein. Während in der Ökonomik der Nutzen, der Preis und die Qualität ausführlich diskutiert werden, ist die Bedeutung der Distanz für die Nachfrage oftmals vernachlässigt worden. Dies liegt zum großen Teil daran, dass die „klassische" Ökonomik eine Sachgüterlehre ist. Sachgüter können transportiert und gelagert werden, so dass sie – zumindest theoretisch – an einem zentralen Ort unter Ausnutzung der Fixkostendegression und Größendegression produziert und an vielen kleinen Orten vertrieben werden können. Als Fixkostendegression bezeichnet man dabei das Phänomen, dass die Durchschnittskosten eines Produktes mit zunehmender Auslastung eines Aggregates abnehmen, da mit steigender Leistungsmenge jedes Produkt einen kleineren Anteil der festen, d.h. leistungsmengenunabhängigen Kosten (Fixkosten) tragen muss. Unter Größendegression versteht man das Phänomen, dass die Kosten eines großen Aggregates bei voller Kapazitätsauslastung in der Regel geringer sind als die Kosten mehrerer kleinerer Aggregate mit derselben Gesamtkapazität wie das große Aggregat. Fixkosten- und Größendegression induzieren Konzentrationsprozesse auf wenige, aber große Produktionseinheiten. Die Produkte können gelagert und transportiert werden, so dass für viele Sachgüter die ortsnahe Versorgung trotz zentraler Produktion kein Problem darstellt.

Dienstleistungen hingegen müssen in Einheit von Ort, Zeit und Handlung produziert und konsumiert werden. Eine Lagerung oder ein Transport sind unmöglich. Gesundheitsdienstleistungen sind zusätzlich von der Kundenpräsenz geprägt, d.h., der Patient muss persönlich bei der Dienstleistungserstellung anwesend sein. Dies bedeutet, dass entweder der Dienstleister zum Kunden oder der Kunde zum Dienstleister gebracht werden muss. In jedem Fall sind die Transportwege von großer Bedeutung. Eine ortsnahe Versorgung setzt voraus, dass viele kleine Dienstleistungszentren entstehen, die jedoch hohe Fallkosten haben (Extrem: Kleinstkrankenhaus in jeder Kleinstadt). Hingegen führt die Konzentration auf wenige Zentren zu hohen Distanzen mit geringen Fallkosten. Im Folgenden soll zuerst der generelle Zusammenhang zwischen Distanz und Nachfrage analysiert werden. Anschließend wird die Veränderung von Einzugsbereichen diskutiert.

3.2.1 Distanzreibung

Die Zahl der Transaktionen zwischen zwei Elementen nimmt mit zunehmender Distanz ab. So telefonieren die meisten Menschen mehr im Ortsnetz als mit anderen Städten oder gar weltweit. Die Begründung für diesen so genannten Distanzreibungseffekt liegt primär in den Kosten der Transaktion. Ein Telefonat von Heidelberg nach Mannheim ist billiger als von Heidelberg nach Wien oder gar nach Tokio. Ebenso ist der Transport eines Patienten von Sinsheim nach Heidelberg schneller und billiger als nach Tübingen. Deshalb wird entsprechend häufiger ein Krankentransport von Sinsheim nach Heidelberg erfolgen als nach Tübingen.

Die beschriebene Beziehung ist jedoch komplexer als der einfache Zusammenhang von Distanz und Transaktionen nahe legt. Zuerst muss die Gravität der Elemente beschrieben werden. Ein Geschäftsmann in Mannheim telefoniert unter Umständen öfters mit Tokio als mit Sinsheim, und ein Patient mag auf dem Weg zum Krankenhaus zwei größere Städte überspringen, weil er unbedingt im Deutschen Krebsforschungszentrum behandelt werden möchte. Wie bei der Newton'schen Gravitationsformel entscheidet die Masse der sich anziehenden Körper über die Zahl der Transaktionen.

Transaktionen

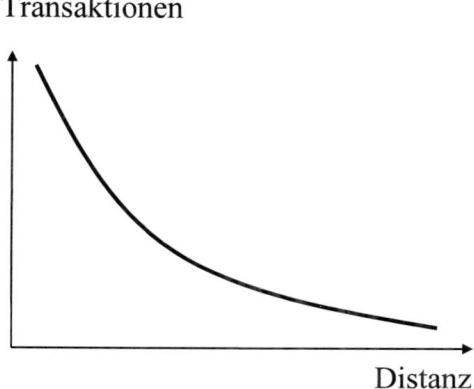

Distanz

Abb. 18. Distanzreibungseffekt

Schließlich ist auch die Bedeutung der Distanz nicht fix, sondern abhängig von der infrastrukturellen wie kulturellen Mobilität. Der Lebensradius unserer Großeltern betrug 50 km. Schon die Reise in ein Mittelzentrum war eine Herausforderung. Unsere Eltern reisten innerhalb Deutschlands, und für die heutige junge Generation sind europaweite Reisen selbstverständlich. Die Distanzreibung hängt folglich nicht von der objektiven, sondern von der wahrgenommenen Entfernung ab.

$$G = C \cdot \frac{M_1 \cdot M_2}{d^\alpha}, \text{ mit}$$

G	Gravität zwischen zwei Zentren
C	Konstante
M_i	Masse des Zentrums i
d	Distanz zwischen zwei Zentren
α	Friktionskonstante

Die Gravitationsformel hat weit reichende Auswirkungen auf die Einzugsgebiete von Gesundheitseinrichtungen. Erstens nimmt die Nachfrage mit zunehmender Distanz ab, d.h., ein Bedarf wird nicht gestillt. Es gibt die Situation, dass Menschen krank bleiben (oder sterben), weil die Dienstleistung zu weit entfernt ist. Zweitens ist es illusorisch zu glauben, dass eine gerechte, d.h. gleichmäßige Versorgung der Bevölkerung in Flächenstaaten möglich ist. Die Bevölkerung der Dörfer wird stets weitere Wege zurückzulegen haben als die städtische Bevölkerung. Drittens ist die Distanzreibung abhängig vom nachgefragten Gut. Sie ist groß für Präventionsgüter, gering für akut lebensnotwendige Behandlung. Viertens ist die Distanzreibung abhängig von der sozialen Gruppe. Ältere und behinderte Patienten haben eine hohe Friktionskonstante. Sie sind nicht in der Lage, weite Strecken zurückzulegen. Unter Umständen werden sie von der Versorgung ausgeschlossen, obwohl der Durchschnitt der Bevölkerung die Distanz zu einem Gesundheitsdienstleister als durchaus angemessen erachtet. Auch in den Städten gibt es Unterschiede. Ältere Menschen wählen Arztpraxen in ihrer unmittelbaren Umgebung, während mobile Patienten aus mehreren Praxen aussuchen können. Die Vernachlässigung der Dimension Distanz würde einen wichtigen Filter auf dem Weg vom Bedarf zur Nachfrage unberücksichtigt lassen.

3.2.2 Raumplanung

Das Prinzip der Distanzreibung ist bedeutend für die Raumplanung. Ziel dieser Planung ist es, eine möglichst gleichmäßige Verteilung der Dienstleistungen für die Bevölkerung zu erreichen, die jedoch gleichzeitig möglichst kostengünstig sein soll. Effizienz und Gerechtigkeit stehen hier im Widerspruch.

Im einfachen Modell, das sich jedoch leicht erweitern und realitätsnaher gestalten lässt, sollen Dienstleistungszentren auf einer gleichmäßig besiedelten Fläche so verteilt werden, dass die durchschnittliche Distanz der Einzugsbevölkerung zu den Zentren möglichst gering ist. Wie Abbildung 19 zeigt, entsteht ein Muster, das Bienenwaben gleicht. Diese Hexagone sind tatsächlich der bestmögliche Kompromiss zwischen Gerechtigkeit und Effizienz. Keine andere Verteilung der Krankenhäuser führt zu einer höheren Gleichheit an Anreisedistanzen, wenn auch natürlich nicht jeder Bewohner die gleiche Distanz zu seinem Dienstleistungszentrum hat.

Dienstleistungszentren entstehen, die eine einfache Ausstattung im Sinne einer Grundversorgung haben. Höhere Bedarfe werden in diesen Zentren nicht gedeckt, da die Nachfrage nach spezialisierten Dienstleistungen zu gering ist. Es gäbe nun die Alternative, dass sich jedes der Zentren im Raum auf eine Leistung spezialisiert. Tatsächlich ist es jedoch effizienter, dass sich ein Zentrum herausentwickelt, in dem alle Spezialitäten angeboten werden können. Der Vorteil liegt darin, dass die verschiedenen Dienstleistungen dann auf dieselbe Struktur zurückgreifen können und diese nicht in jedem Zentrum aufgebaut werden muss. Auf diese Weise entsteht beispielsweise die Zentralörtliche Struktur mit Dörfern, Unterzentren, Mittelzentren und Oberzentren.

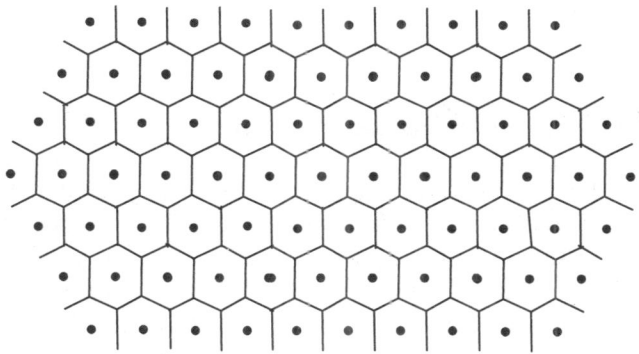

Abb. 19. Hexagone

Bei Gütern mit hoher Nachfrage kann ein relativ dichtes Netz von Für das Krankenhauswesen bedeutet dies beispielsweise, dass Krankheiten mit hoher Prävalenz ortsnah in vielen Krankenhäusern behandelt werden sollen. Seltene Krankheiten mit geringem Bedarf (d.h. geringer Prävalenz) können von dieser Grundversorgung nicht abgedeckt werden. Stattdessen entwickeln sich Krankenhäuser mit Spezialabteilungen, die ihre Patienten aus einem größeren Einzugsbereich beziehen. Dabei ist es sinnvoll, nicht jedem Krankenhaus eine Spezialisierung zuzuordnen, sondern mehrere Spezialisierungen an einem Ort zu haben. So können die verschiedenen Spezialisierungen im Krankenhaus auf dasselbe Labor zurückgreifen, ohne dass es ein Speziallabor in jedem Krankenhaus für jeweils eine Spezialisierung geben muss. Hinzu kommen noch echte Fühlungsvorteile, z.B. durch Überweisung von Patienten zwischen Abteilungen. Es ist effizient, wenn Geburtshilfe und Neonatalintensivstation am selben Zentrum sind. Der Preis für diese Effizienz ist eine Benachteilung der Kunden aus der Peripherie, die für jede Spezialisierung weit zu fahren haben.

In der Regel folgt deshalb die Landeskrankenhausplanung der Raumplanung. Krankenhäuser der Grund- und Regelversorgung sind relativ breit in den Unterzentren gestreut. Sie sollten möglichst für jeden innerhalb von 25 Kilometern erreichbar sein. Krankenhäuser der Zentralversorgung umfassen Spezialisierungen, die sich aufgrund der geringen Krankheitshäufigkeit nicht in jedem Krankenhaus rentieren. Stattdessen werden diese Spezialisierungen zusammengefasst und in den Mittelzentren angesiedelt. Da es Krankheiten gibt, die so selten sind, dass sie einen größeren Raum benötigen als die Einzugsgebiete der Zentralversorger, werden über dieser Ebene noch die Maximalversorger in den Oberzentren angesiedelt. In den meisten Bundesländern gibt es nur 2-6 dieser Maximalversorgerstandorte. Schließlich entwickeln sich – ähnlich den Steuerungszentralen eines Landes – Kompetenzzentren heraus, die teilweise mehrere Bundesländer mit einer ganz speziellen Dienstleistung betreuen, z.B. das Cancer Competence Centre in Heidelberg.

3.2.3 Veränderung von Einzugsgebieten

Einzugsbereiche verändern sich, und mit ihnen die Zahl der Anbieter. Die Zahl der Krankenhäuser in Westdeutschland sank von 1960 bis 1989 um fast 18 %. In derselben Zeit stieg die Zahl der Betten um insgesamt 15 %, so dass es zu einem starken Anstieg der Betten pro Krankenhaus um 36 % kam. Seit der Wiedervereinigung sank die Zahl der Krankenhäuser in Deutschland um weitere 11 %. Krankenhäuser sind heute große Einrichtungen an wenigen Standorten, die Zahl der Kleinstkrankenhäuser nimmt rapide ab. Dies ist primär darauf zurückzuführen, dass sich die Einzugsbereiche der kleinen Krankenhäuser verändert haben.

Die wichtigsten Gründe für die Abnahme der Einzugsbereiche von Krankenhäusern sind die erhöhte Konkurrenz durch neue Krankenhäuser, die Erhöhung der Mobilität der Bevölkerung und die veränderte Gravität der Hospitäler. Hierzu sollen in einem grafischen Modell die Krankenhäuser 1, 2, 3 an den Standorten P1, P2, P3 betrachtet werden. Die großen Krankenhäuser 1 und 3 haben ein größeres Einzugsgebiet als Krankenhaus 2. Die Einzugsbereiche jedes Krankenhauses sind ausreichend groß, um eine gute Belegung zu garantieren. Die Mobilität (und damit die Distanzreibung) sei in allen drei Einzugsbereichen gleich hoch, was durch konstante (negative) Steigungen der Einzugslinien (a, b, c, d, e, f) dargestellt ist.

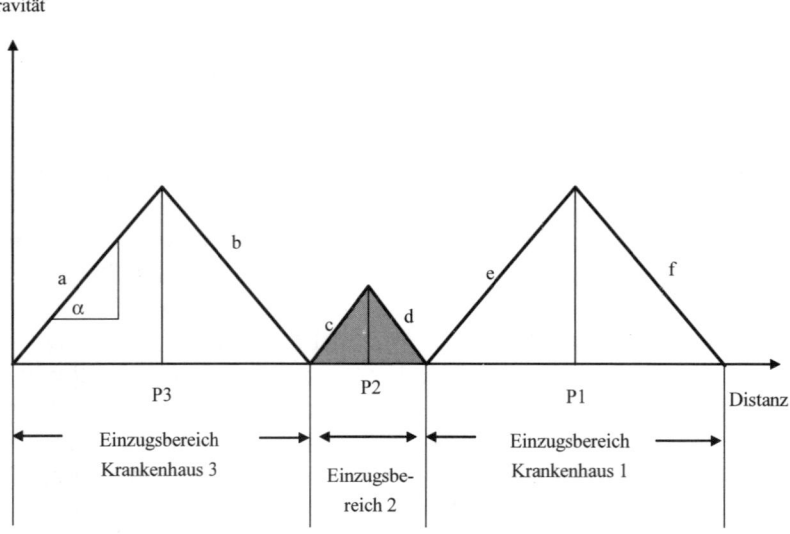

Abb. 20. Einzugsbereiche, Ausgangssituation

Abbildung 20 setzt weiterhin voraus, dass die Gesamtbevölkerung mit Krankenhausdiensten versorgt wird, die Einzugsgebiete sich jedoch nicht überlappen. Letzteres muss nicht notwendigerweise angenommen werden. Falls die Einzugsgebiete sich überlappen, endet das Einzugsgebiet eines Krankenhauses im Schnittpunkt der Einzugslinien (b und c bzw. d und e), d.h. an dem geometrischen Ort, an dem die Gravität der benachbarten Krankenhäuser gleich groß ist.

Die Eröffnung eines neuen Krankenhauses N im Einzugsbereich der Krankenhäuser 3 und 2 führt zu einer Reduktion des Einzugsbereiches von Krankenhaus 3 und 2.

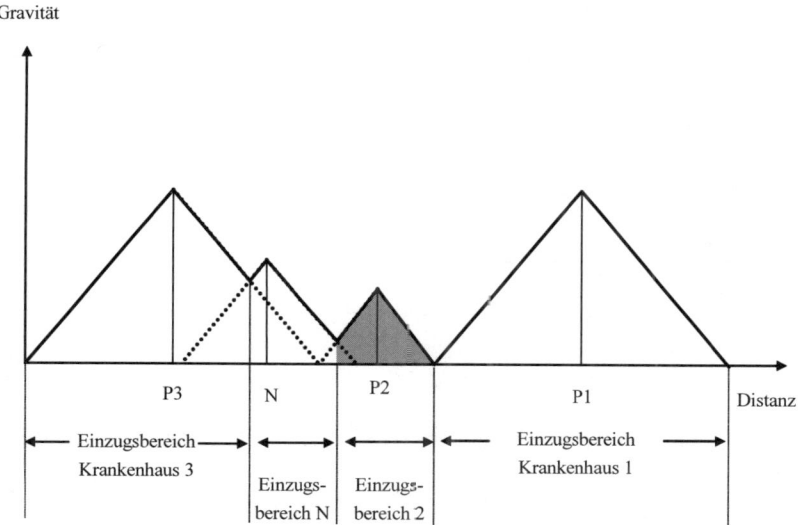

Abb. 21. Einzugsbereiche, Markteintritt eines neuen Konkurrenten

Ein weiterer Grund für ein abnehmendes Einzugsgebiet ist der Ausbau eines bestehenden, benachbarten Krankenhauses, so dass dessen Attraktivität steigt. Abbildung 22 zeigt diese Situation: Die steigende Gravität von Krankenhaus 1 führt zu einer Reduktion des Einzugsbereiches von Krankenhaus 2. Wenn man davon ausgeht, dass Bettenzahl und Leistungsspektrum eines Krankenhauses korreliert sind, bedeutet die Erhöhung der Bettenkapazität eines benachbarten Krankenhauses in der Regel den Verlust des eigenen Einzugsgebietes. Es handelt sich dabei nicht um einen Managementfehler der Krankenhausleitung, sondern um einen natürlichen Vorgang, der auch in der Theorie der zentralörtlichen Strukturen öfters beschrieben wurde.

Wenn die Anziehung der Krankenhäuser an ihrem Standort gleich groß ist (z.B. weil sie gleich gut ausgestattet sind), teilen sich die Institutionen das Gebiet dazwischen zu gleichen Teilen auf. Besitzt ein Krankenhaus weniger Anziehungskraft als das andere, so verschiebt sich die Grenze der Einzugsbereiche in seine Richtung. Eine Zunahme der Anziehung von Krankenhaus 1 führt ceteris paribus zu einer Reduktion des Einzugsgebietes von Krankenhaus 2.

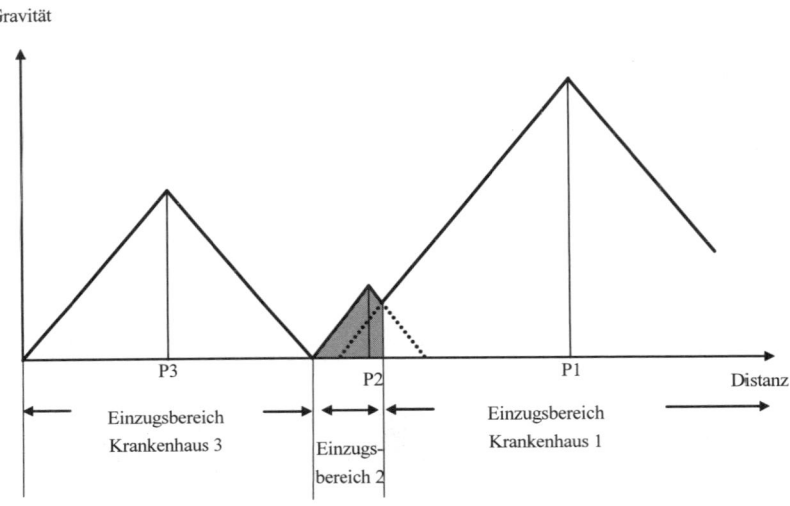

Abb. 22. Einzugsbereiche, erhöhte Attraktivität eines Nachbarkrankenhauses

Die Abnahme der Attraktivität von Krankenhaus 2 hat dieselben Folgen wie die Zunahme der Attraktivität von Krankenhaus 1, d.h., ein sich verkleinerndes Krankenhaus reduziert auch sein Einzugsgebiet. Dadurch kann ein Teufelskreis ausgelöst werden: Eine geringe Auslastung führt zur Reduktion des Bettenumfanges. Dies zwingt zur Reduktion des Leistungsspektrums, da die geringe Zahl der Patienten die hohen Fixkosten nicht decken kann. Dadurch kommt es zu einer verringerten Attraktivität des Krankenhauses, was wiederum einer Reduktion des Einzugsbereichs gleichkommt. Die Auslastung fällt weiter. Dieser Teufelskreis kann zur Auflösung des Krankenhauses führen.

Die Verkleinerung des Einzugsbereiches kann auch auf der Erhöhung der allgemeinen Mobilität beruhen. Neben der Verbesserung der Infrastruktur spielt insbesondere die mentale Mobilität der Bevölkerung eine wichtige Rolle. Wie oben dargestellt, hat sich die Wahrnehmung von Distanzen verändert. Was für die Menschen vor 20 Jahren noch eine unüberbrückbare Entfernung war, erscheint heute als normal. Im grafischen Modell wird die

Distanzreibung durch die Steigung der Einzugslinien (a, b, c, d, e, f) ausgedrückt. Auf welche Weise sich diese Erhöhung der allgemeinen Mobilität auf die Krankenhäuser auswirkt, soll im Folgenden geklärt werden.

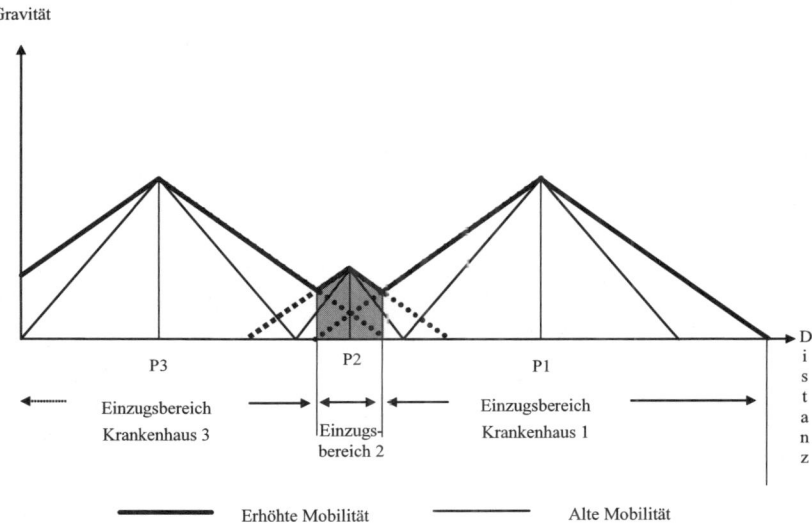

Abb. 23. Einzugsbereiche, erhöhte Mobilität

Die Abbildung zeigt, dass der Einzugsbereich von Krankenhaus 2 geschrumpft ist, weil die Mobilität zugenommen hat. Diese Situation führt zur Unterauslastung von Krankenhaus 2. Natürliche, auf Immobilität beruhende Monopole, werden aufgelöst. Der Verlust an Einzugsbereich ist allein auf die veränderte Mobilität und nicht auf Managementfehler zurückzuführen. Wichtig ist hierbei zu betonen, dass in der Ausgangssituation die Schließung des Krankenhauses 2 zu einer Unterversorgung der Bevölkerung geführt hätte, da sein bisheriges Einzugsgebiet bei bestehender Mobilität nicht von Krankenhaus 1 und 3 abgedeckt wurde. Nach der Erhöhung der Mobilität der Bevölkerung könnte Krankenhaus 2 geschlossen werden, ohne dass die bisher von ihm versorgte Bevölkerung unversorgt bliebe. Die Distanzreibung ist so gering, dass im ganzen Einzugsgebiet von Krankenhaus 2 noch die Gravität von Krankenhaus 1 oder 3 wirken, die Bevölkerung also durchaus noch bereit wäre, zur Behandlung in diese Nachbarkrankenhäuser zu gehen.

Kritisch anzumerken ist, dass die Distanzreibungskurven nur die durchschnittliche Distanzreibung wiedergeben. Für die meisten Menschen ist es kein Problem, wenn ein Kleinstkrankenhaus schließen muss und das nächste

Krankenhaus 25 km entfernt liegt. Für eine ältere, gehbehinderte Dame mag es ein schweres Problem sein.

Schließlich kann es auch geschehen, dass die Zugänglichkeit nur eines Krankenhauses sich erhöht, weil beispielsweise eine neue Straße gebaut wird. Abbildung 24 illustriert diesen Fall.

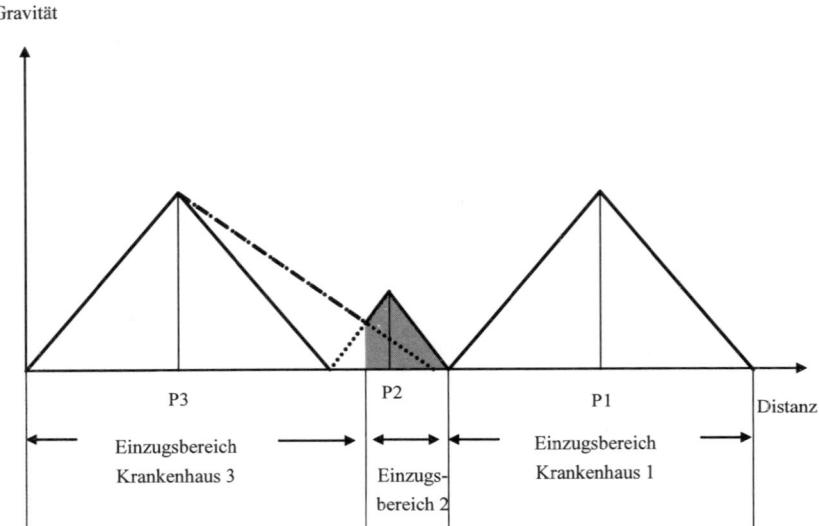

Abb. 24. Einzugsbereich, verbesserte Zugänglichkeit eines Nachbarkrankenhauses

Die einseitige Verbesserung der Zugänglichkeit eines Krankenhauses führt zu einem extremen Verlust an Einzugsbereich für das kleinere, schlechter zugängliche Haus. Langfristig werden deshalb Kleinst- und Kleinkrankenhäuser nur durch Zahlung von Sicherstellungszuschlägen zu den DRGs überleben können – eine Subventionierung, die man ja eigentlich mit der Einführung der DRGs vermeiden wollte.

3.3 Kaufkraft

Unter Kaufkraft verstehen wir hier das Verhältnis von verfügbaren Einkommen und Preis. Je höher das Einkommen, desto mehr Güter kann ich mir ceteris paribus kaufen, je höher der Preis, desto weniger Güter. Die Kaufkraft eines Individuums ist der wichtigste Filter zwischen dem Bedarf und der Nachfrage, der verhindert, dass wichtige, zum Teil existenzielle Bedürfnisse gestillt werden.

Wir werden in diesem Kapitel erstmals Elemente der volkswirtschaftlichen Theorie formal darstellen. Dies begründet sich einerseits darin, dass der wichtige Zusammenhang zwischen Preis und Nachfrage bzw. Einkommen und Nachfrage solide hergeleitet werden soll. Andererseits kann an diesem Beispiel auch für Nichtökonomen gut verständlich das klassische Vorgehen der Volkswirtschaftslehre demonstriert werden.

Fehlende Kaufkraft führt zu einem Verzicht auf Nachfrage, selbst wenn der Bedarf hoch ist. Das wichtigste Instrument der Überwindung dieses Kaufkraftmangels im Gesundheitswesen ist die Versicherung. Im zweiten Teil dieses Kapitels wird deshalb das Versicherungsprinzip diskutiert. Es folgt eine Analyse der Probleme der Versicherungen. Im Anschluss wird das deutsche Krankenversicherungssystem ausführlich dargestellt.

3.3.1 Grundlagen

Im Normalfall kann man davon ausgehen, dass ein steigender Preis zu einer Reduktion der Nachfrage führt. Steigt beispielsweise der Preis von Brot, so wird weniger Brot gegessen. Der Bedarf an Brot existiert noch immer, aber der Filter fehlende Kaufkraft ist enger, so dass weniger Bedarf zu Nachfrage werden kann. Im Folgenden soll dieser Zusammenhang begründet werden. Anschließend werden Ausnahmen des normalen Verhaltens diskutiert.

Nachfragefunktion

Die Nachfragefunktion wird hier nur grafisch hergeleitet, die algebraische Herleitung führt zu keinem anderen Ergebnis und kann in den meisten Lehrbüchern der Volkswirtschaftstheorie nachvollzogen werden. Wir gehen davon aus, dass ein Individuum sein Einkommen (E) für zwei Güter ausgeben kann (Gut 1 und Gut 2). Die Erweiterung auf n verschiedene Güter ist leicht möglich, würde in dieser Einführung jedoch verwirren. Gehen wir davon aus, dass p_1 der Preis von Gut 1, p_2 der Preis von Gut 2, q_1 die Menge von Gut 1 und q_2 die Menge von Gut 2 ist, dann muss die Einkommensgleichung $E = p_1 \cdot q_1 + p_2 \cdot q_2$ erfüllt sein, d.h., das Einkommen wird für Gut 1 in Höhe von $p_1 \cdot q_1$ und Gut 2 in Höhe von $p_2 \cdot q_2$ ausgegeben. Abbildung 25 zeigt die Budgetgerade als geometrischen Ort aller Kombinationen der Gütermengen von Gut 1 und Gut 2, die das Individuum sich leisten kann. Theoretisch wären auch Gütermengen links unterhalb der Gerade möglich, jedoch würde dies bedeuten, dass das Individuum einen Teil seines Einkommens nicht verwendet. Sparen soll hier ebenso ausgeschlossen werden wie Kreditaufnahme, wobei die Analyse leicht um diese Bestandteile des Wirtschaftens ergänzt werden könnte.

Eine Einkommenserhöhung (E'>E) führt zu einer neuen Budgetgeraden parallel zur alten Gerade, während die Preiserhöhung von Gut 1 (p_1'>p_1) zu einer Drehung der Geraden führt.

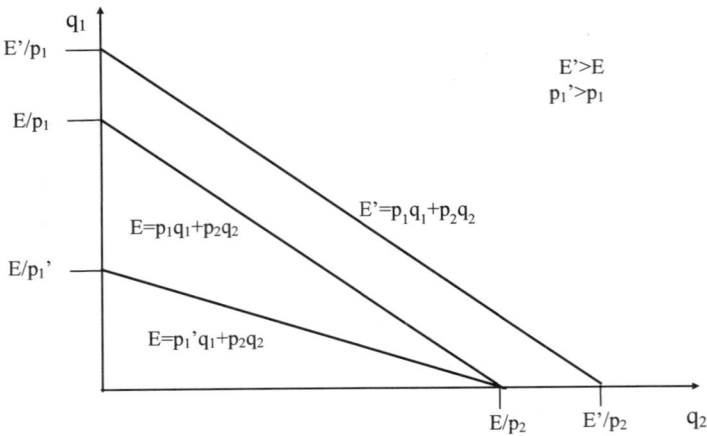

Abb. 25. Budgetgerade

Der Konsum eines Gutes bringt dem Individuum einen gewissen Nutzen. Dieses Wort verwenden Ökonomen, um die Freude, die Lust, das Glück eines Menschen auszudrücken. Ein Gut ist ex definitione eine Problemlösung, d.h., es nützt jemandem, es hat einen Nutzen. Der Nationalökonom Gossen (1810–1858) formulierte das Gesetz des abnehmenden Grenznutzens. Nach diesem Gesetz führt der Konsum einer zusätzlichen Einheit eines Gutes zwar zu einem zusätzlichen Nutzen, der Nutzenzuwachs ist jedoch geringer als bei der vorherigen Einheit. Das erste Stück Schokolade ist unglaublich gut, das zweite ist auch noch toll, zwei Stück Schokolade sind besser als ein Stück. Aber der Sprung von null auf eins ist größer als von eins auf zwei. Das dritte Stück bringt mir auch noch einen zusätzlichen Lustgewinn, aber der Zuwachs ist wiederum nicht mehr mit dem ersten oder zweiten Stück zu vergleichen. Irgendwann wird dem Schokoladenesser schlecht, weiterer Konsum wäre irrational. Abbildung 26 zeigt den Verlauf der Nutzenkurve gemäß dieses Gossen'sche Gesetzes.

Falls zwei Güter konsumiert werden, so muss der Gesamtnutzen dieser beiden Güter für das Individuum ermittelt werden. Abbildung 26 zeigt eine Isonutzenkurve (Indifferenzkurve). Auf der Kurve ist der Nutzen für das Individuum gleich hoch, d.h., sie ist der geometrische Ort aller Kombinationen von q_1 und q_2, die denselben Nutzen liefern. Der zusätzliche Konsum einer Einheit von q_1 führt dann zum selben Nutzen, wenn entsprechend weniger von q_2 konsumiert wird. Die Steigung in diesem Punkt gibt an, um wie viel von Gut 2 verzichtet werden muss, um eine zusätzliche Einheit von Gut 1 zu erhalten. Der Nutzen U_1 ist höher als der Nutzen U_0.

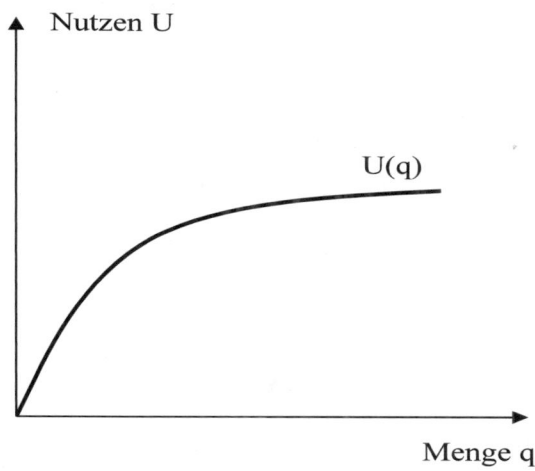

Abb. 26. Nutzenkurve

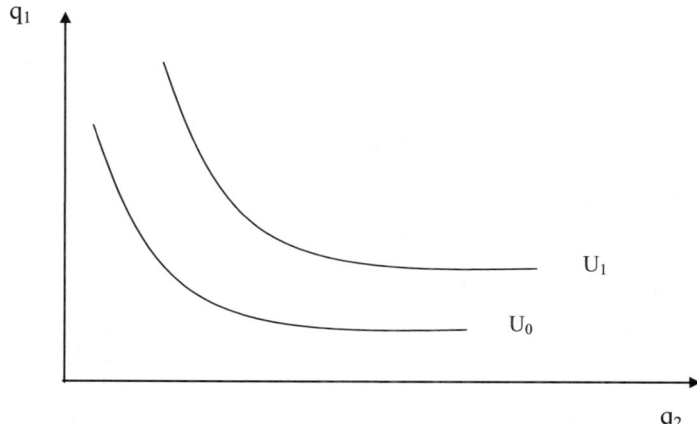

Abb. 27. Isonutzenkurve

Der Ökonom fragt nun, welcher Nutzen von einem Individuum mit einem gegebenen Einkommen erreicht werden kann bzw. welche Kombination von Gut 1 und Gut 2 es erstreben sollte, um einen maximalen Nutzen zu erhalten. Hierzu wird die Budgetgerade aus Abbildung 25 mit der Isonutzenkurve kombiniert. In Abbildung 28 können genau q_1^* und q_2^* konsumiert werden, so dass der maximal mögliche Nutzen U_1 erreicht ist. Es wäre theoretisch auch möglich, mit dem gegebenen Einkommen den Nutzen U_0 mit der Kombination q_1' und q_2' zu erreichen. Da U_0 jedoch kleiner als U_1 ist, wäre dies irrational.

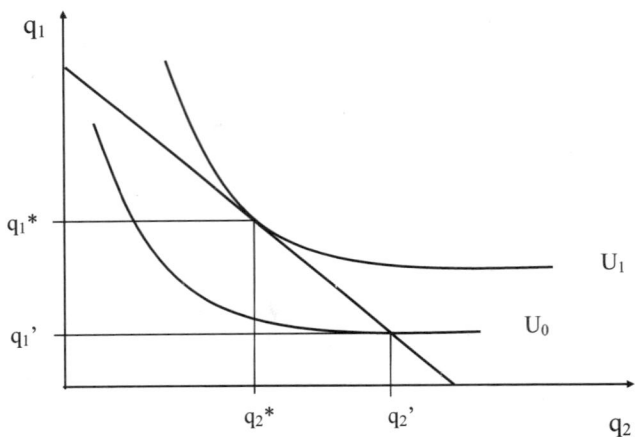

Abb. 28. Konsumoptimum

Aus dieser Darstellung kann nun das so genannte zweite Gossen'sche Gesetz abgeleitet werden. Wir sehen, dass im Optimum die Steigung der Isonutzenkurve gleich der Steigung der Budgetgerade ist. Die Steigung der Isonutzenkurve entspricht dem Verhältnis der Grenznutzen (was man zeigen kann, hier jedoch nicht bewiesen wird), die Steigung der Budgetgeraden dem Verhältnis der Preise. Damit lautet das zweite Gossen'sche Gesetz: Im Optimum entspricht das Verhältnis der Grenznutzen zweier Güter dem Verhältnis der Preise dieser Güter.

Wichtig ist nun, dass man aus Abbildung 28 die Nachfragekurve ableiten kann. Hierzu dient Abbildung 29. Ein Individuum erreicht bei einem Preisverhältnis von p_1* zu p_2* seinen maximalen Nutzen in der Kombination von q_1* und q_2*. Steigt der Preis des Gutes 1 von p_1* auf p_1', so entspricht dies einer Verlagerung des Schnittpunktes der Budgetgeraden mit der Abszisse nach Unten, d.h. von E/p_1* auf E/p_1'. Das alte Nutzenoptimum (q_2*, q_1*) ist nicht mehr optimal. Stattdessen muss das neue Optimum (q_2', q_1') erstrebt werden. Ob die Menge von q_2 auch zurückgeht, lässt sich nicht sagen. Dies hängt von der Form der Nutzenfunktion ab. Man kann jedoch klar sehen, dass die Menge des Gutes 1 von q_1* auf q_1' zurückgeht. Eine Preiserhöhung von einem Gut führt folglich normalerweise zu einem Rückgang an Nachfrage nach diesem Gut.

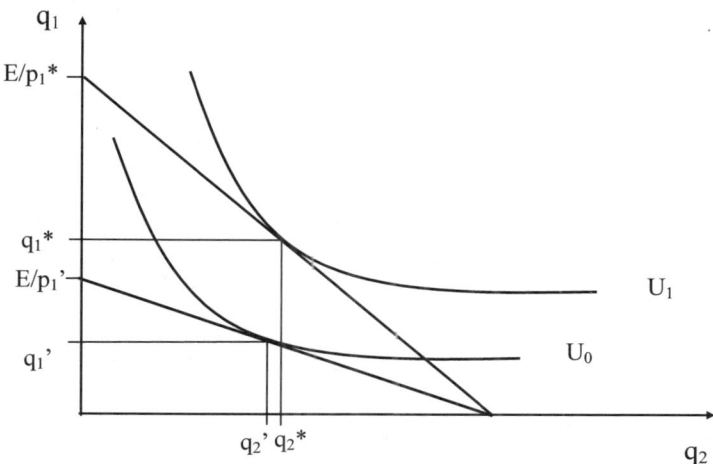

Abb. 29. Konsumoptimum und Preis

Damit ergibt sich die Nachfragefunktion, wie sie in Abbildung 30 dargestellt wird. Ein steigender Preis führt zu einer Reduktion der Nachfrage.

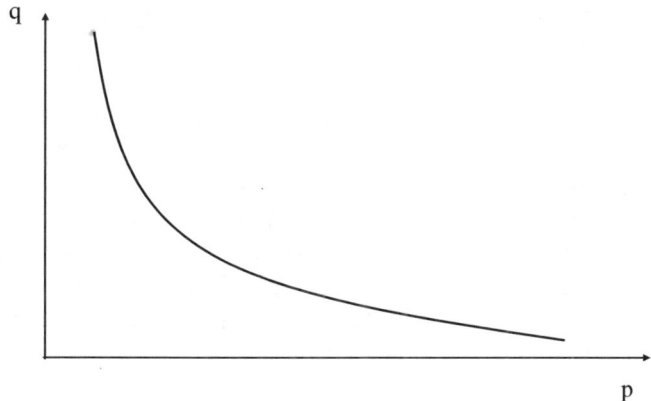

Abb. 30. Nachfragefunktion

Die Steigung an einem bestimmten Punkt wird durch die so genannte
Preiselastizität ausgedrückt. Sie entspricht dem Quotienten

$$\varepsilon = \frac{dq/q}{dp/p}, \text{ mit}$$

ε Elastizität
q Menge
p Preis
dq Marginale Veränderung der Menge
dp Marginale Veränderung des Preises

Die Nachfrage nach den meisten Gütern sinkt, wenn der Preis steigt, d.h., die Preiselastizität gemäß obiger Formel ist negativ. Im deutschsprachigen Raum wird manchmal auch die Formel

$$\varepsilon = -\frac{dq/q}{dp/p}$$

verwendet.

Die meisten Güter sind preiselastisch. Es gibt aber auch Güter, deren Nachfrage kaum oder nur kurzfristig auf eine Preiserhöhung reagiert. Beispielsweise führt eine Erhöhung des Zigarettenpreises regelmäßig zu einem kurzfristigen Rückgang des Zigarettenabsatzes. Langfristig pendelt sich der Konsum jedoch meist wieder auf das alte Niveau ein. Güter, die als lebensnotwendig erachtet werden, haben meist eine geringe Preiselastizität. Deshalb ist die Nachfrage nach Gesundheitsdienstleistungen dort, wo der Preismechanismus nicht durch die Krankenversicherung ausgeschaltet ist, nur schwach vom Preis abhängig. Steigt beispielsweise der Preis für ein Medikament, wird dies zwar kurzfristig die Nachfrage reduzieren. Langfristig wird ein Kranker jedoch lieber auf etwas anderes verzichten und sein Budget umschichten.

Dies setzt allerdings voraus, dass er überhaupt noch ein Budget hat, das er umschichten kann. In Entwicklungsländern ist dies häufig nicht der Fall, so dass die Erhöhung der Kosten der Gesundheitsversorgung dort regelmäßig zu einer geringeren Nachfrage und damit zu einer schlechteren Versorgung der Bevölkerung führt. Die Zahlungsbereitschaft (Willingness-To-Pay) ist zwar noch vorhanden, jedoch fehlt die Zahlungsfähigkeit (Ability-To-Pay). Dies kann auch in Deutschland ohne Versicherungsschutz bei chronischen Erkrankungen schnell auftreten.

Eine Veränderung des Preises von Gut 1 führt – wie oben dargestellt – auch zu einer Veränderung der Nachfrage nach Gut 2. Die so genannte Kreuzpreiselastizität

$$\varepsilon = \frac{dq_2/q_2}{dp_1/p_1}$$

drückt diese Reagibilität aus. Normalerweise führt eine Preiserhöhung eines Gutes zu einer Substitution, so dass das andere Gut stärker nachgefragt wird. Es kann jedoch auch sein, dass das teurer werdende Produkt so dringend ist, dass der dadurch verbundene relative Kaufkraftverlust auch zu einer Reduktion des Gutes 2 führt, wie in obiger Grafik dargestellt.

Schließlich kann noch die Einkommenselastizität

$$\varepsilon = \frac{dq \, / \, q}{dE \, / \, E}$$

berechnet werden. Bei fast allen Gütern führt eine Einkommenserhöhung zu einer Steigerung der Nachfrage. Lediglich bei wenigen Gütern (z.B. Kartoffeln) kommt es bei Einkommenszunahme zu einer Nachfrageabnahme. Güter mit einer negativen Einkommenselastizität bezeichnet man als inferiore Güter. Sie werden bei steigendem Einkommen durch höherwertige (superiore) Güter ersetzt (z.B. Metallzahn durch Goldzahn und Keramikzahn). Abbildung 31 zeigt den Normalfall. Eine Einkommenssteigerung von E' auf E* führt zu einer Rechtsverschiebung der Budgetgeraden. Dadurch steigt die Nachfrage nach Gut 1 von q_1' auf q_1* bzw. von Gut 2 von q_2' auf q_2*.

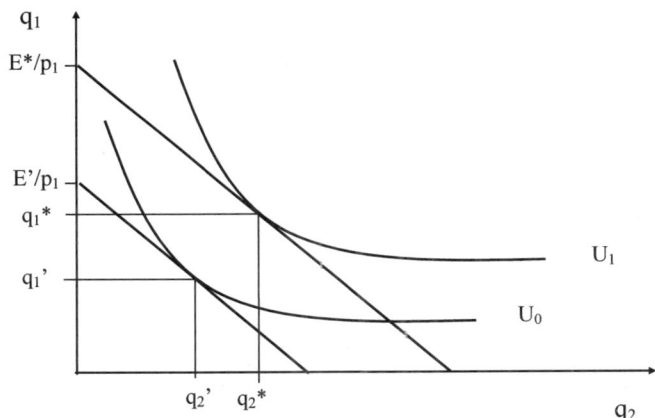

Abb. 31. Einkommenserhöhung

Fassen wir zusammen: Eine Preiserhöhung führt in der Regel zu einem Nachfragerückgang, ein Einkommensrückgang ebenfalls. Bei den meisten Konsumgütern ist dies wenig problematisch, weil entsprechende Substitutionsgüter vorliegen (z.B. Kartoffeln statt Reis). Bei Gesundheitsdienstleistungen führt der Verlust an relativer Kaufkraft zu einer Unterversorgung, Kranke bleiben unversorgt, weil sie es sich nicht leisten können. Die Sozialpolitik ist deshalb gefordert, den Filter zwischen Bedarf und Nachfrage zu beseitigen. Hierzu werden Versicherungen eingeführt.

Versicherungsprinzip

Das grundlegende Prinzip einer Versicherung ist die Verteilung eines katastrophalen Risikos auf mehrere Schultern (pooling of risks). Eine Versicherung reduziert nicht die durchschnittlichen Kosten, sondern sie ist ein Instrument zur Überwindung der Unsicherheit. Eine unsichere Auszahlung wird durch eine sichere Auszahlung ersetzt. Zur Erläuterung soll folgendes Beispiel dienen:

Ein Autokäufer hat Angst, sein neues Fahrzeug (Wert: 10.000 €) durch einen Unfall zu verlieren. Er informiert sich und erfährt, dass im Durchschnitt 5 % der Neuwagen innerhalb des ersten Jahres einen Totalschaden erleiden. Der Erwartungswert des Schadens liegt folglich bei 500 € (=10.000 € · 0,05). Eine Vollkaskoversicherung (ohne Selbstbeteiligung) kostet für sein Fahrzeug 800 €. Abbildung 32 zeigt den Entscheidungsbaum. Er kann entweder sein Auto Vollkasko versichern. Dann hat er eine sichere Auszahlung von 800 € und keinerlei zusätzliches Risiko. Alternativ kann er auf die Versicherung verzichten. Dann hat er mit einer Wahrscheinlichkeit von 95 % keine Auszahlung und mit einer Wahrscheinlichkeit von 5 % einen Verlust von 10.000 €.

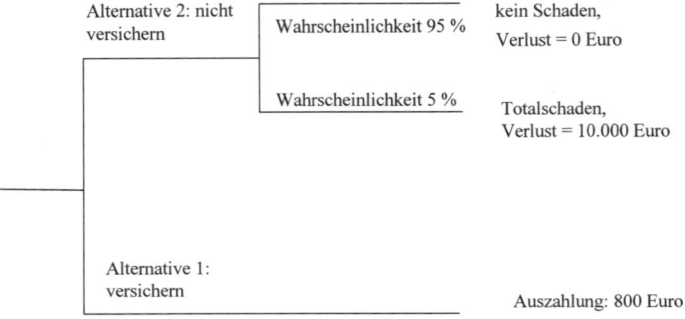

Abb. 32. Versicherungsprinzip: einfaches Beispiel

Die Versicherungsprämie liegt in diesem Beispiel 300 € über dem Erwartungswert des Schadens. Der Autokäufer muss folglich bewerten, ob ihm die gewonnene Sicherheit, keinen katastrophalen Schaden zu erleiden, 300 € wert ist.

Formal geht man so vor, dass wiederum Indifferenzkurven entwickelt werden. In diesem Fall wird jedoch nicht der Nutzen für zwei Güter bewertet, sondern der Nutzen, den eine Kombination des Erwartungswertes des Ertrages (μ) und der Streuung des Ertrages (σ) erzeugt. Je höher der Erwartungswert, desto höher der Nutzen, je höher die Streuung, desto geringer der

Nutzen. Die Kurve U_0 ist damit der geometrische Ort aller μ-σ-Kombinationen, die den Nutzen U_0 stiften. Liegt beim selben Erwartungswert eine kleinere Streuung vor (d.h. besteht weniger Unsicherheit), so ist der Nutzen größer. Entsprechend gilt: $U_2 > U_1 > U_0$.

Alle μ-σ-Kombinationen auf der Kurve U_0 haben denselben Nutzen für das Individuum. In Abbildung 34 verfügen deshalb die Punkte A und Z über denselben Nutzen. A hat einen negativen Erwartungswert von μ^*, d.h. einen Verlust für das Individuum. Dieser Verlust ist jedoch nicht sicher, sondern hat eine Streuung von σ^*. Alternative Z hat einen Erwartungswert von μ', wobei der erwartete Verlust von Alternative Z größer ist als der erwartete Verlust von Alternative A. Allerdings ist bei Alternative Z der Eintritt sicher ($\sigma'=0$). Der Punkt Z wird deshalb das Sicherheitsäquivalent der Nutzenfunktion U_0 genannt.

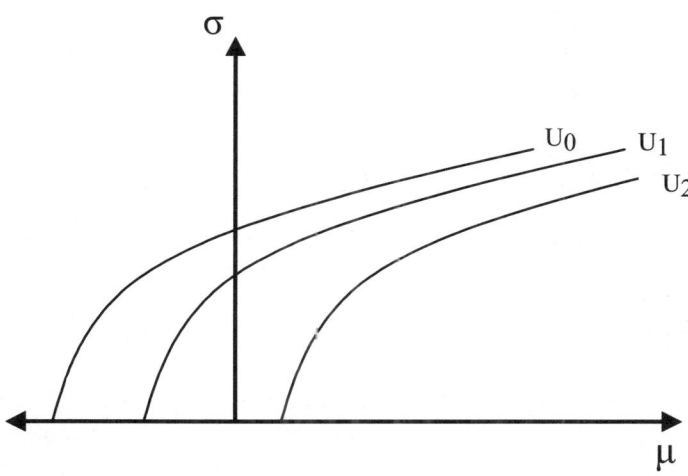

Abb. 33. Versicherungsprinzip: Isonutzenlinien

Der Punkt Z entspricht der Versicherungsalternative: hoher erwarteter Verlust, aber kein Risiko, während Punkt A dem Zustand ohne Versicherung entspricht: geringerer erwarteter Verlust bei hohem Risiko. Das Risiko des Versicherten und der Versicherung unterscheiden sich hierbei erheblich. Für das Individuum ist das Risiko deshalb hoch, weil es sich um ein einmaliges Ereignis handelt. Der Autokäufer hat nur ein Auto, das er durch Totalschaden verlieren kann. Die Versicherung hingegen versichert Tausende von Autos. Der Kranke hat nur sein Leben und seine Gesundheit, während die Versicherung Millionen von Menschen versichert. Die Versicherung kann deshalb stets vom Erwartungswert μ^* ausgehen. Bei der hohen Zahl von Versicherten wird ihre durchschnittliche Auszahlung sehr nahe am

68

Erwartungswert liegen. Für das Individuum hingegen ist der katastrophale Einzellfall mit hohem Risiko verbunden.

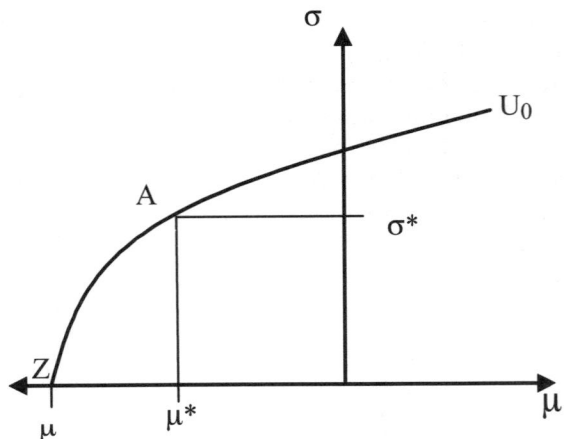

Abb. 34. Versicherungsprinzip: Sicherheitsäquivalent

Die Versicherung muss eine Prämie von mindestens μ^* verlangen, um selbst keinen Verlust zu erleiden. Eine Sozialversicherung wird folglich versuchen, möglichst diese Prämie zu setzen. Eine kommerzielle Versicherung kann eine Prämie von maximal μ' verlangen. Ist die Prämie höher, so wäre das Individuum nicht mehr bereit, in die Versicherung einzutreten, weil dies einer weiter links liegenden Nutzenkurve und damit einem geringeren Nutzen entsprechen würde. Jede Prämie zwischen μ^* und μ' ermöglicht es sowohl der Versicherung, einen Gewinn zu machen, als auch dem Individuum, einen höheren Nutzen zu erzielen als im unversicherten Fall. Sowohl die Versicherung als auch der Versicherte profitieren folglich von der Versicherung. Erstere macht einen Gewinn, letzterer wälzt das Risiko ab und hat einen höheren Nutzen als dies seinem Sicherheitsäquivalent entsprechen würde.

Äquivalenzprinzip

Das Prinzip einer Krankenversicherung ist folglich, dass das Risiko einer katastrophalen finanziellen Belastung durch eine Krankheit zwischen den Versicherten geteilt wird. Die Krankenversicherung muss (mindestens) die erwarteten Ausgaben durch Prämien decken. Dies wird als Äquivalenzprinzip bezeichnet. Hierbei gibt es zwei grundsätzliche Vorgehensweisen. Zum einen kann die Summe der Prämien vom ersten bis zum letzten Tag der Versicherung im Durchschnitt alle Ausgaben eines Versicherten decken. Da die meisten Menschen im jüngeren Alter gesünder sind, sparen sie in dieser Zeit Geld an, das sie später, wenn sie älter und kränker sind, wieder verbrauchen. Im Durchschnitt aller Versicherten genügt dies. Das Verfahren wird als Kapitaldeckungsverfahren bzw. Anwartschaftsdeckungsverfahren bezeichnet und in Abbildung 35 verdeutlicht.

In der Grafik muss die Fläche zwischen dem Beginn des Versicherungsvertrages und dem Schnittpunkt der beiden Kurven der Fläche zwischen dem Schnittpunkt und dem Ende des Versicherungsvertrages entsprechen. Allerdings müssen in der Realität die Einzahlungen und Auszahlungen noch verzinst werden.

Im Gegensatz zum Kapitaldeckungsverfahren fordert das Kapitalumlageverfahren die Deckung nicht für die gesamte Versicherungszeit für ein Individuum, sondern für ein Jahr für alle Versicherten. Die Prämien aller Versicherten müssen innerhalb eines Jahres die gesamten Ausgaben finanzieren; man spricht deshalb von einer kollektiven Äquivalenz.

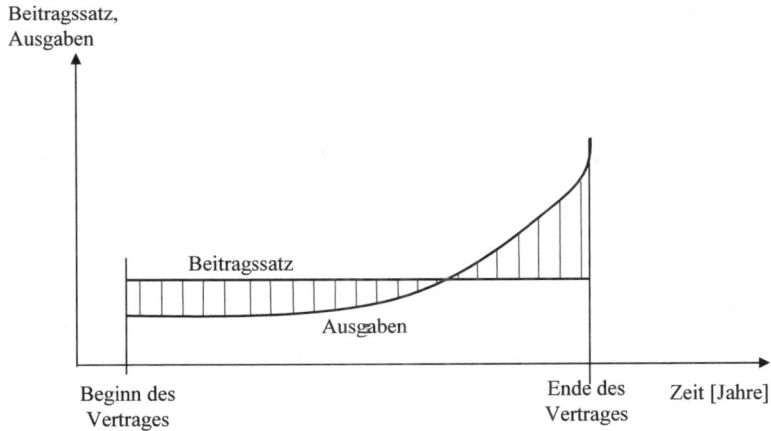

Abb. 35. Individuelle Äquivalenz

Die private Krankenversicherung (PKV) verwendet das Kapitaldeckungsverfahren, während die gesetzliche Krankenversicherung (GKV) das Umlageverfahren zur Grundlage hat. Zusätzliche Unterschiede zwischen diesen beiden Idealtypen sind der Einkommensbezug der Prämien, die Risikoproportionalität und die Verzinsung. Bei der gesetzlichen Krankenversicherung als Teilsystem der Sozialversicherung ist die Prämie einkommensabhängig. Je höher das Einkommen des Versicherten, desto höher der monatliche Beitrag. Auf der anderen Seite ist die Prämie unabhängig vom individuellen Risiko. Alte Menschen zahlen dieselbe Prämie wie junge, Dicke wie Dünne, Kranke wie Gesunde, Männer wie Frauen. Dies ist eine

Konsequenz der Solidarität als Oberziel der gesetzlichen Krankenversicherung.

In der privaten Krankenversicherung hingegen ist die Prämie abhängig vom Risiko, aber unabhängig vom Einkommen des Versicherten. Frauen zahlen mehr als Männer, weil Schwangerschaft und Geburt den Kassen teuer kommt. Menschen, die in höherem Alter in die Versicherung eintreten zahlen deutlich mehr als Menschen, die sich frühzeitig versichern, weil sie weniger ansparen können. Vor der Versicherung muss entweder eine Untersuchung erfolgen oder ein Gesundheitsfragebogen ausgefüllt werden. Risiken (z.B. frühere Erkrankungen) führen zu höheren Prämien. Solidarität ist nicht erstrebt, wohl aber Leistungsgerechtigkeit.

Bis zur Einführung des Gesetzes zur Stärkung des Wettbewerbes in der Gesetzlichen Krankenversicherung (GKV-WSG 2007) konnten die angesparten Beiträge der Privatversicherten bei einem Wechsel nicht mitgenommen werden. Folglich war der Wechsel der privaten Krankenversicherung nicht möglich. Das GKV-WSG hat diese Begrenzung aufgehoben. Weiterhin sind die PKVs nun verpflichtet, ehemalige Mitglieder, die ihre Prämie nicht mehr bezahlen konnten und deshalb aus der Versicherung ausgeschieden waren, zu einem Basistarif wieder aufzunehmen. Man schätzt, dass immerhin 200-300.000 Deutsche ohne Krankenversicherungsschutz sind, weil sie sich die private Versicherung nicht mehr leisten können, von den gesetzlichen KVs jedoch nicht mehr aufgenommen werden.

Der große Vorteil des Kapitaldeckungsverfahrens ist die Unabhängigkeit von der demografischen Struktur. Da jeder Versicherte im Grunde für sich selbst sorgt, führt eine Überalterung der Gesellschaft zu keiner Belastung der Versicherung. Die alten Menschen sind entweder früh in die Versicherung eingetreten und haben entsprechend für ihr Alter angespart, oder sie treten spät ein und zahlen entsprechend hohe Prämien. Im Umlageverfahren hingegen werden keine Polster aufgebaut, so dass die Alterung der Gesellschaft mit der zu erwartenden Ausgabensteigerung zu einer massiven Prämienerhöhung führen wird. Immer weniger Verdienende müssen für immer mehr alte Menschen die Versicherungsleistung finanzieren.

Ein Umbau des Systems von einem Umlageverfahren auf ein Kapitaldeckungsverfahren wird nicht nur in der gesetzlichen Krankenversicherung, sondern auch in der Rentenversicherung angedacht. Das Problem ist allerdings, dass für mindestens eine Generation beide Systeme parallel laufen müssten, was nicht finanzierbar ist. Woher sollen die Rücklagen für die älteren Menschen kommen, wo doch die gesetzliche Versicherung keinerlei Rücklagen geschaffen hat, auch nicht schaffen durfte? Damit sind wir bereits bei den Problemen der Versicherung, die wir im nächsten Kapitel kurz betrachten wollen.

Probleme der Versicherung

Die wichtigsten Probleme der Versicherung sind Moral Hazard, Adverse Selection, Gemeinkosten und Risiko. Am einfachsten sind die Konzepte zu verstehen, wenn man sich vorstellt, dass in einer Gesellschaft erstmals eine Krankenversicherung angeboten wird. Es ist erstens zu erwarten, dass die Nachfrage der Versicherten nach Gesundheitsleistungen gegenüber den Nichtversicherten ansteigen wird. Dies liegt einerseits daran, dass die Preiselastizität relativ groß ist und somit im Falle eines Versicherungsschutzes Kranke, die vorher die hohen Kosten der Behandlung gescheut haben, nun vermehrt in die Institutionen des Gesundheitswesens drängen werden. Hinzu kommt die Einstellung, für die bezahlte Prämie auch eine adäquate Leistung erwarten zu können. Das Phänomen erhöhter Nachfrage aufgrund eines Versicherungsschutzes bezeichnet man (hier) als Moral Hazard.

Weiterhin werden potentielle Versicherungsnehmer immer dann eine Versicherung für sinnvoll halten, wenn sie für sich einen finanziellen Nutzen erhoffen. Dies führt erstens dazu, dass besonders diejenigen in die Versicherung eintreten werden, die eine starke Krankheitsanfälligkeit erwarten. Man spricht von Adverse Selection. Je geringer der Anteil der Versicherten an der Gesamtbevölkerung ist, desto größer ist die Wahrscheinlichkeit, gerade die Risikofälle zu bekommen, für die dann eine Kostendeckung mit Hilfe der Versicherung unmöglich wird. Dies kann langfristig zur Auflösung des Versicherungspools führen

Weiterhin bedeutet die Einführung einer Krankenversicherung die Schaffung einer neuen Institution mit einem entsprechenden Verwaltungsapparat. Eine Finanzierung dieser Kosten durch die Versicherungsprämien führt zu einer höheren durchschnittlichen Belastung der Versicherten. Da diese Kosten fix oder stufenfix sind, sind große Versicherungen im Vorteil. Dies kann mit Hilfe von Abbildung 36 verdeutlicht werden.

Die Gemeinkosten implizieren erstens, dass die durchschnittlichen Kosten pro Versicherten höher sind als für den Fall ohne Versicherung. In Abbildung 37 entsprechen diese Kosten ohne Versicherung dem Wert μ^*, während die Prämie mindestens μ'' sein muss, um die Gemeinkosten noch zu decken. Es zeigt sich hier deutlich, dass auch im Falle einer gemeinnützigen Sozialversicherung der Vorteil der Versicherung nicht in der Reduktion der durchschnittlichen Kosten, sondern in der Risikoabwälzung liegt.

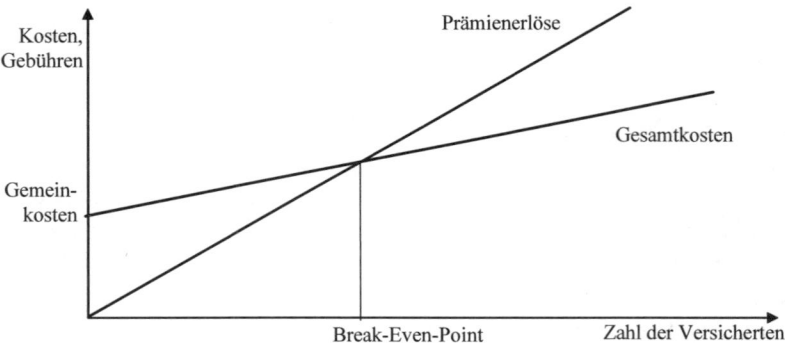

Abb. 36. Break-Even-Analyse der Gemeinkosten einer Krankenversicherung

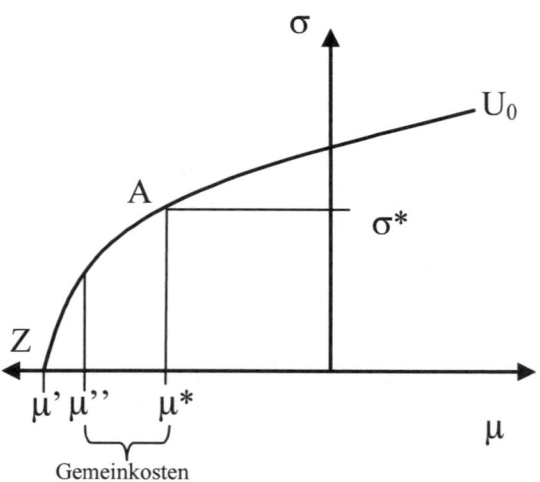

Abb. 37. Gemeinkosten und Versicherungsprinzip

Obige Abbildung setzt voraus, dass sehr viele Individuen versichert sind. Dies ist in der Regel tatsächlich der Fall, so dass die Versicherung stets den Erwartungswert Wert μ^* ohne Streuung hat. Bei einem kleineren Versicherungspool hingegen muss auch die Versicherung von einer Streuung ausgehen, wenn diese natürlich auch geringer ist als beim Individuum. Deshalb schlagen Versicherungen in der Regel einen Sicherheitszuschlag auf, um dieses Risiko auszugleichen.

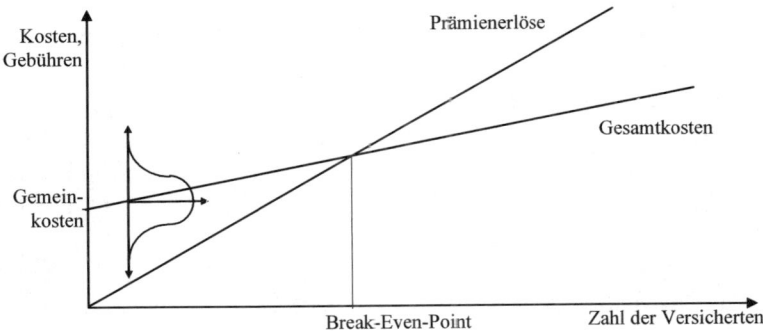

Abb. 38. Break-Even-Analyse und Ungewissheit

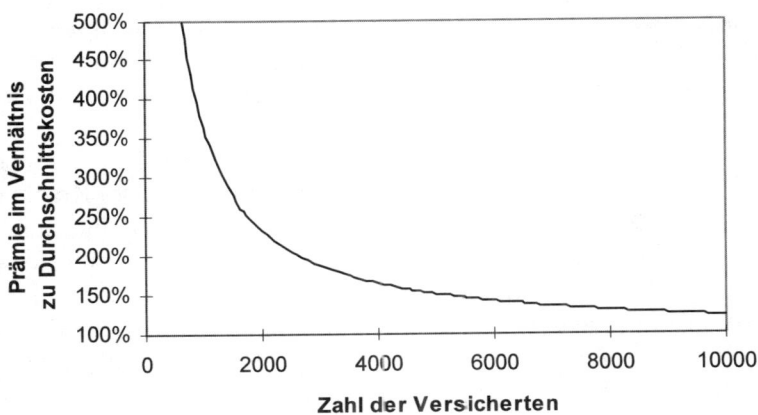

Abb. 39. Versicherungsprämie in Abhängigkeit von der Versichertenzahl

Falls die Versicherungsprämie genau dem Erwartungswert der Behandlungskosten entspricht, wird die Versicherung mit einer Wahrscheinlichkeit von 50 % einen Verlust erleiden. Möchte die Versicherung das Risiko verkleinern, muss sie in Abhängigkeit von der Zahl der Versicherten einen Zuschlag auf die Prämie aufschlagen. Abbildung 39 zeigt die Versicherungsprämie in Abhängigkeit von der Versichertenzahl für eine kleine Krankenversicherung in Tansania.

3.3.2 Krankenversicherung

Annähernd die ganze Bevölkerung der Bundesrepublik Deutschland genießt heute Krankenversicherungsschutz. Der überwiegende Teil (88 %) ist gesetzlich versichert, der Rest der Bevölkerung ist privat versichert. Diese hervorragende Absicherung ist das Ergebnis einer jahrzehntelangen Ausweitung der gesetzlichen Versicherung, so dass heute alle Berufs- und Sozialgruppen erfasst werden. Die Sozialversicherung ist in Deutschland das Rückgrat der sozialen Sicherheit.

In einigen Ländern, z.B. in Großbritannien, in Kanada und in Schweden, werden die Ausgaben der Gesundheitsdienstleister überwiegend aus Steuereinnahmen gedeckt. Zum Teil hat der Staat eigene Einrichtungen, die er über seinen Haushalt finanziert, zum Teil rechnen selbständige Einrichtungen in privater Trägerschaft mit den staatlichen Stellen ab. So sind beispielsweise in Kanada fast alle ambulanten Dienste privat, während die stationären Dienste öffentlich sind. Beide werden jedoch durch den Staat finanziert. Eine Krankenversicherung ist in Kanada nur notwendig, wenn man Risiken oder Spezialbehandlungen abdecken möchte, die der Staat nicht übernimmt.

In Entwicklungsländern dominiert die Finanzierung aus dem privaten Budget, wobei die reiche Elite dieser Länder oftmals private Krankenversicherungen abschließt. In den meisten entwickelten Ländern hingegen gibt es neben der privaten Krankenversicherung eine gesetzliche Krankenversicherung, die für die Bevölkerungsmehrheit die Kosten ambulanter und stationärer Leistungen übernimmt und sich aus Beiträgen refinanziert. Das System dieser gesetzlichen Krankenversicherung in Deutschland soll im Folgenden kurz erläutert werden.

Prinzipien der gesetzlichen Krankenversicherung in Deutschland

Bereits im Mittelalter gab es in Deutschland Vorformen der Krankenversicherungen. Die Zünfte kümmerten sich um erkrankte Mitglieder und ihre Familien, wobei weniger die Kosten der Arztbehandlung im Vordergrund standen als vielmehr die Absicherung des Verdienstausfalles. Das aufblühende Bergwerkswesen mit seinem hohen Mortalitäts- und Invaliditätsrisiko brachte die Knappschaftskassen hervor, die bis heute in Deutschland bestehen. Der größte Teil der Bevölkerung war bis Ende des 19. Jahrhunderts in der Landwirtschaft tätig und hatte keinerlei Krankenversicherungsschutz.

Als Vater der Sozialversicherung Deutschlands gilt Bismarck mit seinem Gesetz betreffend die Krankenversicherung der Arbeiter vom 15. Juni 1883. Tatsächlich hat er allerdings kein völlig neues System erfunden, sondern lediglich bestehende Versicherungssysteme verbunden und ausgeweitet. Die zunehmende Verstädterung und Industrialisierung in der zweiten Hälfte des 19. Jahrhunderts brachte neue soziale Probleme. Insbesondere führte die fehlende Absicherung der Arbeiter im Todes- oder Krankheitsfall zu sozialen Katastrophen ganzer Familien. Der soziale Druck in den Städten stieg, und Bismarck erweiterte das bestehende Versicherungssystem auf diese Gruppen. Es war deutlich, dass ein stabiles industrielles Wachstum und eine gewisse Zufriedenheit der Bevölkerung mit der politischen Führung nur durch soziale Sicherheit zu erreichen war. Die Absicherung im Krankheitsfall durfte keine milde Gabe des Staates, einer Kirche oder eines Privatmannes sein, sondern ein Rechtsanspruch des Bürgers.

Die Bismarck'sche Krankenversicherung war eine Pflichtversicherung für alle Arbeitnehmer. Die Beiträge hierzu wurden anteilig von Arbeitgeber und Arbeitnehmer an vom Staat unabhängige Versicherungen bezahlt, die von Gremien geleitet wurden, in denen Arbeitgeber und Arbeitnehmer gleichermaßen repräsentiert waren. Die Belastung für Arbeitnehmer und Arbeitgeber war mit 3 % des Bruttoarbeitslohnes gering, und die Auswirkungen auf die gesamte Bevölkerung waren zuerst vernachlässigbar. Weniger als 10 % der Deutschen wurde 1883 überhaupt krankenversichert.

Auf der anderen Seite öffnete die Bismarck'sche Krankenversicherung die Türe für weitere Systeme der sozialen Absicherung. 1884 folgte die Sicherung bei Arbeitsunfällen, 1889 die Invaliditäts- und Rentenversicherung, bis 1911 die Reichsversicherungsordnung erlassen wurde. Auffällig ist, dass alle Versicherungen ausschließlich die Industriearbeiter erfassten. Erst 1914 wurde eine Krankenversicherung für Angestellte des öffentlichen Sektors ins Leben gerufen. Ihr Arbeitsrisiko war zwar geringer, das allgemeine Krankheitsrisiko jedoch ebenfalls hoch. Schritt für Schritt wurden weitere Berufsgruppen hinzugenommen. 1968 wurden die Landwirte in die gesetzliche Krankenversicherung aufgenommen, zu einer Zeit, als sie zahlenmäßig kaum noch Bedeutung in Deutschland hatten. Die Pflegeversicherung wurde erst 1995 eingeführt.

Bei der Einführung der gesetzlichen Krankenversicherung gab es sehr viele, aber kleine Versicherungen. Wie oben dargestellt, ist das Verlustrisiko einer kleinen Versicherung hoch. Deshalb kam es schnell zu Fusionen, die Zahl der Krankenversicherungen sank. Abbildung 40 zeigt diese Entwicklung. Die Zahl der Versicherten stieg, während die Zahl der Versicherungen zurückging. Dementsprechend stieg die Zahl der Versicherten pro Versicherung massiv an. Der Strukturbruch von 1990 nach einer Stabilitätsphase ist natürlich auf die Wiedervereinigung zurückzuführen.

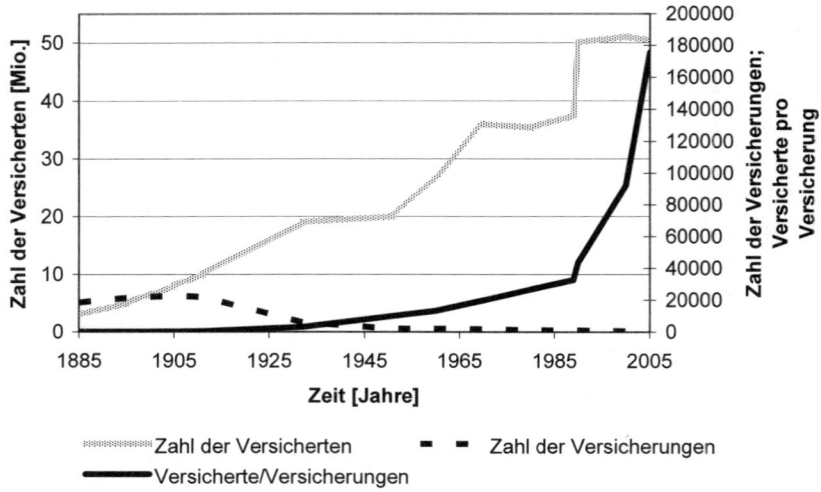

Abb. 40. Mitglieder und Versicherungen in der GKV

Der gesetzlichen Krankenversicherung Deutschlands liegen folgende Strukturprinzipien zugrunde:

- Kollektives Äquivalenzprinzip: Die GKV ist eine Sozialversiche-rung. Die Einnahmen aller Versicherten eines Jahres werden ver-wendet, um die Ausgaben aller Versicherten dieses Jahres zu de-cken. Betrachtet man die demografische Situation gegen Ende des 19. Jahrhunderts, so erkennt man, dass damals niemand ahnen konnte, dass dies jemals ein Problem sein würde. Eine wachsende Gesellschaft würde stets ausreichend junge, arbeitsfähige Beitrags-zahler hervorbringen, die die wenigen Kranken und Alten finanzie-ren könnte. Bei einer Lebenserwartung, die nur knapp über dem Renteneintrittsalter liegt, ist das kollektive Äquivalenzprinzip durchaus angemessen.

- Solidaritätsprinzip: Das kollektive Äquivalenzprinzip impliziert be-reits die Solidarität der Stärkeren mit den Schwächeren. Reiche zah-len für Arme, Junge für Alte, Gesunde für Kranke etc. Wie darge-stellt, war dies bei der demografischen Situation des Jahres 1883 kaum ein Problem. Solidarität beschränkte sich überwiegend auf ein „risk sharing", d.h., wer das Glück hatte, nicht krank zu werden, übernahm durch die Sozialversicherung einen Teil der Kosten des-jenigen, der das Pech hatte, krank zu werden. Im Jahr 2000 hinge-gen musste fast ein Drittel der Beiträge der Versicherten im Ar-beitsalter für die Subventionierung der verrenteten Versicherten aufgewendet werden. Solidarität wird immer teurer.

- Sachleistungsprinzip: Ein weiteres Strukturprinzip ist das Sachleistungsprinzip. Dies bedeutet, dass der Versicherte von der Versicherung kein Geld, sondern eine Sachleistung erhält. Das Krankenhaus oder der niedergelassene Arzt behandelt den Patienten, ohne dass dieser hierfür bezahlen muss. Der Leistungserbringer erhält sein Entgelt direkt von der Krankenkasse. Im Vergleich hierzu würde ein Privatversicherter in der Regel zuerst den Leistungserbringer bezahlen müssen, um anschließend eine Erstattung von seiner Krankenkasse zu erhalten. Im Prinzip können Kassenpatienten auch eine Rechnung vom Leistungserbringer verlangen, diese dann selbst bezahlen und anschließend bei ihrer Krankenkasse einreichen. In der Praxis ist dies jedoch kaum gebräuchlich. Es wird immer wieder diskutiert, ob die Versicherten nicht wenigstens eine Kopie der Rechnung sehen sollten, um einen gewissen Einblick in die Kosten ihrer erhaltenen Leistung zu gewinnen.
- Selbstverwaltungsprinzip: Die gesetzlichen Krankenversicherungen sind Körperschaften des öffentlichen Rechtes, d.h., sie haben sowohl eine eigene Rechtspersönlichkeit (im Gegensatz z.B. zu Behörden) als auch hoheitliche Rechte (im Gegensatz zu privaten Unternehmen). Der Staat hat keinen direkten Einfluss auf sie, sondern sie werden bis heute von Leitungsgremien geführt, die unter anderem aus Vertretern der Arbeitgeber und Arbeitnehmer besetzt werden.
- Wirtschaftlichkeitsgebot und Beitragssatzstabilität: Die gesetzlichen Krankenversicherungen sind verpflichtet, ihre Leistungen möglichst wirtschaftlich zu produzieren. Oberstes Ziel ist seit langem die Beitragssatzstabilität.

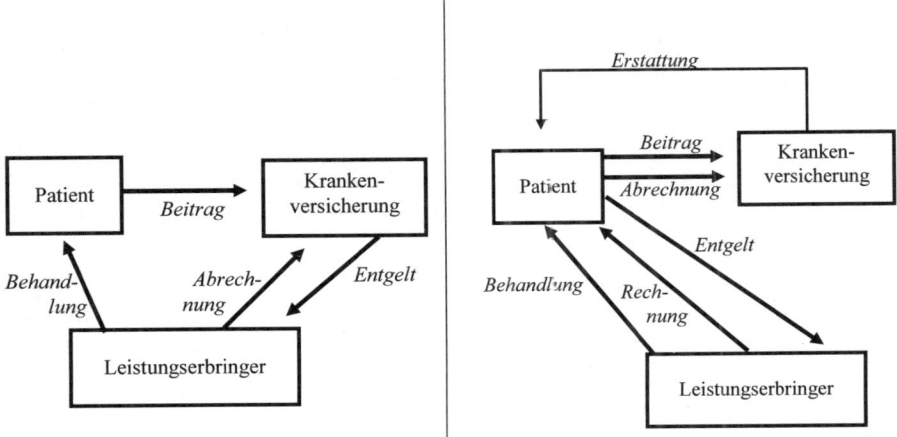

Abb. 41. Sachleistungsprinzip - Geldleistungsprinzip

Die Ortskrankenkassen hatten im Jahr 2006 25,2 Millionen Versicherte. Ihnen folgten die Angestelltenersatzkassen (21,8 Millionen Versicherte) sowie die Betriebskrankenkassen (14,4 Millionen Versicherte). Im Jahr 2006 gab es 16 Ortskrankenkassen, 7 Ersatzkassen für Angestellte, 3 Ersatzkassen für Arbeiter, 198 Betriebskrankenkassen, 16 Innungskrankenkassen, 9 landwirtschaftliche Kassen, eine Seekasse und eine Bundesknappschaft. Im Jahr 2004 waren es noch 17 Ortskrankenkassen, 7 Ersatzkassen für Angestellte, 6 Ersatzkassen für Arbeiter, 337 Betriebskrankenkassen, 32 Innungskrankenkassen, 20 landwirtschaftliche Kassen sowie eine Seekasse und eine Bundesknappschaft gewesen. Es ist zu erwarten, dass die Fusionstendenz anhält, insbesondere da das GKV-WSG 2007 erstmals Fusionen zwischen artfremden Kassen (z.B. DAK und AOK) zulässt.

Zwischen diesen Kassen gibt es einen Wettbewerb um die Versicherten, d.h., die meisten Deutschen müssen zwar gesetzlich versichert sein, können jedoch zwischen der Ortskrankenkasse, einer Ersatzkasse sowie den entsprechenden Spezialkassen (Betriebskrankenkasse, Innungskrankenkasse, Seekrankenkasse, landwirtschaftliche Kasse) wählen. Bei einer Kündigung bis zum 30. September eines Jahres kann zum 1. Januar des darauf folgenden Jahres die Kasse gewechselt werden. Zusätzlich ist ein Kassenwechsel bei einem Arbeitgeberwechsel oder bei einer Beitragserhöhung der Kasse möglich. In der Realität erfolgt ein Kassenwechsel jedoch relativ selten, Rentner wechseln praktisch überhaupt nicht.

Arbeitnehmer bis zu einem Arbeitseinkommen in Höhe der Krankenversicherungspflichtgrenze müssen gesetzlich versichert sein. Im Jahr 2007 lag diese Grenze bei 3.975 € brutto pro Monat. Wer ein höheres Einkommen hat, kann sich privat versichern oder freiwillig gesetzlich versichert bleiben. Von der Krankenversicherungspflichtgrenze abzugrenzen ist die Beitragsbemessungsgrenze. Liegt das Einkommen eines gesetzlich Versicherten über diesem Wert, so berechnet sich der Versicherungsbeitrag nur auf Grundlage dieses Wertes. Im Jahr 2007 betrug er 3.562,50 € pro Monat. bis 2003 waren Pflichtgrenze und Bemessungsgrenze identisch. Weiterhin ist die gesetzliche Krankenversicherung die Pflichtversicherung für Auszubildende, Studenten, Landwirte, Künstler, Publizisten, Vorruheständler, Rentner, Arbeitslose, Rehabilitanden und Behinderte, soweit ihr Einkommen nicht über der Pflichtgrenze liegt.

Die gesetzlichen Krankenversicherungen verlangen einen Versicherungsbeitrag, der sich unterhalb der Bemessungsgrenze als Produkt des Beitragssatzes mit dem Bruttoeinkommen ergibt. Die Höhe schwankt von Versicherung zu Versicherung, wobei sich seit der Einführung des Risikostrukturausgleiches die Unterschiede angeglichen haben. Der Risikostrukturausgleich wurde eingeführt, um das Solidaritätsprinzip auch zwischen den gesetzlichen Krankenkassen zu verwirklichen. Krankenkassen mit überwiegend männlicher, junger und gesunder Klientel hatten deutlich geringere

Ausgaben als Kassen, die Risikogruppen aufnahmen. So ist beispielsweise der typische Versicherte einer Techniker Krankenkasse ein junger, männlicher Ingenieur, während die Ortskrankenkassen sehr viele Frauen und Rentner versichert haben. Entsprechend waren die Kosten pro Versichertem bei den Ortskrankenkassen deutlich höher als bei den Ersatzkassen.

Der Risikostrukturausgleich erfolgt derart, dass eine Kasse, die überdurchschnittlich hohe Risiken (ursprünglich insbesondere die Altersverteilung der Klienten) versichert hat, eine Ausgleichszahlung aus dem Fond des Risikostrukturausgleichs bekommt, während Kassen mit unterdurchschnittlichem Risiko in diesen Fond einzahlen müssen. Dadurch konnten die Beitragssätze angeglichen werden. Bestand vor Einführung des Ausgleiches eine Diskrepanz zwischen 8 % für den niedrigsten Satz und 16 % für den höchsten, so beträgt die Diskrepanz heute nur noch 11 bis 14 %.

Die größten Probleme der gesetzlichen Krankenversicherung sind die Reduktion der sozialversicherungspflichtigen Beschäftigten in Deutschland sowie die (daraus teilweise resultierende) zurückgehende Lohnquote. Im Jahr 1992 waren noch 29,3 Millionen Deutsche sozialversicherungspflichtig beschäftigt. Dieser Wert sank bis 2005 auf 26,2 Millionen. Dies impliziert einen Rückgang der Einnahmen der GKV. Diese Entwicklung kann nicht derart gedeutet werden, dass die Gesamtbeschäftigung oder das Bruttosozialprodukt proportional gesunken sind. Vielmehr kam es zu einer Verschiebung der Beschäftigung zulasten sozialversicherungspflichtiger Tätigkeit und zulasten der Lohnquote. Dieser Quotient gibt an, welcher Anteil des Sozialproduktes durch Lohneinkommen erworben wird. Neben den Einkünften aus Löhnen setzt sich das Sozialprodukt noch aus Einkommen aus Kapitalverzinsung und so genannten Monopolgewinnen zusammen. Die Tatsache, dass die Lohnquote sinkt, bedeutet nicht unbedingt, dass es den normalen Menschen schlechter und den Großverdienern besser geht. Vielmehr haben heute ganz normale Bürger vermietete Eigentumswohnungen, Aktien, Wertpapiere und Spareinlagen, aus denen sie einen Teil ihres Einkommens beziehen. Das Problem für die gesetzliche Krankenversicherung ist, dass gegenwärtig der Krankenkassenbeitrag nicht an das Gesamteinkommen, sondern ausschließlich an das Lohneinkommen geknüpft ist. Eine sinkende Lohnquote muss deshalb zu einem steigenden Beitragssatz führen.

Ursprünglich wurde der Gesamtbeitrag zur Hälfte jeweils von Arbeitgeber und Arbeitnehmer getragen (paritätische Finanzierung). Steigende Beiträge führten jedoch zu einer erheblichen Belastung der Unternehmen mit Lohnnebenkosten, die die internationale Wettbewerbsfähigkeit einschränkten. Deshalb hat der Gesetzgeber zum 1. Juli 2005 die paritätische Finanzierung der GKV verändert. Die gesetzlichen Krankenkassen senkten ihre Beitragssätze um 0,9 Prozent, gleichzeitig erheben sie einen Sonderbeitrag von ebenfalls 0,9 Prozent, den jedoch nur die Versicherten und nicht mehr zur Hälfte die Arbeitgeber finanzieren. Gesetzlich versicherte Arbeitnehmer werden so mit dem bisherigen Arbeitgeberanteil in Höhe von 0,45 Beitragssatzpunkten belastet.

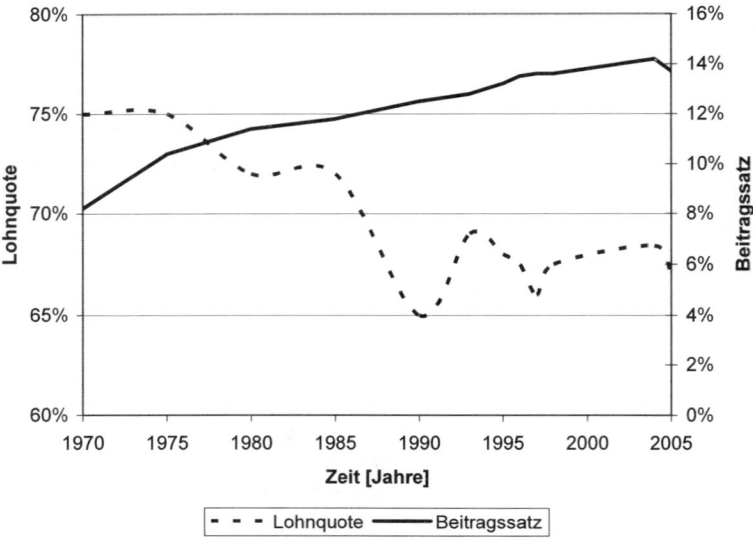

Abb. 42. Lohnquote (bereinigt) und Beitragssatz

Die gesetzliche Krankenversicherung in Deutschland wird bald 125 Jahre alt sein. Die Überalterung der Gesellschaft könnte sie jedoch in wenigen Jahren zu einem Auslaufmodell werden lassen. Derzeit werden Alternativen diskutiert, z.B. eine Bürgerversicherung, bei der für alle Bürger eine einkommensabhängige Versicherung Pflicht ist. In eine Bürgerversicherung müssten alle Bürger einzahlen, die Geld verdienen. Auch Beamte, für die bislang der Staat zumindest 50 % der Krankheitskosten übernimmt, müssten dieser Versicherung beitreten. Zusätzlich werden bei der Berechnung der Beiträge auch Einkommen aus Zinsen, Mieteinnahmen und Aktiengewinne berücksichtigt. Die Bürgerversicherung ist deshalb Ausdruck des Solidaritätszieles der Gesellschaft. Alternativ werden Modelle diskutiert, bei denen eine Minimalversicherung für einen festen Betrag abgeschlossen werden muss. Dieser Betrag ist nicht einkommensabhängig und für alle Bürger gleich (Gesundheitsprämie, Kopfpauschale). Wer sich diesen Betrag nicht leisten kann, kann staatliche Hilfe erhalten. Für höhere Leistungen muss sich jeder selbst privat versichern.

Die Bürgerversicherung wurde bislang von den Sozialdemokraten favorisiert, während die Christdemokraten eine Gesundheitsprämie fordern. Der Kompromiss der großen Koalition im Gesetz zur Stärkung des Wettbewerbs in der gesetzlichen Krankenversicherung (GKV-WSG 2007) besteht in dem so genannten Gesundheitsfonds, der sowohl Elemente der Gesundheitsprämie als auch der Bürgerversicherung enthält und 2009 eingeführt werden soll. Abbildung 43 zeigt das Prinzip eines Gesundheitsfonds. Arbeitgeber und Arbeitnehmer zahlen einen Beitrag in den Fond ein, der prozentual zum Bruttolohn ermessen wird. Zusätzlich gibt der Staat einen Zuschuss, z.B. in Höhe der Kosten der Mitversicherung von Kindern. Die teilweise Steuerfinanzierung der Krankenversorgung ist aus Sicht des Bismarck'schen Systems ein Tabubruch.

Die gesetzlichen Krankenversicherungen erhalten eine einheitliche Grundpauschale sowie einen alters- und risikoadjustierten Zuschlag. Der morbiditätsorientierten Risikostrukturausgleich (Morbi-RSA) berücksichtigt den Gesundheitszustand der Versicherten (z.B. anhand der Krankenhausdiagnosen und Arzneimittelverordnungen von etwa 80 Diagnosen), so dass Krankenkassen mit älteren und kränkeren Mitgliedern auch einen höheren Zuschlag erhalten. Sollten sie mit dieser Summe ihre Kosten nicht decken können, so können sie in bestimmten Grenzen von ihren Mitgliedern Zusatzbeiträge erheben. Die Höhe der Zusatzbeiträge im Verhältnis zur Leistung der Krankenkasse wird den Wettbewerb zwischen den Kassen bestimmen.

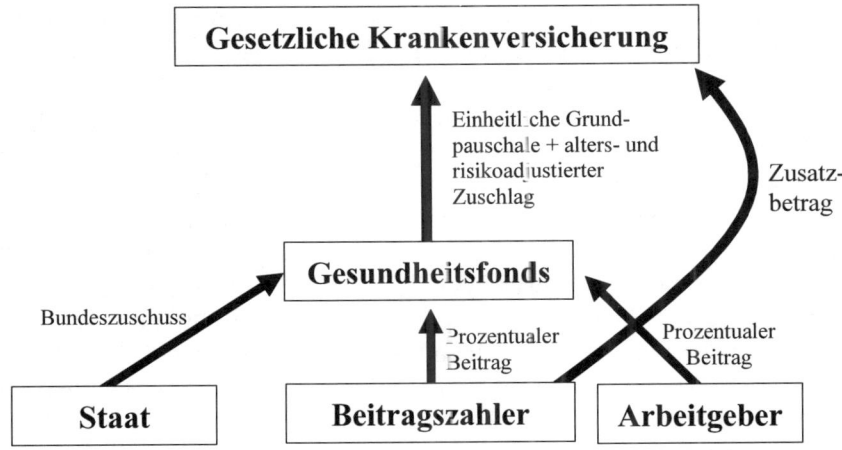

Abb. 43. Gesundheitsfonds

Ob dieser Gesundheitsfonds tatsächlich die Lösung der Finanzprobleme der gesetzlichen Krankenversicherung ist und welchen Weg die GKV gehen wird, ist derzeit nicht zu sagen. Eine tief greifende Reform ist angesichts der finanziellen Situation und der demografischen Prognose jedoch dringend erforderlich. Für den Gesundheitsökonomen unstrittig ist die Tatsache, dass auch eine perfekte Reform das grundlegende Problem der Ressourcenknappheit nicht beseitigen kann. Es wird nie ausreichend Ressourcen geben, um alle Bedarfe aller Bürger zu stillen. Die gesetzliche Krankenversicherung wird deshalb auch in Zukunft rationieren müssen.

Finanzierung der Krankenhäuser

Die Krankenversicherungen finanzieren eine Vielzahl von kurativen und präventiven Leistungen. Die beiden größten Blöcke sind hierbei die Leistungen der ambulanten, niedergelassenen Ärzte und die allgemeinen Leistungen der Krankenhäuser. Die Finanzierung dieser beiden Blöcke erfolgt derzeit aus unterschiedlichen und vollständig getrennten Budgets. Eine Übertragung von Mitteln aus dem einen Budget in das andere ist nur in Ausnahmefällen möglich. Schwierig ist die Situation dann, wenn Krankenhäuser ambulante Leistungen anbieten, die aus dem ambulanten Topf finanziert werden und somit das Budget der niedergelassenen Ärzte reduzieren. Im Folgenden soll zuerst die Situation der Krankenhäuser und anschließend die Finanzierung der niedergelassenen Ärzte diskutiert werden.

Im Jahr 2005 gab es in Deutschland 2.139 Allgemeine Krankenhäuser mit insgesamt 523.824 Betten, in denen 796.097 Vollzeitmitarbeiter 16.874.000 Patienten mit 144.576.000 stationären Pflegetagen behandelten (durchschnittliche Verweildauer 8,6 Tage). Hinzu kamen 1.270 Vorsorge- und Rehabilitationseinrichtungen mit 174.479 Betten, 1.814.000 Fällen und 46.774.000 Pflegetagen (durchschnittliche Verweildauer 25.8 Tage). Die Leistungen entsprachen einem Umsatz von über 60 Milliarden € (Allgemeinkrankenhäuser) bzw. 7,3 Milliarden € (Vorsorge- und Rehabilitationseinrichtungen). Wie Abbildung 44 zeigt, ging die Zahl der Krankenhäuser, der Pflegetage und der Betten kontinuierlich zurück, während die Zahl der Einweisungen anstieg. Die Arbeitsintensität stieg folglich massiv an.

Im Jahr 1991 standen 8,3 Betten in Allgemeinkrankenhäusern pro 1000 Einwohner zur Verfügung, während diese Statistik bis zum Jahr 2005 auf 6,4 abnahm. Diese Veränderung ist primär auf die Reduktion der durchschnittlichen Verweildauer zurückzuführen. Sie sank in diesem Zeitraum von 14,0 auf 8,6 Tage, wobei dies im europäischen Vergleich immer noch relativ hoch ist (Irland: 4,0). Die hohen Verweildauern in den 90er Jahren sowie die starke Reduktion der letzten Jahre sind primär eine Folge der deutschen Krankenhausfinanzierung.

Bis 1936 konnten Krankenhäuser relativ frei mit den Krankenkassen oder Privatpersonen über ihre Entgelte verhandeln. Es folgte eine monistische, staatlich regulierte Krankenhausfinanzierung, die jedoch zu einem erheblichen Investitionsstau führte. Als Folge trat 1972 das Krankenhausfinanzierungsgesetzt in Kraft, das den Übergang zu einer dualen Finanzierung beinhaltete. Der Staat, zuerst Bund und Länder gemeinsam, später ausschließlich die Länder, ist für die Finanzierung der Vorhalteleistungen verantwortlich, während die Krankenkassen die laufenden Ausgaben zu tragen haben. Es galt das so genannte Selbstkostendeckungsprinzip, d.h., Krankenhäuser erhielten im Nachhinein ihre Kosten vollständig ersetzt. Sobald ein Krankenhaus in den Landeskrankenhausplan aufgenommen wurde, bestand für die Krankenkassen ein Kontrahierungszwang, d.h., sie mussten die Selbstkosten dieses Hauses tragen. Die Aufnahme in den Landeskrankenhausplan war oftmals politisch begründet, so dass beispielsweise ein einflussreicher Landrat „sein" Kleinstkrankenhaus durchsetzen konnte. Alle Investitionen wurden vom Staat getragen und die Krankenkassen mussten alle Ausgaben finanzieren, selbst wenn benachbarte, vergleichbare Häuser deutlich günstiger arbeiteten.

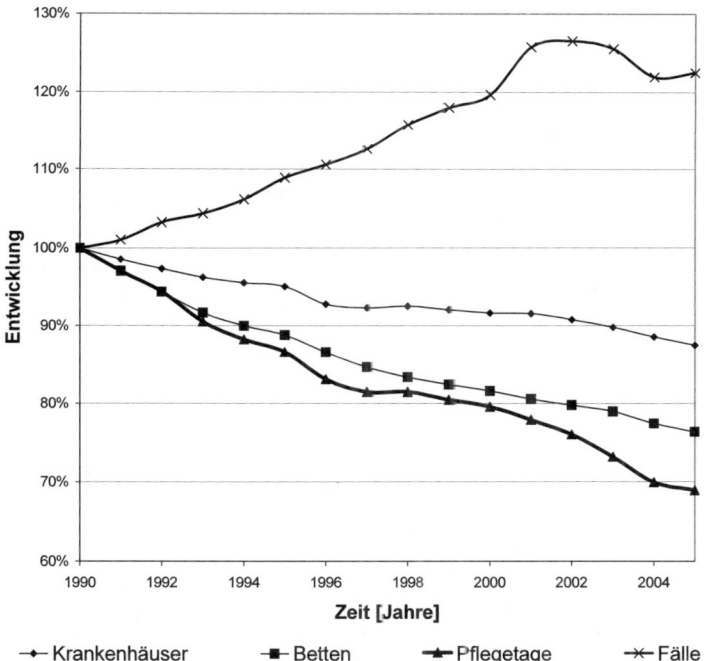

Abb. 44. Entwicklung des Krankenhaussektors

Die fehlenden Wirtschaftlichkeitsanreize, die künstliche Trennung von fixen und variablen Kosten, der technische Fortschritt sowie demografische Effekte führten während der 70er und 80er Jahre zu einer Kostenexplosion im Krankenhauswesen, die durch verschiedene Kostendämpfungsgesetze begrenzt werden sollte (vgl. Abbildung 45). Kosmetische Veränderungen, so z.B. der Versuch, lediglich vorauskalkulierte Selbstkosten eines sparsam wirtschaftenden und leistungsfähigen Krankenhauses zu decken, zeigten nur geringe Wirkung. Die Finanzierung über Pflegesätze bewirkte eine überdurchschnittliche Verweildauer in deutschen Krankenhäusern. Erst das „Gesetz zur Sicherung und Strukturverbesserung der gesetzlichen Krankenversicherung" (Gesundheitsstrukturgesetz) vom 1.1.1993 schaffte es, die Kosten zumindest teilweise zu begrenzen. Pauschalierte Entgelte (Fallpauschalen, Sonderentgelte) sowie prospektive Budgets wurden eingeführt und in der Folge mehrfach variiert (z.B. Gesetz zur Stabilisierung der Krankenhausausgaben 1996, StabG 1996). Seither ist es auch möglich, dass Krankenhäuser Gewinne oder Verluste erwirtschaften, die nicht in den Folgejahren von der Krankenkasse abgezogen bzw. gedeckt werden. Verlustreiche Krankenhäuser, die nicht von Bezirken oder karitativen Organisationen unterstützt werden, stehen folglich einem Insolvenzrisiko gegenüber – erstmals seit 1936.

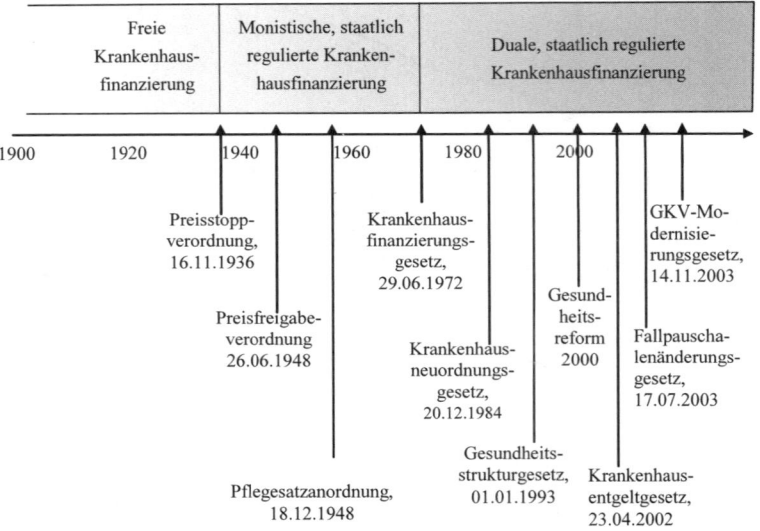

Abb. 45. Krankenhausfinanzierung in Deutschland

Der Entwurf der Gesundheitsreform 2000 sah eine vollständige Transition zur Monistik bis 2008 vor. Die Monistik, d.h. die ausschließliche Finanzierung der Vorhalte- und laufenden Kosten über Preise, hätte für kleine Krankenhäuser bedeutet, dass ihre relativ höheren Fixkosten nicht gedeckt werden würden. Der Gesetzesentwurf konnte jedoch politisch nicht umgesetzt werden, so dass das Gesetz zur Reform der gesetzlichen Krankenversicherung ab dem Jahr 2000 (GKV-Gesundheitsreform 2000) zwar ein pauschaliertes Entgeltsystem auf Basis der Diagnosis Related Groups vorsieht, dieses Entgelt soll jedoch ausschließlich die laufenden Ausgaben decken, während die Finanzierung der Vorhaltekosten nach wie vor durch die Länder erfolgen soll.

Der Nachteil des Pflegesatzsystems ist offensichtlich. Wie Abbildung 46 zeigt, verführt der Pflegesatz zu längeren Liegezeiten. Die Kosten in den ersten Tagen des Aufenthaltes sind höher als der tagesgleiche Pflegesatz, während in den letzten Tagen des Aufenthaltes der Pflegesatz über den Kosten liegt. Jeder Tag, den der Patient länger im Krankenhaus verbringt, erzeugt deshalb einen positiven Deckungsbeitrag. Lange Liegezeiten, Liegenlassen am Wochenende und höhere Fallkosten sind die Konsequenz. Wird hingegen fallweise bezahlt, wird der Patient so schnell wie möglich entlassen.

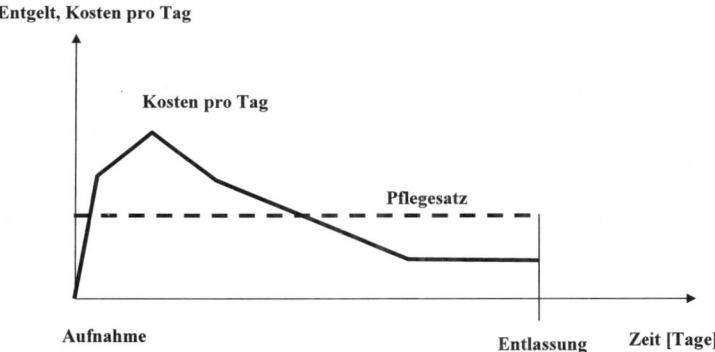

Abb. 46. Pflegesatz und Kosten

Die neue Krankenhausfinanzierung umfasst die Vergütung der allgemeinen vollstationären und teilstationären Krankenhausleistungen für einen Behandlungsfall. Hierzu werden Fallgruppen und Bewertungsrelationen bundeseinheitlich festgelegt; die Punktwerte sind (derzeit) nach Bundesländern differenziert. Die Bewertungsrelationen sind als Relativgewichte auf eine Bezugsleistung zu definieren. Komplexitäten und Komorbiditäten müssen berücksichtigt werden. Das Vergütungssystem lehnt sich an die Australian Refined DRGs an und wurde im Jahr 2003 von einigen Krankenhäusern bereits freiwillig eingeführt. Ab 2004 ist es für alle Allgemeinkrankenhäuser verpflichtend, wobei jedoch eine langsame Anpassung bis zum Jahr 2009 (bzw. für Maximalversorger bis 2010) erfolgen soll (Fallpauschalengesetz 2003).

Die Einführung von DRGs wird nur dann einen kostendämpfenden Effekt haben, wenn die zu behandelnden Fälle klar begrenzt werden. Letztendlich bedeutet die Einführung der DRGs deshalb erneut eine Deckelung, wenn auch mit mehr Transparenz als vorher. Hinzu kommt, dass Kleinstkrankenhäuser, Krankenhäuser der Maximalversorgung, Krankenhäuser in dünn besiedelten Räumen und Ausbildungskrankenhäuser die natürlichen Verlierer dieses System sind. Für sie sollen deshalb auszuhandelnde Sicherstellungszuschläge bezahlt werden. Ein landesweit einheitliches Vergütungssystem wird damit ausgehebelt.

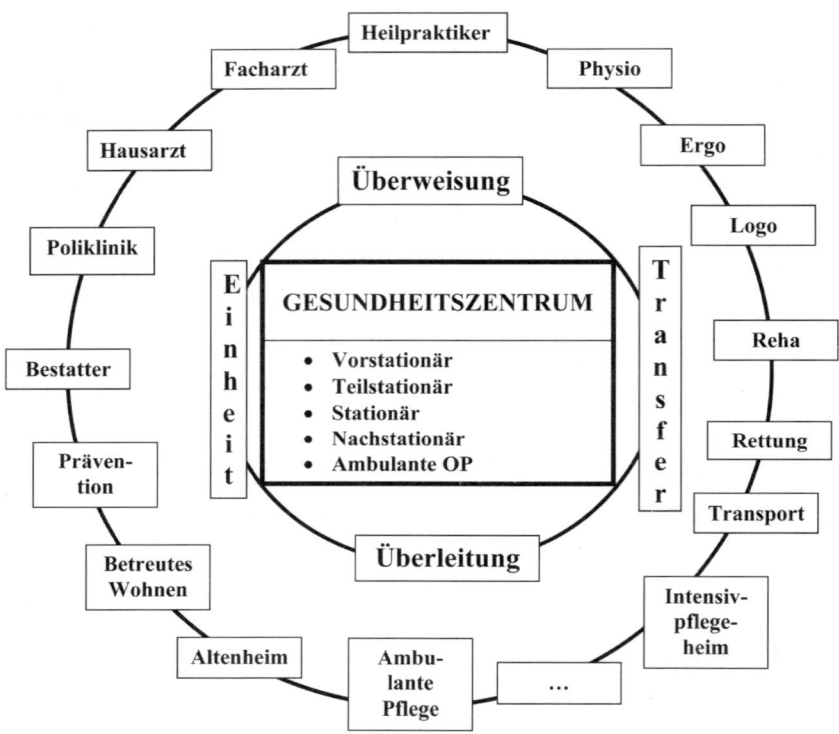

Abb. 47. Integrationsversorgung

Das GKV-Modernisierungsgesetz stellte eine weitere Herausforderung an die Krankenhäuser dar. Ab dem Jahr 2004 wurde 1 % des Krankenhausbudgets einbehalten. Dieses Geld steht für Integrationsprojekte zur Verfügung. Krankenhäuser können mit Arztpraxen, Praxisnetzen, ambulanten Diensten und vielen weiteren Beteiligten des Gesundheitswesens Pilotvorhaben initiieren und durch die Kassen finanzieren lassen. Dieser Blick über den Tellerrand des Krankenhauses ist ein erster Schritt zur Aufhebung der strikten Trennung der Finanzierung ambulanter und stationärer Dienste. Wie Abbildung 47 zeigt ist der Phantasie für mögliche Kooperationen keine Grenze gesetzt. Das Krankenhaus muss sich zu einem Gesundheitszentrum entwickeln, das in Einheit von Ort, Zeit und Handlung eine Vielzahl von Bedarfen abdecken kann.

Die letzten Jahre waren für die meisten Krankenhäuser extrem schwierig. Neben internen Problemen (z.B. die umfangreichsten Streiks der Krankenhausgeschichte) sehen sie sich immer wieder neuen Sparzwängen ausgesetzt. Beispielsweise hatte das GKV-WSG 2007 ein erneutes Opfer in Form eines Beitrags der Krankenhäuser zur Kostendämpfung in Höhe von 500 Millionen € vorgesehen. Durch intensive Lobbyarbeit konnte dieser Betrag halbiert werden. Letztlich ist es das Ziel der Politik, wenige leistungsfähige Krankenhäuser zu erhalten, die effizient und hochgradig verzahnt Krankenhausleistungen erstellen. Dies kann jedoch eine Gefährdung der Versorgung in Flächenstaaten implizieren. Das Ende der Gesundheitsreformen und des Veränderungsdruckes auf Krankenhäuser ist nicht abzusehen.

Finanzierung ambulanter ärztlicher Leistungen

Bis 1931 schlossen Krankenkassen direkte Verträge mit den ambulanten Leistungserbringern, insbesondere den niedergelassenen Ärzten ab. Die Konzentrationsprozesse der Krankenkassen führten jedoch zu einem Machtungleichgewicht. Die Kassen konnten selbständige Ärzte allein schon deshalb diskriminieren, da sie bis 1933 selbst noch in ihren eigenen ambulanten und stationären Einrichtungen Ärzte anstellen durften und somit als direkte Konkurrenz tätig waren. Das Ergebnis war ein Ärztestreik, der durch eine Notverordnung des Reichspräsidenten befriedet werden sollte.

Durch die Notverordnung wurde das Einzelvertragssystem aufgehoben und stattdessen ein System von regionalen Kassenärztlichen Vereinigungen aufgebaut. Die Vertragsverhandlung der Kassen erfolgte ab diesem Zeitpunkt nicht mehr mit jedem Arzt individuell, sondern zwangsweise mit der Kassenärztlichen Vereinigung (KV). Im Gegensatz zu den Krankenhäusern, die bis heute individuell mit den Krankenkassen verhandeln und abrechnen, hat der niedergelassene Arzt deshalb heute keinen direkten Kontakt zur Kasse. Zwischen die Kasse und den Arzt schlüpft die Kassenärztliche Vereinigung als Interessenverband, Verhandler und Inkassoinstitut. Abbildung 48 skizziert dieses System.

Jeder Arzt, der Kassenpatienten behandeln und seine Leistungen abrechnen möchte, muss Mitglied der Kassenärztlichen Vereinigung (KV) sein. Die Kassenzahnärztliche Vereinigung (KZV) hat eine identische Funktion für Zahnärzte. Die KV kann die Zulassung verweigern, wenn in einem bestimmten Gebiet bereits eine ausreichend hohe Zahl von Ärzten einer Fachgruppe praktiziert. Auf dem Höhepunkt der „Ärzteschwämme" gab es zusätzlich eine Fallzahlbegrenzung, d.h., ein zugelassener Arzt durfte nur eine bestimmte Zahl von Patienten betreuen. Der drohende „Ärztemangel" führte zur Abschaffung der Fallzahlbegrenzung und wird bald auch die Bedarfsberechnung in weiten Landesteilen unnötig machen. Mecklenburg-

Vorpommern beispielsweise sucht heute bereits händeringend nach Allgemeinmedizinern, die bereit sind, in ländlichen Regionen zu arbeiten.

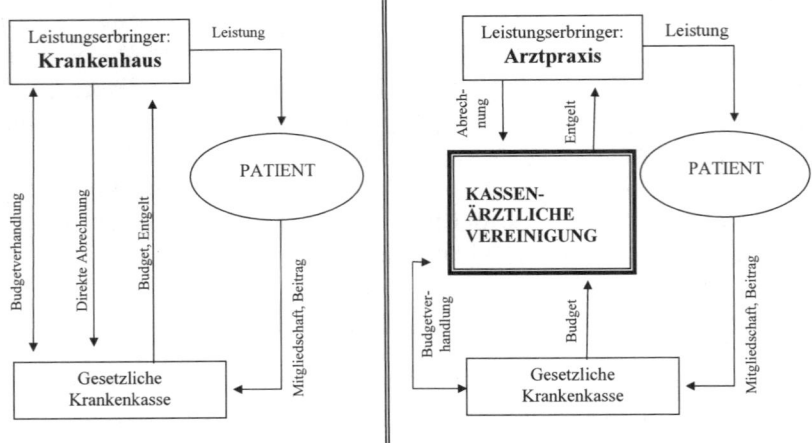

Abb. 48. Verhandlung und Abrechnung im Krankenhauswesen und von ambulanten, niedergelassenen Ärzten

Die ambulanten Leistungen werden gemäß dem Einheitlichen Bewertungsmaßstab (EBM) entgolten, der vom Bewertungsausschuss als Gremium der Kassenärztlichen Vereinigungen und der gesetzlichen Krankenkassen festgelegt wird. Der EBM (bzw. in seiner aktuellen Version EBM-2000+) bestimmt den Inhalt der abrechnungsfähigen Leistungen und ihr wertmäßiges, in Punkten ausgedrücktes Verhältnis zueinander. Der Arzt rechnet folglich mit wenigen Ausnahmen keine Euro ab, sondern eine Punktesumme.

Die zuständige KV teilt ihr Budget zuerst zwischen den einzelnen Fachgruppen (z.B. Hausärzte, Gynäkologen etc.) in Honorartöpfe auf. Anschließend summiert sie die Punktesummen aller Ärzte einer Fachgruppe auf und teilt den entsprechenden Honorartopf durch diese Punktesumme. Das Ergebnis ist der so genannte Punktwert, d.h. der monetäre Wert eines Punktes einer Fachgruppe. Der Erlös eines Arztes ergibt sich dementsprechend als Produkt seiner eigenen Punktesumme mit dem Punktwert seiner Fachgruppe. Die KV wiederum erhält ihr Budget durch Verhandlungen mit den Landesverbänden der gesetzlichen Krankenkassen. Sie handeln eine Kopfpauschale aus, die für alle gesetzlichen Krankenkassen gilt. Die KV erhält dann von jeder Kasse die Kopfpauschale multipliziert mit der Zahl der Mitglieder der jeweiligen Krankenkasse.

Neben der Finanzierungs- bzw. Inkassofunktion hat die KV eine Reihe von zusätzlichen Aufgaben übernommen. Sie vertritt die Rechte und wirtschaftlichen Interessen der Kassenärzte gegenüber den Krankenkassen, der

Politik und anderen Selbstverwaltungspartnern. So wirkt sie bei Gesetzgebungsverfahren und in der Konzertierten Aktion im Gesundheitswesen mit. Sie organisiert und unterstützt die Fort- und Weiterbildung von Kassenärzten.

Die Finanzierung ambulanter ärztlicher Leistungen unterliegt einem starken Veränderungsdruck. Das Punktesystem verführt zu einer individuellen Leistungsmengenausweitung zu Lasten anderer Ärzte, so dass eine Budget- oder Mengenbegrenzung eingeführt werden musste. Das so genannte Regelleistungsvolumen gibt eine Obergrenze für Leistungen in Abhängigkeit von der Patientenzahl und deren Morbidität vor. Das Entgelt pro Leistung ist abhängig von der Leistungsmenge. Abbildung 49 zeigt das Prinzip.

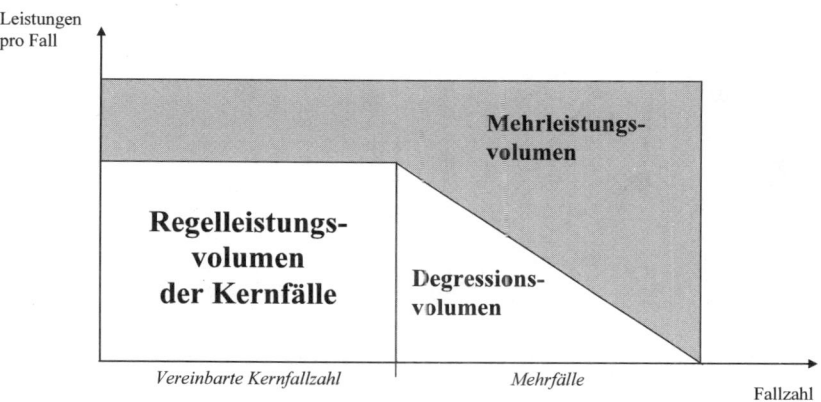

Abb. 49. Volumina in der Finanzierung der ambulanten ärztlichen Leistungen

Zwischen der Praxis und der KV wird eine bestimmte Patientenzahl vereinbart (Kernfallzahl), die als Normalleistung der Praxis angesehen wird. Die Praxis erhält pro Fall und Quartal eine bestimmte Punktsumme, die nach Patientenalter gestaffelt ist. Überschreitet die Praxis die Fallzahl, erhält sie zwar für jeden zusätzlichen Patienten ebenfalls eine Punktesumme, jedoch sinkt diese mit zunehmender Fallzahl (Degressionsvolumen). Die Leistungen pro Patient, die im Regelleistungsvolumen definiert sind, können überschritten werden. Allerdings erhält die Praxis für diese Mehrleistung nur noch einen sehr geringen Betrag (Mehrleistungsvolumen). Das Budget der Praxis setzt sich damit aus verschiedenen Punktesummen zusammen, die evtl. noch um spezielle Leistungsentgelte (z.B. für Prävention) ergänzt werden. Für den Arzt ist dies problematisch, weil er weder Planungssicherheit noch weitergehende Entscheidungsmöglichkeiten hat. Das GKV-WSG 2007 sieht deshalb einen Übergang auf feste Euro-Werte pro Leistung sowie Grundpauschalen vor.

Eine weitere Neuerung ist die Umgehung der Kassenärztlichen Vereinigung durch einzelne Arztpraxen oder Praxisverbünde. Die Verhandlungspo-
sition der niedergelassenen Ärzte hat sich insbesondere durch freiwillige
Kooperationen erheblich verbessert, so dass bezweifelt werden kann, ob die
Zwangsmitgliedschaft und das Verhandlungsmonopol der KV noch notwendig sind. Es sind Praxisnetze entstanden (Abbildung 50), die nicht nur
intern (Qualitätsmanagement, Verordnungsspiegel, Controlling), sondern
auch extern als Partner für Integrierte Versorgung eine immer größer werdende Rolle spielen.

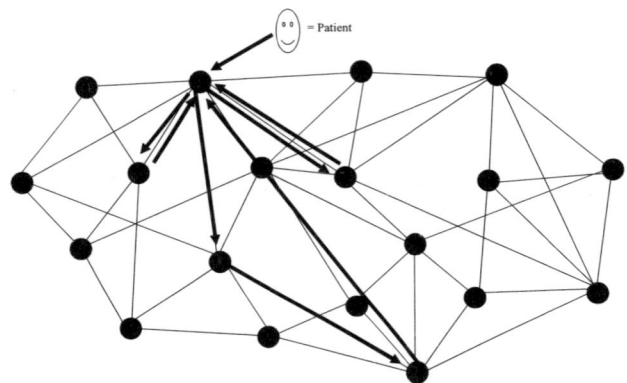

Abb. 50. Praxisnetz

Eine weitere Innovation ist die Zuzahlung, die seit dem Jahr 2004 in
Form einer Praxisgebühr verlangt wird. Erstmals erleben Kassenpatienten
monetär die Konsequenz eines Arztbesuches. Ziel sind Einnahmen für die
Kassen und eine Reduktion unnötiger Arztbesuche. Als Negativfolge wurde
die schlechtere Versorgung von Armutsgruppen registriert. Erneut zeigt sich
der Zielkonflikt zwischen Effizienz und Gerechtigkeit.

Eine weitere Innovation, die insbesondere den ambulanten ärztlichen Bereich betrifft, sind die so genannten Disease Management Programme
(DMP, Chronikerprogramme). Darunter versteht man die systematische und
ganzheitliche Betreuung eines Patienten mit einer (in der Regel) chronischen Erkrankung. So muss beispielsweise Diabetes sowohl beim Internis-
ten als auch beim Augenarzt, Hautarzt und bei einer Operation beachtet
werden. Hierzu ist es sinnvoll, wenn alle Informationen an einer Stelle
zusammenlaufen. Häufig wird dieser Gatekeeper der Hausarzt sein, der
aufgrund seiner umfassenden Kenntnis aller gesundheitsrelevanten Dimensionen des Lebens des Patienten kompetenter entscheiden kann als der
Spezialist, ob eine Maßnahme wirklich sinnvoll und notwendig ist. Im Jahr

2006 gab es entsprechende Programme für Brustkrebs, Diabetes mellitus Typ 1 und 2, koronare Herzkrankheit sowie Asthma/COPD.

Das Zusammenspiel von Kassenärztlicher Vereinigung und Ärzten ist äußerst komplex, da die Rollenverteilung nicht klar ist. Der Arzt sieht sich selbst als freien Beruf ohne kommerzielle Absicht. In der Realität handelt er jedoch in der Regel als gewinnorientierter Unternehmer, der den großen Vorteil hat, Anbieter und Nachfrageinduzierer in einer Person zu sein. Die KV ist die Vertretung der Ärzte, hat jedoch ein erhebliches Interesse an der Selbsterhaltung. Die Ärzte nehmen die KV oftmals nicht als ihren Fürsprecher, sondern als ihren Gegner wahr. Ob dieses Konstrukt zukunftsfähig ist, bleibt fraglich.

Innovationen

Die Krise des Gesundheitswesens führte in den letzten Jahren zu einigen Reformversuchen, die sowohl die Struktur der Krankenkassen (Managed Care) als auch deren Vertragsverhältnis zu den Leistungsanbietern (Strukturierte Behandlungsprogramme für Chroniker, Integrierte Versorgung, Medizinische Versorgungszentren) betroffen haben.

Managed Care ist eine primär aus den Vereinigten Staaten kommende Organisationsinnovation. Bislang schließen Krankenkassen mit allen Krankenhäusern, die in den Landeskrankenhausplan aufgenommen sind, Verträge, so dass der Versicherte eine freie Wahl seines Leistungserbringers hat. Ebenso hat er die freie Arztwahl, da seine Krankenkasse über die Kassenärztliche Vereinigung eine Vertragsbeziehung zu allen Kassenärzten hat. Beim Managed Care wird dieses Prinzip aufgehoben. Stattdessen schließen die Versicherer mit ausgewählten Leistungsanbietern spezielle Verträge, so dass die freie Wahl des Leistungserbringers eingeschränkt wird. Wie Abbildung 51 zeigt, gibt es verschiedene Ausprägungen dieses Selective Contracting.

Von einer Preferred Provider Organisation spricht man, wenn die Versicherung Verträge mit unabhängigen Ärzten oder Krankenhäusern schließt und der Versicherte sich von Anfang an für einen Leistungserbringer entscheiden muss. In der Regel schließt dies nicht aus, dass der Versicherte auch von anderen Anbietern behandelt wird, jedoch fällt dann in der Regel eine höhere Zuzahlung an. Üblich ist beispielsweise eine feste Wahl des Hausarztes, der bei Bedarf als Pförtner des Gesundheitssystems bzw. als Gatekeeper weiter überweist. Der Hausarzt ist der Preferred Provider. Geht der Patient zu einem anderen Allgemeinarzt oder zu einem Facharzt, ohne vorher den Preferred Provider zu kontaktieren, so muss er mit einer Zuzahlung rechnen.

Der Point-of-Service-Plan (POS) verlangt keine vorherige Festlegung des Versicherten, von welchem Leistungserbringer er sich behandeln lassen möchte. Der Versicherte kann theoretisch zu jedem Arzt und in jedes Krankenhaus. Er hat jedoch eine Liste, aus der er sehen kann, mit welchem Leistungserbringer seine Krankenkasse eine spezielle Vertragsbeziehung hat. Geht er zu einem Anbieter, der nicht auf dieser Liste steht, so muss er mit hohen Zuzahlungen rechnen. Innerhalb der Liste kann er jedoch frei wählen.

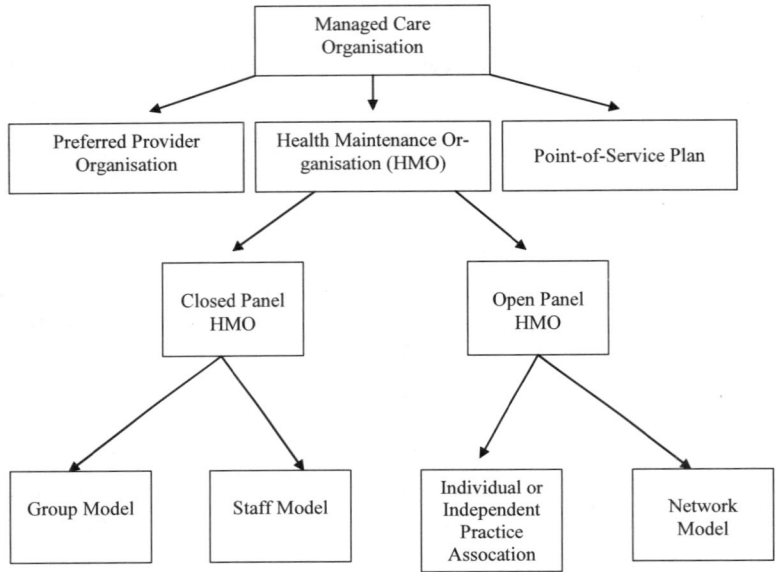

Abb. 51. Möglichkeiten des Managed Care

Sowohl bei der Preferred Provider Organisation als auch beim Point-of-Service-Plan bleibt die wirtschaftliche und rechtliche Selbständigkeit der Versicherung wie des Leistungserbringers vollständig erhalten. Bei einer Health Maintenance Organisation (HMO) hingegen kommt es zu einer über den Vertrag hinausgehenden Integration von Versicherung und Leistungserbringer. Bis 1933 war es in Deutschland üblich, dass Krankenkassen eigene ambulante Dienste anboten und Krankenhäuser betrieben. Die Krankenkassen waren folglich Health Maintenance Organisationen. Hitler hat bereits 1933 ein bis heute geltendes Verbot der HMOs in Deutschland erlassen, wobei das Hauptmotiv gewesen sein durfte, dass ein großer Teil der für Versicherungen tätigen Ärzte Sozialdemokraten und Juden waren. Die HMO ist deshalb in Deutschland eigentlich keine echte Innovation, sondern lediglich ein Reimport eines ursprünglich hier heimischen Konstruktes aus den USA und der Schweiz.

Die HMO kann verschieden gestaltet sein. In einer Closed Panel HMO bestehen feste Verträge zwischen der Versicherung und den Leistungserbringern. Im Group Model sind die Leistungserbringer zwar rechtlich selbständig, sie dürfen jedoch nur Patienten der HMO behandeln. Der Vorteil für den Arzt besteht darin, dass er einerseits rechtlich selbständig ist, andererseits oftmals die komplette Arztpraxis von der HMO gestellt bekommt und feste Kunden hat. Beim Staff Model verlieren die Ärzte ihre rechtliche Selbständigkeit, sie sind Angestellte der HMO.

Die Open Panel HMO unterscheidet sich von der Closed Panel HMO dadurch, dass die Leistungserbringer auch Patienten behandeln dürfen, die nicht in der HMO versichert sind. Die Versicherten hingegen haben kein Wahlrecht. Im Gegensatz zur Preferred Provider Organisation führt die Mitgliedschaft in einer Closed Panel HMO zu einem Verlust jeglichen Erstattungsanspruches, falls ohne Überweisung des Gatekeepers ein anderer Arzt aufgesucht wurde. Bei der Individual bzw. Independent Practice Association schließt die Versicherung einen Vertrag mit einzelnen Anbietern, bei dem Network Model wird ein Vertrag mit einer Gruppenpraxis oder anderen integrierten Organisationen (z.B. Netzwerk aus Hausarzt, Facharzt, Physiotherapeuten) geschlossen.

Eine weitere Innovation ist das Medizinische Versorgungszentrum (MVZ). Medizinische Versorgungszentren sind fachübergreifende, ärztlich geleitete Einrichtungen, in denen Ärzte als Angestellte oder Vertragsärzte tätig sind. Das MVZ gleicht einem Ärztehaus mit gemeinsamer Verwaltung und verschiedenen Haus- und Fachärzten unter einem Dach. Allerdings sind die Ärzte des MVZ (teilweise) Angestellte, während sie im Ärztehaus rechtlich selbständige, kooperierende Unternehmer sind. Theoretisch darf jeder eine Poliklinik gründen, solange er die fachliche Leitung einem Arzt übergibt. Gründet eine Krankenversicherung ein MVZ, so ergibt dieses Konstrukt eine HMO.

Das MVZ ist eine Neuauflage der Polikliniken aus der DDR. Zum Zeitpunkt der Wiedervereinigung bestanden in Ostdeutschland 1650 dieser Einrichtungen, während die ambulante ärztliche Versorgung in der BRD vollständig von Freiberuflern als selbständige Unternehmer getragen wurde. Bis zur Einführung des GKV-Modernisierungsgesetzes (GMG) am 1. Januar 2004 hatte sich die Zahl der Polikliniken in Ostdeutschland auf 50 reduziert, die ausschließlich in Berlin und Brandenburg lagen. In den westlichen Bundesländern hatte sich kein MVZ etablieren dürfen. Das GMG erlaubte und förderte die Gründung von MVZs, und bis Mitte 2006 gab es bereits 420 derartige Organisationen in Deutschland, der überwiegende Anteil lag in Westdeutschland (Spitzenreiter: Bayern). In ihnen arbeiteten über 1300 Mediziner, wobei etwa die Hälfte angestellt war, die andere Hälfte war freiberuflich tätig. Neben Grundversorgungs-MVZs (z.B. Allgemeinmediziner, Kinderarzt, Orthopäde, Augenarzt) gibt es in Ballungszentren auch indikationsbezogene Spezialisierungs-MVZ (z.B. Diabetes-MVZ).

Weitere Innovationen sind die bereits genannten Disease Management Programme (strukturierte Behandlungsprogramme, Chronikerprogramme) und die ebenfalls bereits erwähnte Integrierte Versorgung, die die Leistungsanbieter und auch die Krankenkassen vor neue Herausforderungen stellen. Integrierte Versorgung (IV) bedeutet, dass niedergelassene Ärzte, Krankenhäuser, Apotheken und weitere Leistungsanbieter koordiniert zusammenwirken und damit die festen Sektorengrenzen, die ja auch Budgetgrenzen sind, überwinden. Es wurde schon früh erkannt, dass die Sektorstarrheit ein Hauptgrund für Doppeluntersuchungen, Qualitätsmängel und hohe Kosten ist. IV versucht, diese Grenzen zu durchbrechen, indem beispielsweise ein Akutkrankenhaus, eine Rehaklinik und mehrere Vertragsärzte die Behandlung gemeinsam die Verantwortung für einen Patienten (z.B. mit Schlaganfall) übernehmen. Hierzu gehört der Austausch von Informationen, die Einhaltung von bestimmten Behandlungsstandards sowie unter Umständen auch eine pauschale Vergütung.

Die integrierte Versorgung wurde über Jahre gefordert, jedoch in der Praxis kaum umgesetzt. Das GMG sah jedoch die Regelung vor, dass sowohl aus dem ambulanten als auch dem stationären Sektor jeweils ein Prozent des Budgets einbehalten werden sollte, um eine Anschubfinanzierung für IV-Projekte zu gewährleisten. Dadurch stieg bis Zahl der abgeschlossenen IV-Verträge bis Mitte 2006 auf über 2.200.

Managed Care, Medizinische Versorgungszentren, Disease Management Programme und Integrierte Versorgung stellen Herausforderungen an die Krankenkassen dar. Früher verhandelten Krankenversicherungen ausschließlich mit einer Kassenärztlichen Vereinigung und einigen wenigen Krankenhäusern. In Zukunft werden sie zusätzlich Vertragsverhandlungen mit großen und kompetenten MVZs, Ärztenetzen, IV-Verbünden oder sonstigen Netzwerken führen, die ein spezielles Programm oder Projekt anbieten. Ob diese Innovationen tatsächlich zu mehr Qualität und geringen Kosten im Gesundheitswesen führen, kann noch nicht abschließend beantwortet werden.

Fassen wir zusammen: Die Nachfrage nach Gesundheitsdienstleistungen entsteht in der Regel dadurch, dass ein Mensch einen gesundheitlichen Mangel erlebt. Er erfährt, mit welcher Gesundheitsdienstleistung dieser Mangel abgebaut werden kann, d.h., er entwickelt einen Bedarf. Nur wenn seine Kaufkraft ausreichend, die Distanz nicht zu groß, die Qualität ausreichend und der Nutzen im Verhältnis zum Preis und zu anderen Gütern groß genug sind, wird aus dem Bedarf eine konkrete Nachfrage am Markt. Auf dem Weg von der medizinisch feststellbaren Krankheit bis zur Nachfrage kann viel geschehen. Es ist die Aufgabe der Gesundheitsökonomik diese Filtersysteme zu verstehen und Maßnahmen zu entwickeln, um die Filter durchlässiger zu machen. Gleichzeitig soll jedoch verhindert werden, dass Bedürfnisse, die nicht auf einem medizinisch feststellbaren Mangel beruhen, auf Gesundheitsdienstleistungen projiziert werden. Es ist wirtschaftlicher, das Bedürfnis nach Zuwendung in einer stabilen Gesellschaft, in der Familie oder der Seelsorge zu erfüllen als in der Arztpraxis. Die Theorie der Nachfrage der Gesundheitsökonomik berührt deshalb auch Randgebiete, die an die Theologie, Psychologie, Soziologie und Pädagogik grenzen.

Kapitel 4: Angebot

Dieses Kapitel analysiert, wie Gesundheitsdienstleistungen erstellt und zu welchen Preisen sie angeboten werden. Es handelt sich folglich überwiegend um betriebswirtschaftliche Aspekte der Gesundheitsökonomik. Die meisten Lehrbücher vermeiden es, betriebs- und volkswirtschaftliche Aspekte gemeinsam zu behandeln. Dies liegt zum einen an der traditionellen Trennung dieser Fächer in der akademischen Lehre, zum anderen aber auch daran, dass sich die meisten Lehrbücher der Gesundheitsökonomik an Studierende des Hauptstudiums der Betriebs- oder Volkswirtschaftslehre richten, die bereits die Grundlagen des jeweils anderen Faches verpflichtend studiert haben. Für Mediziner oder Pflegekräfte ohne Grundkenntnisse dieser Fächer ist es absolut notwendig, auch die betriebswirtschaftlichen Grundlagen der Leistungserstellung im Betrieb zu analysieren. Hierzu dient dieses Kapitel.

4.1 Gesundheitsbetriebslehre: Überblick

Gesundheitsbetriebe produzieren kundenpräsenzbedingende Dienstleistungen. Eine Dienstleistung ist immateriell (im Gegensatz zu einem Sachgut, wie z.B. einem Auto oder einer Tablette), sie ist damit nicht lagerbar und nicht transportierbar. Es ist nicht möglich, Appendektomien auf Vorrat durchzuführen, um sie dann einem Patienten zu geben, wenn er akut kommt. Ebenfalls nützt es nichts, eine Operation in den USA durchführen zu können, wenn der Patient in Deutschland ist. Hierin unterscheiden sich Dienstleistungen von Sachgütern, die mit wenigen Ausnahmen gut lager- und transportierbar sind. Es gibt Dienstleistungen, die an Objekten erbracht werden, z.B. der Kundendienst am Auto. Auch sie sind weder lager- noch transportierbar. Der Autobesitzer muss jedoch beim Service nicht anwesend sein, seine Abwesenheit wird sogar gewünscht. Gesundheitsdienstleistungen sind hingegen kundenpräsenzbedingende Dienstleistungen. Die Kundenpräsenz besagt, dass der Patient (= Kunde) bei der Leistungserstellung persönlich anwesend sein muss. Er kann sich nicht vertreten lassen, die Dienstleistung ist nicht an Dritte übertragbar. Etwas plastischer gesagt: Wenn ich Zahnweh habe, kann ich weder meinen Bruder für mich zum Zahnarzt schicken noch meine Zähne vorbeibringen. Die Dienstleistung muss an mir persönlich erbracht werden.

Die Erstellung dieser kundenpräsenzbedingenden Dienstleistung ist deshalb ein sehr spezieller Produktionsprozess, der im Folgenden genauer analysiert werden soll. Hierzu werden die Teilsysteme der Betriebswirtschaftslehre dargestellt. Es ist hilfreich, den Betrieb als offenes System zu verstehen, so wie beispielsweise das Modell eines biologischen Systems Erkenntnisse über Funktion, Elemente und Relationen liefern kann.[1]

Ein System ist eine geordnete Gesamtheit, bestehend aus einer Menge von Elementen und einer Menge von Relationen zwischen den Elementen der betrachteten Gesamtheit. Entscheidend ist, dass das System mehr als die Summe seiner Einzelteile ist, so wie z.B. der Mensch mehr ist als die Summe seiner Glieder und Organe.

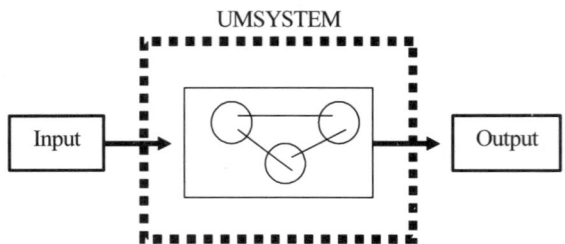

Abb. 52. Offenes System

Ein Element ist ein Teil einer betrachteten Gesamtheit, der aufgrund von Zweckmäßigkeitsgründen nicht weiter unterteilt werden soll. Hierbei ist zu bedenken, dass der jeweilige Untersuchungszweck darüber entscheidet, was nun ein Element ist. Will man z.B. den Körper eines Menschen beschreiben, kann man die Elemente Rumpf, Arme, Beine und Kopf nennen. Dies genügt. Für einen Arzt ist es jedoch sinnvoll, jedes dieser Elemente selbst wiederum als komplexes System zu betrachten, das selbst aus Einzelteilen besteht, die ebenfalls Elemente des Subsystems sind. So besteht der Kopf aus Ohren, Augen, Mund, Nase, Wangen... Sie lassen sich erneut aufteilen. Aus Sicht des Systems Kopf sind das System Körper ein Übersystem und das System Ohr ein Untersystem. Wie tief die Gliederung erfolgt, hängt vom Untersuchungszweck ab.

Die Menge und Art der Elemente sowie aller zwischen den Elementen herstellbaren materiellen und informationellen Relationen bezeichnen die Struktur eines Systems. Die Struktur muss zweckmäßig sein, d.h., mit Hilfe

---

[1] Hierzu und zu dem folgenden Kapitel siehe ausführlicher Fleßa, S. (2003): Geistlich Denken – Rational Handeln. Lembeck, Frankfurt a.M.

der Struktur werden die Elemente so einander zugeordnet, dass das System seine Funktion erfüllen kann. Bei offenen Systemen kann man die Funktion allgemein als die Transformation von Input in Output beschreiben. So ist beispielsweise eine Kuh ein Tier, dessen Funktion es ist, aus Gras Milch zu produzieren. Sie transformiert Gras in Milch. Nur solange sie diese Funktion erfüllt, hat sie in den Augen des Landwirts eine Existenzberechtigung.

Die Wahrnehmung der Funktion setzt voraus, dass die Teile des Systems nicht nur existieren, sondern auch aktiv werden. Sie erfordert die raumzeitliche Realisierung der Aufgabe des Systems. Sie wird als Prozess bezeichnet. So kann beispielsweise ein Kraftfahrzeug alle Einzelteile (Elemente) in der richtigen Montage (Struktur) haben, aber trotzdem nicht fahren (Prozess). Auch ein Betrieb kann die richtige Aufbauorganisation (Struktur) und ausreichend Produktionsfaktoren (Elemente) haben, und trotzdem keine verkaufbaren Produkte (Funktion) erstellen. Der Prozess, d.h. das tatsächliche Handeln, ist etwas anderes als Struktur und Elemente.

Das System ist in eine große Zahl von Sachverhalten eingebunden, die zwar nicht zum System selbst gehören, aber unmittelbaren Einfluss darauf ausüben. Diese Sachverhalte werden allgemein als Umsystem bezeichnet. So wird die Milchproduktion der Kuh durch die Qualität der Wiesen, die Niederschläge, Rinderkrankheiten und die Laune des Landwirtes beeinflusst. Der Betrieb wird von den Preisen auf den Beschaffungs- und Absatzmärkten, Gesetzen oder der Konjunktur beeinflusst. Diese Einflussfaktoren gehören nicht zum Betrieb, aber sie betreffen den Betrieb. Sie gehören zu seinem Umsystem.

Der Transformationsprozess muss gesteuert werden. Zur Veranschaulichung der wichtigsten Komponenten kann ein allgemeines Regelkreismodell verwendet werden, wie es von Abbildung 53 beschrieben wird.

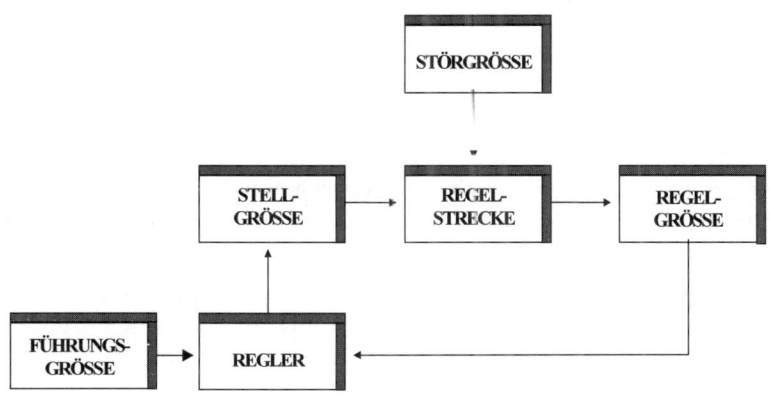

Abb. 53. Regelkreismodell

Ausgangspunkt jeder Systemsteuerung ist eine Führungsgröße. Sie kommt nicht aus dem System, sondern muss extern „geladen" werden. Hierzu ist ein normativer Rahmen nötig, aus dem sich Werte und Visionen ableiten, die dann in einem Zielbildungsprozess in reale und erreichbare Ziele umgesetzt werden. Die Betriebswirtschaftslehre kann diese Führungsgrößen nicht selbst erzeugen. Sie benötigt stets externe Vorgaben. Deshalb wurde im zweiten Kapitel dieser Einführung in die Gesundheitsökonomik ein Werte- und Zielsystem diskutiert.

Der Regler stellt die Variablen (Stellgrößen) innerhalb gegebener Strukturen ein. So ist ein Wasserhahn ein Regler. Mit seiner Hilfe wird warmes und kaltes Wasser in eine Badewanne gelassen (Regelstrecke). Das Ergebnis ist ein Badewasser mit einer bestimmten Temperatur (Regelgröße). Der Badende überprüft die Temperatur mit Hilfe eines Thermometers. Sollte sie zu warm oder zu kalt sein, verändert er die Stellung der Wasserhähne (kalt/warm), d.h., er gibt einen Feedback von der Regelgröße zum Regler.

In jedem Betrieb gibt es zahlreiche dieser Regelungssysteme. Nehmen wir als Beispiel die Pflege eines älteren Patienten in einem Krankenhaus. Er sollte so behandelt werden, dass er sich nicht wund liegt. Dieses Ziel wird erreicht, indem der Patient regelmäßig fachgerecht gelagert wird und die gefährdeten Stellen vorsorglich eingerieben werden. Sollte trotzdem eine wunde Stelle auftreten, wird die Pflegekraft entsprechende Gegenmaßnahmen ergreifen, um das ursprüngliche Ziel zu erreichen. Sie passt also ihre Aktivitäten an.

Im Folgenden sollen diese grundsätzlichen systemtheoretischen Aussagen auf den Krankenhausbetrieb als Beispiel für einen Gesundheitsdienstleister übertragen werden. Das Umsystem eines Krankenhauses umfasst unterschiedlichste Komponenten, wie z.B. die Rechts- und Wirtschaftsordnung, die Konjunktur und die Märkte. In Deutschland herrscht eine freiheitlich-demokratische Grundordnung. Institutionen, und somit auch Gesundheitsbetriebe, müssen sich letztlich demokratisch legitimieren lassen. Gesetze, und hier insbesondere das Arbeitsrecht, sind ständige Nebenbedingungen betrieblichen Handelns, die die Aktivitäten des Krankenhauses einschränken. Nur innerhalb dieser vom Umsystem gegebenen Grenzen können Entscheidungen gemäß dem betrieblichen Zielsystem getroffen werden. Diese Rahmendaten sind Bedingungen, die akzeptiert werden müssen. Sie sind keine Probleme, die gelöst werden können. Dies widerspricht nicht der Tatsache, dass strategisch, d.h. langfristig, Krankenhäuser auch ihre Rahmenbedingungen beeinflussen, z.B. über die Mitwirkung der Krankenhausgesellschaften im Gesetzgebungsverfahren. Für das einzelne Haus stellen Gesetze, Marktlage, Wirtschaftssystem etc. jedoch kurz- und mittelfristig unveränderliche Rahmendaten dar.

Das Umsystem liefert die Inputs (Produktionsfaktoren) und nimmt die Leistungen des Betriebes ab. Für das Umsystem hat das Krankenhaus nur eine Funktion bzw. einen Zweck: Die Produktion von Gesundheitsdienst-leistungen, d.h. von Problemlösungen für die Gesundheitsprobleme der Bevölkerung. Dies geschieht durch Transformation von Produktionsfaktoren in Dienstleistungen, die sich positiv auf die Lebensqualität bzw. die Gesundheit der Bevölkerung auswirken. Wenn ein Krankenhaus diese Funktion nicht mehr erfüllt, ist das Umsystem nicht mehr bereit, diesen Betrieb mit ausreichend Produktionsfaktoren zu versorgen. Der Betrieb wird insolvent – so wie der Bauer eine Kuh, die nicht mehr ausreichend Milch gibt, schlachtet.

Die Funktion des Betriebs besteht allgemein in der Transformation von Produktionsfaktoren in nachgefragte Güter. Abbildung 54 zeigt dies schematisch.

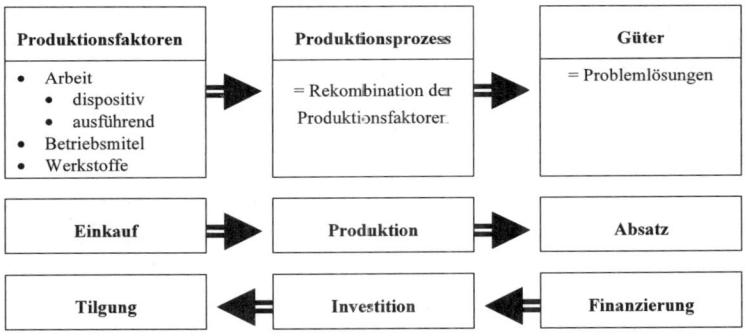

Abb. 54. Leistungs- und finanzwirtschaftlicher Funktionskreis

Die Inputfaktoren eines Betriebes werden je nach ihrer Beschaffenheit als Arbeit, Betriebsmittel oder Werkstoffe bezeichnet. Arbeit ist der Input an menschlicher Leistung, die sowohl planerisch, organisierend bzw. kontrollierend (dispositive Arbeit) als auch direkt am Produkt bzw. Kunden geschehen kann (ausführend). Betriebsmittel (z.B. Gebäude, Maschinen) sind notwendig zur Leistungserstellung, werden jedoch nicht bei der Produktion verbraucht. Werkstoffe hingegen werden bei der Produktion aufgebraucht und stehen für keine weiteren Prozesse zur Verfügung (z.B. Treibstoff, Rohstoffe).

Der Chefarzt, die Stationsleitung und der Verwaltungsleiter leisten überwiegend dispositive Arbeit, die Pflegekraft auf der Station, der Assistenzarzt und der Buchhalter überwiegend operative Arbeit. In vielen Fällen sind die Arbeitstypen vermischt. So ist beispielsweise ein Oberarzt sowohl dispositiv als auch operativ tätig, d.h., er plant, organisiert und kontrolliert die Arbeit seiner Assistenzärzte (dispositive Arbeit), aber er untersucht und behandelt auch Patienten (operative Arbeit).

Krankenhausgebäude, Betten, Röntgengeräte, Ultraschallgeräte, Laborausstattung und Fahrzeuge sind typische Beispiele für Betriebsmittel. Sie haben zwar auch eine begrenzte Lebensdauer, aber sie werden nicht unmittelbar bei der Behandlung eines Patienten verbraucht. Medikamente, Reinigungsmittel, Nahrungsmittel, Labormaterialien, Röntgenfilme und Benzin für die Fahrzeuge sind hingegen typische Beispiele für Werkstoffe, die bei der Leistungsstellung verbraucht werden.

Die Beschaffung der Betriebsmittel und Werkstoffe wird als Einkauf bezeichnet, die Beschaffung der Mitarbeiter als Akquisition. Die Rekombination der Produktionsfaktoren nennt man Produktion, wobei das Wort sowohl für Sachgüter als auch die Dienstleistungen verwendet wird. Der komplette Behandlungsprozess ist aus betriebswirtschaftlicher Sicht ein Produktionsprozess, bei dem zahlreiche Produktionsfaktoren geschickt kombiniert werden, so dass zum Schluss ein Behandlungserfolg herauskommt. So verwendet der Chirurg die Ausstattung des Operationssaals (Betriebsmittel), seine Instrumente (Betriebsmittel), Nahtmaterial (Werkstoff), Implantate (Werkstoff), die Arbeitskraft der OP-Pfleger und seine eigene Arbeitskraft dazu, um eine Operationsdienstleistung zu erstellen.

Die Verwertung der Leistung wird als Absatz bezeichnet. Im Sachgüterbereich fallen Absatz und Produktion oftmals räumlich und zeitlich auseinander, da die Produkte lagerbar und transportierbar sind. Bei kundenpräsenzbedingenden Dienstleistungen müssen Produktion und Absatz in Einheit von Ort, Zeit und Handlung erfolgen. Zusammenfassend ergibt sich – wie in Abbildung 54 dargestellt – der Fluss der Güter im Unternehmen grundsätzlich als Einkauf, Produktion und Absatz.

Dem güterwirtschaftlichen Strom (Leistungswirtschaft) steht ein Geldstrom (Finanzwirtschaft) entgegen. Wie ein Spiegelbild bzw. wie die andere Seite einer Münze ist das eine nicht ohne das andere vorstellbar. Der Verkauf von Produkten führt zu einem Zustrom an Geld. Jeder Fluss von Geld in den Betrieb wird als Finanzierung bezeichnet. Diese kann durch den Absatz der Produkte oder die Aufnahme von Krediten erfolgen. Das Geld wird im Unternehmen verwendet, und die Verwendung finanzieller Mittel zum Produktionszweck ist eine Investition (im weiteren Sinne). Schließlich müssen Schulden zurückbezahlt werden, die z.B. durch den Kauf von Produktionsfaktoren entstehen. Diese Rückzahlung ist die Tilgung und steht spiegelbildlich zum Einkauf. Leistungswirtschaftliche und finanzwirtschaftliche Sphäre sind folglich Spiegelbilder ein und derselben Sache.

Das Problem der Leistungswirtschaft ist deren Dokumentation. So wird beispielsweise in der Inventur genau erhoben, welche Betriebsmittel und Werkstoffe zu einem bestimmten Stichtag in einem Unternehmen vorhanden sind. Dies ergibt eine lange Liste unterschiedlichster Objekte mit ganz verschiedenen Skalen: Wellblech für das neue Dach (qm), Tomaten für das Mittagessen (kg), Bier im Kiosk (Liter) und Gas für die Patienten (m³) müssten theoretisch aufaddiert werden, um ein Gesamtbild zu erhalten. Dies ist nicht möglich. Deshalb weicht man gerne auf die finanzwirtschaftliche Sphäre aus und erhebt mit Hilfe eines Gewichtungsfaktors den Wert dieser Güter. Der einheitliche Gewichtungsfaktor ist der Preis, so dass sich alle Güter in Geldeinheiten ausdrücken lassen. Das betriebliche Rechnungswesen ist folglich die Dokumentation der finanzwirtschaftlichen Sphäre und damit des ganzen Betriebsgeschehens.

Zwischen den einzelnen betrieblichen Elementen herrschen bestimmte Beziehungen (Relationen), die einen wirtschaftlichen Einsatz überhaupt erst möglich machen. Sie können materiell, informationell oder personell sein. Der Materialfluss vom Einkaufsmarkt, über die Lagerung, den internen Transport bis hin zum Absatzmarkt ist Untersuchungsgegenstand der Logistik. Die Informationswirtschaft ist bestrebt, die benötigten Informationen zeitnah und präzise zur Verfügung zu stellen. Sie ist häufig EDV-gestützt, um aus der großen Datenmenge die nötigen Informationen, d.h. Antworten auf konkrete Fragen, bereitzustellen. Da – wie gezeigt wurde – alle betrieblichen Aktivitäten eine monetäre Sphäre betreffen, ist das betriebliche Rechnungswesen der wichtigste Informationslieferant. Das externe Rechnungswesen (z.B. Bilanz, Gewinn- und Verlustrechnung) liefert dabei auch Informationen an Dritte (z.B. das Finanzamt), während das interne Rechnungswesen (z.B. Kosten- und Leistungsrechnung, Betriebsstatistik) nur zur Information und Entscheidungsvorbereitung der Betriebsmitglieder gedacht ist. Die Aufbauorganisation ist ein Ausdruck personeller Relationen, d.h. die Schaffung einer Hierarchie von Vorgesetzten und Untergebenen.

Die Steuerung des Betriebes wird als Unternehmensführung bezeichnet. Oftmals wird sie mit dem Begriff Management als Teilgebiet der Betriebswirtschaftslehre gleichgesetzt. Wie im allgemeinen Systemmodell dargestellt, gehört hierzu erstens die Festlegung von grundlegenden Werten und Zielen. Kein Betrieb kann dieses Zielsystem aus sich heraus entwickeln. Der Regelungsprozess erfolgt durch den dispositiven Faktor, d.h. die dispositive menschliche Arbeitsleistung. Sie umfasst die Planung, Organisation, Personalauswahl, Leitung und Kontrolle des Betriebsprozesses. Die Ausübung dieser Tätigkeiten besteht in einem Vorbereiten und Treffen von Entscheidungen unter Zuhilfenahme von Informationen, die sich aus den Beziehungen von menschlicher Arbeit, Betriebsmitteln und Werkstoffen zueinander ergeben.

Schließlich ist das Krankenhaus nicht statisch, sondern dynamisch in ein sich ständig änderndes Umsystem eingebunden. Auch das Krankenhaus muss sich deshalb ändern, was durch die so genannte Betriebsgenetik analysiert wird. So wird ein gut geführtes Hospital auf verändertes Nachfrageverhalten durch die Aufnahme neuer Leistungen reagieren. Die Aufnahme von Neuerungen (Innovationen) sowie die Analyse von Lebenszyklen sind wichtige Teilaspekte der Betriebsgenetik. Manchmal wird im Laufe eines

Betriebslebens aber auch ein größerer Einschnitt nötig, so z.B. bei der Verlagerung eines Standortes, bei der Wahl einer anderen Rechtsform oder am künstlichen Lebensende eines Betriebes (Insolvenz).

Die wichtigsten der skizzierten Teilsysteme werden im Folgenden vertieft dargestellt. Hierzu werden zuerst die Leistungs- und Finanzwirtschaft diskutiert, anschließend das Management und das Rechnungswesen. Das Kapitel schließt mit der Herleitung einer Angebotsfunktion. Im Literaturverzeichnis sind Lehrbücher zur Vertiefung aufgeführt.

4.2 Leistungs- und Finanzwirtschaft der Dienstleister

4.2.1 Einkauf, Produktion, Absatz

Die Leistungswirtschaft erfasst die güterwirtschaftliche Seite des Unternehmens. Das Betriebsgeschehen wurde von uns allgemein als Transformation von Input in Output beschrieben, wobei der Input von Produktionsfaktoren als Beschaffung, der Transformationsprozess als Produktion und die Leistungsverwertung der Outputs als Absatz bezeichnet werden. Die Produktion ist nichts weiter als die Rekombination von materiellen, humanen und informationellen Produktionsfaktoren zu Sachgütern oder Dienstleistungen. Mit dieser Definition widerspricht es in keiner Weise der Humanität, wenn man im Krankenhaus von einem Produktionsprozess spricht. Niemand wird bezweifeln, dass im Gesundheitsbetrieb Gebäude, Anlagen, Nahrungsmittel, Medikamente und menschliche Arbeit geschickt verbunden werden, um Patienten zu heilen. Folglich werden hier Gesundheitsdienstleistungen produziert.

Die Beschaffung der materiellen Produktionsfaktoren ist eine überwiegend technische Angelegenheit, anhand deren jedoch einige ökonomische Prinzipien aufgezeigt werden können. Dazu dient die folgende Fallstudie: Ein Unternehmen benötigt 120.000 Mullbinden pro Jahr. Jede Binde kostet 1 €. Pro Bestellung fallen zusätzlich 250 € an Beschaffungskosten an. Welche Menge sollte das Unternehmen auf einmal bestellen bzw. einlagern? Der Zinssatz beträgt 10 %.

Zuerst muss der Lagerbestandsverlauf analysiert werden. Abbildung 55 zeigt zwei von vielen Möglichkeiten. Das linke Bild gibt die klassische Sägezahnkurve wieder. Eine Lieferung mit der Bestellmenge q füllt das Lager auf, anschließend erfolgt ein kontinuierlicher Abgang. Ist das Lager leer, erfolgt ein erneuter Zugang in Höhe von q. Es treten keine Fehlmengen und keine Sicherheitsbestände auf. Im rechten Bild hingegen wird ein Sicherheitsbestand nie unterschritten. Dies ist im Gesundheitswesen immer dann empfehlenswert, wenn eine hohe Dringlichkeit der Verfügbarkeit besteht, z.B. bei wichtigen Medikamenten.

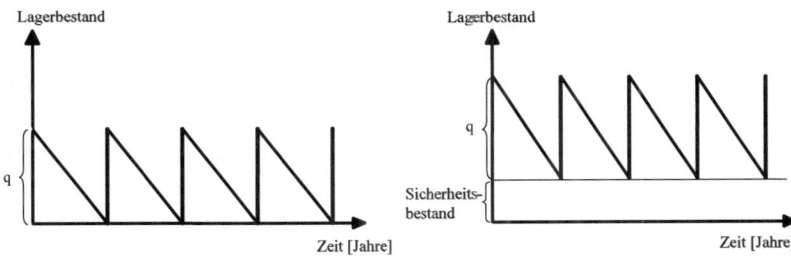

Abb. 55. Lagerbestandsverläufe

In diesem Fallbeispiel wird ein Lagerbestandsverlauf vermutet, wie er durch die linke Abbildung dargestellt wird. Das konkrete Problem lautet: Wie oft pro Jahr soll welche Menge eingekauft werden? Im Extremfall wird der Jahresbedarf von 120.000 Mullbinden auf einmal eingekauft. Hierfür fallen 250 € Beschaffungskosten für den Bestellvorgang und die Lieferung an. Nun folgt eine Komponente des typisch betriebswirtschaftlichen Denkens: die Opportunitätskosten.

Der Betriebswirt geht davon aus, dass das Geld (120.000 € für 120.000 Mullbinden) auch anders verwendet hätte werden können. Man hätte beispielsweise nur 10.000 € für 10.000 Binden ausgeben müssen (Bedarf von einem Monat) und hätte damit 110.000 € für ein Monat auf das Sparbuch legen können. Hierfür hätte man Zinsen eingenommen. Die Kosten der Lagerhaltung von 120.000 Binden bestehen folglich in dem entgangenen Zinsgewinn durch die Nichtausnutzung der Anlagemöglichkeit auf dem Sparbuch. Die entgangenen Gewinne werden als Opportunitätskosten bezeichnet. Das Denken in alternativen Verwendungsmöglichkeiten, d.h. der Opportunitätskostenansatz, ist typisch für das betriebswirtschaftliche Denken.

Man berechnet folglich, welcher Betrag im Durchschnitt eines Jahres auf dem Lager gebunden war. Bei einmaligem Einkauf am Jahresanfang liegen durchschnittlich Binden mit einem Wert von 60.000 € auf dem Lager, so dass bei einem Zinssatz von 10 % Opportunitätskosten der Lagerung von 6.000 € anfallen. Dementsprechend sind die gesamten Lagerhaltungskosten 6250 €, d.h. 250 € Bestellkosten und 6000 € Lagerkosten. Alternativ könnte man jeden Monat 10.000 Binden bestellen. Damit würden 12 Bestellungen anfallen, die Bestellkosten würden 12 · 250 € = 3000 € betragen. Im Durchschnitt würden 5.000 Binden auf dem Lager liegen, d.h., die Opportunitätskosten wären 500 €. Folglich wären die Gesamtkosten der Lagerhaltung nur 3250 €. Durch eine häufigere Bestellung können die Kosten folglich von

6250 auf 3250 € gesenkt werden. Wird hingegen fünf Mal pro Jahr jeweils 24.000 Stück bestellt, betragen die Gesamtkosten nur 2450 € (= 5 · 250 € + 12.000 € · 10%). Da die Mullbinden in jedem Fall bezahlt werden müssen, sind sie nicht entscheidungsrelevant und werden im Rahmen einer Lagerkostenminimierung nicht berücksichtigt.

Allein durch eine geschickte Einkaufspolitik können die Kosten massiv reduziert werden. Die Versorgung der Patienten ist nicht schlechter als vorher, kein Patient leidet, keine Pflegekraft wird überlastet und kein Arzt bricht seinen Hippokratischen Eid. Trotzdem kann eine ökonomische Einkaufspolitik viel Geld sparen. Das ist genau das Prinzip der Ökonomik: Erhöhung der Effizienz.

Neben der Beschaffung ist die Produktion eine wesentliche Komponente der Leistungswirtschaft. Hierbei ist eine Reihe von Teilproblemen zu lösen. Zuerst muss prinzipiell entschieden werden, was ein Unternehmen produziert. Diese langfristige Festlegung erfolgt in der so genannten Geschäftsfeldplanung. Die Standortplanung determiniert, wo ein Unternehmen produziert. Im Dienstleistungsbereich müssen der Produktions- und der Absatzstandort identisch sein, im Sachgüterbereich sind sie meist unterschiedlich. Die Investitionsplanung legt fest, mit welchen Investitionsgütern (Grundstücken, Gebäuden, Maschinen, Fuhrpark) das Produktionsprogramm erfüllt wird.

Die konkrete Umsetzung des strategischen Produktionsprogramms innerhalb der durch die vorhandene Produktionstechnologie gegebenen Grenzen erfolgt in der operativen Produktionsprogrammplanung. Konkret stellt sich die Frage, welche Güter ein Unternehmen produzieren und anbieten soll, um seine Ziele zu erreichen. So könnte das strategische Produktionsprogramm eines Krankenhauses lauten: „Wir spezialisieren uns auf Orthopädie". Die konkrete Umsetzung muss dann festlegen, wie viele Meniskusoperationen und Hüftprothesen im nächsten Jahr tatsächlich durchgeführt werden.

Schließlich wird die Dienstleistung konkret produziert, d.h., die Produktionsfaktoren müssen rekombiniert werden. Wie dargestellt, erfordern Gesundheitsdienstleistungen in der Regel die Kundenpräsenz, d.h., sie sind nicht auf jemand anderen übertragbar. So muss beispielsweise der Patient selbst zum Zahnarzt und kann nicht seinen Bruder schicken. Der Zahnarzt kann die Behandlung nur vornehmen, wenn der Patient selbst in der Praxis ist, er kann nicht auf Vorrat behandeln. All dies unterscheidet die Dienstleistungsproduktion erheblich von der Sachgüterproduktion und stellt hohe Forderungen an den Produktionsfaktor menschliche Arbeit. Um dies zu erläutern soll der Dienstleistungsprozess aufbauend auf der Beschreibung im 2. Kapitel dieses Buches tiefer gehend analysiert werden.

Die Dienstleistungsproduktion wurde als ein zweistufiger Rekombinationsprozess beschrieben. In der Vorkombination werden die normalen Produktionsfaktoren rekombiniert, so dass die Produktionsbereitschaft entsteht. So schaltet beispielsweise eine OP-Schwester das Licht ein, legt die Instrumente bereit und überprüft die Geräte. Die eigentliche Produktion erfordert die Präsenz des Kunden (externer Faktor), der von außerhalb des Betriebes kommt. Erst seine Präsenz ermöglicht die Endkombination, bei der die Vorkombination, der externe Faktor und weitere Produktionsfaktoren kombiniert werden.

Die Dienstleistungsproduktion ist folglich immer zweistufig: In einem ersten Schritt wird die Produktionsbereitschaft erstellt. Dieser Schritt unterscheidet sich nicht von einer Sachgüterproduktion. Im zweiten Schritt erfolgt die Endkombination, wobei der Kunde in der Regel anwesend ist und einen erheblichen Beitrag zum Produktionsergebnis leistet. Der Erfolg der Produktion ist damit nicht mehr ausschließlich in der Hand des Produzenten, sondern wird teilweise von dem Kunden gesteuert. So ist beispielsweise das Heilungsergebnis einer Krankenhausbehandlung nicht nur von der Kunst der Ärzte, Pflegekräfte etc. abhängig, sondern auch von dem Heilungswillen des Patienten.

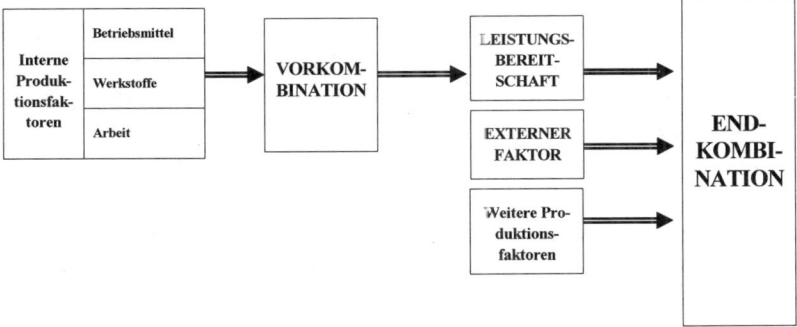

Abb. 56. Dienstleistungsprozess

Aus diesem Spezialfall der Produktion ergeben sich zwei wichtige Aussagen: Erstens ist die Qualität des Produktionsergebnisses nicht unmittelbar in der Hand des Unternehmens. Die Ergebnisqualität der Vorkombination ist messbar und unmittelbar beeinflussbar, während die Endkombination unwägbar ist. Qualitätsmanagement ist deshalb gerade im Dienstleistungsbereich nötig.

Das Modell der Dienstleistungsproduktion knüpft unmittelbar an das Qualitätsmodell von Donabedian an, das im Gesundheitswesen weite Verbreitung gefunden hat. Wie bereits kurz dargestellt, unterscheidet Donabedian Struktur-, Prozess- und Ergebnisqualität. Die Strukturqualität erfasst die Güte der Produktionsfaktoren, die Prozessqualität die Regelhaftigkeit der Produktionsprozesse, die Ergebnisqualität das Endergebnis. Dabei setzt er voraus, dass eine hohe Strukturqualität eine notwendige, wenn auch nicht hinreichende Voraussetzung für eine gute Prozessqualität ist, die selbst wiederum eine notwendige, aber nicht hinreichende Voraussetzung für eine gute Ergebnisqualität ist. Anhand obiger Darstellung lässt sich erkennen, dass der Produktionsprozess der Vorkombination lediglich eine Struktur- und Prozessqualitätsanalyse ermöglicht, während das Ergebnis nie unabhängig vom Kunden gesehen werden kann. Qualität wird damit zu einem subjektiven Wert, der mehr von der Perzeption des Betroffenen als von objektiv feststellbaren Größen abhängig ist.

Zweitens führt die Anwesenheit des Kunden beim Produktionsprozess zu einer hohen Verantwortung des Personals. Der Käufer eines Kraftfahrzeuges ist nur an dem Ergebnis der Produktion interessiert, nicht an dem Entstehungsprozess. Ob der Monteur zornig ist, ob er unangenehm riecht, ob er kontaktscheu oder vulgär ist: Solange das fertige Auto korrekt montiert ist und gut riecht, ist ihm der Produktionsvorgang egal. Anders empfindet der Kunde eines Krankenhauses diese Eigenschaften. Da er selbst bei der Produktion anwesend ist, macht es einen großen Unterschied, ob der Arzt freundlich oder zornig ist, ob er unangenehme Gerüche ausstrahlt oder Schimpfworte verwendet. Dies alles wird den Beitrag des Kunden als externer Faktor zur Produktion beeinflussen. Deshalb hängt der Erfolg eines Dienstleisters mehr noch als eines Sachgüterproduzenten von der Mitarbeiterorientierung ab.

Die Dienstleistungseigenschaft impliziert, dass Produktion und Absatz zusammenfallen. Absatz ist deshalb im Gesundheitswesen bislang kein großes Thema. Marketing hingegen wird – richtig verstanden – immer mehr zu einer Kernaufgabe des Krankenhausmanagers. Marketing ist nicht identisch mit Absatz, der Funktion der Leistungsverwertung. Marketing ist vielmehr eine alle Teilaspekte des Unternehmens umfassende Konzeption der Unternehmensführung, die alle betrieblichen Aktivitäten konsequent auf die Erfordernisse des Absatzmarktes ausrichtet. Vom Einkauf, über die Finanzierung, die Personalbeschaffung bis hin zur Logistik wird stets gefragt: Was möchte der Kunde? Marketing untersucht deshalb die Bedürfnisse der Kunden.

Zur Umsetzung der gewonnenen Erkenntnisse stehen der Unternehmensleitung verschiedene Instrumente zur Verfügung, die sie zum Marketing-Mix kombiniert. Die klassischen Elemente sind die Produktpolitik (Produziere nur die Dienstleistungen, die dein Kunde wirklich zur Befriedigung seiner Bedürfnisse möchte!), Preispolitik (Biete deine Dienstleistungen zu Konditionen an, die für den Kunden erschwinglich sind!), Distributionspolitik (Nutze die Zugänge zu deinen möglichen Kunden, die ihnen am angenehmsten sind!) und Kommunikationspolitik (Kommuniziere deine Leistungsbereitschaft dem möglichen Kunden, damit er erfährt, dass du in der

Lage bist, seine Bedürfnisse zu stillen!). Es muss an dieser Stelle wohl nicht ausgeführt werden, dass eine konsequente Umsetzung dieses Konzeptes zu einer völligen Umstrukturierung der Abläufe in Gesundheitseinrichtungen führen würde, die sich bislang immer noch stärker an den Anforderungen der Chefärzte als an den Bedürfnissen der Patienten orientieren.

4.2.2 Finanzierung, Investition, Tilgung

Die reine Naturaltauschwirtschaft benötigt kein Geld. Realgüter werden unmittelbar gegen Realgüter getauscht. Es entsteht kein Kredit. Der Nachteil dieser originären Wirtschaftsform ist zweifelsohne, dass ein Tausch nur dann stattfinden kann, wenn beide Partner genau das Gut haben wollen, das der andere gerade zum Tausch anbietet. Eine Naturaltauschwirtschaft ist deshalb extrem schwerfällig. Eine moderne, viele Millionen Menschen ernährende arbeitsteilige Wirtschaft ist so nicht möglich.

Deshalb schufen Menschen das Geld. Geld nimmt verschiedene Aufgaben wahr. Es ist das allgemein anerkannte Tauschmittel, so dass ein Realgut auch dann gehandelt werden kann, wenn kein anderes Realgut unmittelbar eingetauscht wird. Geld hat weiterhin die Funktion, Werte über eine bestimmte Zeit aufzubewahren. Deshalb wird Geld aus Metall oder Papier hergestellt, Materialien, die kaum verderben. Weiterhin dient Geld als Recheneinheit. Man muss aber betonen: Geld ist lediglich ein Instrument, um das Wirtschaften effizienter zu gestalten. Es ist nicht Ziel und Angelpunkt der Ökonomik.

Eine Geldwirtschaft wird in der Regel auch eine Kreditwirtschaft sein. So muss ein Arzt beispielsweise damit rechnen, dass er die Überweisung von der Kassenärztlichen Vereinigung erst nach Monaten erhält. Zwischenzeitlich muss er bereits seine Miete, seine Sprechstundenhilfe und seine Verbrauchsstoffe bezahlen. Entweder er hat soviel Privatvermögen, dass er diese Zeit überbrücken kann, oder er benötigt für die zeitliche Differenz einen Kredit. Besonders deutlich ist die Notwendigkeit der Kreditaufnahme bei Anlagegütern. Der niedergelassene Arzt investiert große Beträge in seine Praxis, die er erst im Laufe vieler Jahre zurück erhält. Jeder Patient, den er behandelt, sollte durch sein Entgelt einen kleinen Teil dieser Investitionssumme zurückzahlen. Zwischenzeitlich muss der Arzt einen Kredit aufnehmen.

Die Finanzwirtschaft ist folglich das Spiegelbild der Leistungswirtschaft. Durch den Absatz erhält der Gesundheitsdienstleister finanzielle Mittel, die er für die Investition und den Bezug von Produktionsfaktoren einsetzt. Das Finanzierungsproblem entsteht nur dadurch, dass für bestimmte Zeit die Einzahlungen geringer sind als die Auszahlungen. Wenn dieser Zustand immer anhält, wird das Unternehmen insolvent. Wenn dieser Zustand jedoch nur kurz- oder mittelfristig währt, muss die zeitliche Differenz durch Kreditaufnahme überbrückt werden. Diese Kredite werden später wiederum getilgt, so dass Finanzierung, Investition und Zahlungsverkehr die drei Teilelemente der Finanzwirtschaft sind.

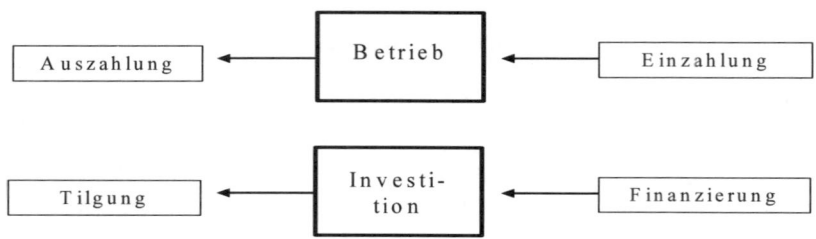

Abb. 57. Die Finanzwirtschaft

Unter Finanzierung versteht man jede Beschaffung von Kapital. Die Betriebswirtschaft unterscheidet zwischen Innen- und Außenfinanzierung sowie zwischen Eigen- und Fremdfinanzierung. Eigenfinanzierung bezeichnet den Zufluss von neuem Eigenkapital, d.h. Kapital der Eigentümer der Unternehmung. Handelt es sich um eine Unternehmung ohne eigene Rechtspersönlichkeit (z.B. Einzelunternehmung, Offene Handelsgesellschaft, Gesellschaft des bürgerlichen Rechts), so erfolgt die Erhöhung des Eigenkapitals formlos, in der Regel als neue Einzahlung des Eigentümers auf das Konto des Unternehmens. Bei Gesellschaften mit eigener Rechtspersönlichkeit (z.B. Aktiengesellschaft, Gesellschaft mit beschränkter Haftung) ist zur Erhöhung des Eigenkapitals ein formaler Schritt (z.B. Ausgabe neuer Aktien, Änderung eines notariell beglaubigten Vertrages) nötig. Fließt dem Unternehmen hingegen neues Kapital von Personen und Institutionen zu, die nicht Eigentümer sind, handelt es sich also um Fremdkapital, so spricht man von Fremdfinanzierung.

Gründet ein Arzt eine Praxis, so wird in der Regel sowohl Eigen- als auch Fremdfinanzierung erfolgen. Der Arzt verwendet einen Teil seines Privatvermögens, um die Praxisausstattung zu kaufen; es kommt zur Eigenfinanzierung. Meist wird sein Vermögen jedoch nicht ausreichen, so dass er noch einen Kredit bei einer Bank aufnimmt. Außerdem wird er manche Rechnungen noch etwas liegenlassen, d.h., er wird zum Schuldner seiner Lieferanten. Beides sind Beispiele für Fremdfinanzierung.

Kommt das neue Kapital von außen in die Unternehmung, spricht man von Außenfinanzierung. Die Einzahlung von neuem Eigenkapital durch die Eigentümer ist folglich eine Form der Außenfinanzierung, aber auch die Aufnahme eines Kredites bei einer Bank. In beiden Fällen fließt das neue Kapital von außen zu. Generiert das Unternehmen hingegen Gewinne und verwendet sie als neues (Eigen-) Kapital im Unternehmen, so spricht man von Innenfinanzierung, da das neue Kapital von innen heraus, d.h. aus den Gewinnen, stammt. Innenfinanzierung kann jedoch auch die Beschaffung neuen Fremdkapitals von innen sein, wenn z.B. Pensionsrückstellungen gebildet werden. Das Unternehmen verwendet einen Teil seiner Erträge für einen Pensionsfond. Es verspricht seinen Mitarbeitern, nach deren Berentung eine bestimmte Summe (monatlich) zu bezahlen. Bis zum Ausscheiden des Mitarbeiters aus dem Betrieb muss diese Rückstellung entsprechend groß sein. Es handelt sich also um Kapital, das eigentlich dem Mitarbeiter gehört, jedoch bis zu dessen Rente vom Betrieb verwendet werden kann (Fremdkapital) und von innen heraus, d.h. ohne Zufluss neuen Kapitals von außen, generiert wird (Innenfinanzierung). Die klassische Unterscheidung in Innen- und Außen- sowie Eigen- und Fremdfinanzierung sowie jeweils ein Beispiel für ein Finanzierungsinstrument zeigt Tabelle 3.

Tabelle 3. Finanzierungsmatrix

	Innenfinanzierung	**Außenfinanzierung**
Eigenfinanzierung	z.B. Rücklagen	z.B. Aktien
Fremdfinanzierung	z.B. Rückstellungen	z.B. Darlehen

Es soll an dieser Stelle noch erwähnt werden, dass neben den eigentlichen Finanzierungsinstrumenten auch der Verzicht auf eine Finanzierung zu diskutieren ist. Leasing, Factoring und Franchising werden deshalb als Finanzierungssurrogate bezeichnet. Unter Leasing versteht man die Miete von Anlagegütern. Wird beispielsweise ein Gebäude nicht gekauft, sondern gemietet, spart dies Kapital. Factoring ist der Verkauf von Forderungen gegen Kunden an eine spezielle Bank. Das Unternehmen wartet nicht, bis die Zahlungsfrist abgelaufen ist, sondern erhält das Geld gleich von dieser Bank, allerdings unter Abschlag einer Gebühr. Die reduzierte Zeitspanne, bis das Geld dem Unternehmen zufließt, führt zu einem geringeren Kapitalbedarf. Franchising ist die entgeltliche Überlassung von Unternehmensstrategien und -symbolen an Dritte, die sich im Gegenzug verpflichten, ihr eigenes Unternehmen wie eine Filiale des Franchisinggebers zu führen. So kann man beispielsweise kaum erkennen, welche McDonalds Restaurants dem Konzern gehören und welche von selbständigen Unternehmern betrieben werden, die gegen eine Gebühr das komplette Werbe-, Produkt- und Symbolsystem von McDonalds übernommen haben.

Die Finanzierungssurrogate spielen bislang im Gesundheitswesen eine geringere Rolle. Im stationären Bereich sind bislang alle Investitionen vom Staat übernommen worden. Lediglich Privatkrankenhäuser und niedergelas-

sene Ärzte experimentieren mit diesen Instrumenten. In Zukunft ist jedoch
zu erwarten, dass immer mehr Gesundheitsinstitutionen mit großem Kapitalbedarf ihre Einrichtungen und Gebäude leasen werden. Ein Franchising-
system für Arztpraxen wird gerade im Zusammenhang mit dem Qualitätsmanagement diskutiert. Dies würde bedeuten, dass der Arzt zwar rechtlich
und wirtschaftlich selbständig bleibt, seine Einrichtung, sein Management
und sein Personal jedoch den Standards des Franchisinggebers entsprechen
müssen. Für die Patienten wäre die Zugehörigkeit des Arztes zu dem Fran-
chisingsystem eine Qualitätsgarantie.

Das Factoring dürfte im medizinischen Bereich relativ unbedeutend bleiben. Die Laufzeiten der Forderungen sind zu gering und die großen Forderungen werden an die kassenärztliche Vereinigung oder an die Krankenkassen gerichtet. Nicht zu verwechseln ist das Factoring mit der privatärztli-
chen Verrechnungsstelle. Sie ist lediglich ein Dienstleister für das Inkasso,
d.h. die Rechnungsstellung und -überwachung. Die Verrechnungsstelle
übernimmt weder eine Kreditfunktion noch eine Ausfallversicherung. Ein
Factorer hingegen kauft die Forderung ab. Wird die Forderung uneinbring-
bar, ist dies das Problem der Factorers.

Primäres Ziel der Finanzwirtschaft ist die Deckung des Finanzbedarfes
des Unternehmens. Man könnte auch formulieren: Die Aufrechterhaltung
eines stetigen Zahlungsmittelstromes, so dass das Unternehmen stets über
ausreichend liquide Mittel verfügt. Dieses Ziel ist bei genauer Betrachtung
eine conditio sine qua non. Kein Betrieb, sei es ein kommerzielles Unternehmen, eine Nonprofit-Organisation, ein privater Haushalt oder ein Staat,
kann auf Dauer überleben, wenn die Geldzuflüsse nicht entweder die Geld-
abflüsse übersteigen, oder wenn die Differenz zwischen Abfluss und Zufluss nicht durch Kredite gedeckt wird. Das originär finanzwirtschaftliche
Ziel ist deshalb eine Nebenbedingung allen Wirtschaftens.

Auch ein Gesundheitsdienstleister hat dieser Nebenbedingung zu gehor-
chen, er hat wenig Entscheidungsspielraum. In der Regel kann er dieses Ziel
jedoch auf verschiedene Weisen verfolgen, so dass er aus der Fülle der
Möglichkeiten diejenige auswählen kann, die seinem Zielsystem entspricht.
Konkret haben sich vier finanzwirtschaftliche Ziele heraus kristallisiert, die
im Folgenden kurz behandelt werden sollen: Liquidität, Sicherheit, Unabhängigkeit und Rentabilität.

Die Unternehmensliquidität bedeutet die Fähigkeit, alle Zahlungsverbind-
lichkeiten fristgerecht erfüllen zu können. Weiterhin ist Liquidität ein
entscheidendes Gliederungskriterium der Bilanz, da die Vermögensgegenstände auf der Aktivseite nach ihrer Geldnähe sortiert werden. Je länger es
dauert, bis ein Vermögensteil auf natürlichem Wege wieder zu Geld wird,
desto weiter oben steht er in der Bilanz. Die extreme Form sind Grundstücke, die erst durch den Verkauf (künstliche Liquidität) wieder zu Geld
werden können. Die Kapitalien auf der Passivseite der Bilanz sind nach

ihrer Fälligkeit geordnet. Eigenkapital muss ex definitione niemals zurückbezahlt werden und ist deshalb das Kapital mit der längsten Bindungsdauer.
Es steht ganz oben auf der Passivseite. Die Liquidität wurde durch verschiedene Kennziffern und Kapitalbindungsregeln ausgedrückt. Die goldene
Regel besagt, dass langfristiges Vermögen auch langfristig zu finanzieren
sei. Normalerweise sollte deshalb auch das Anlagevermögen durch Eigenkapital oder langfristiges Fremdkapital gedeckt sein. Eine hohe Geldnähe
des Vermögens garantiert in der Regel eine hohe Zahlungsfähigkeit, d.h.
formale und materielle Liquidität entsprechen einander.

Das zweite Ziel ist die Sicherheit, d.h., das Streben des wirtschaftlich
Handelnden, sein Kapital nicht zu verlieren. Sichere Kapitalanlagen sind
beispielsweise Sparbücher, während Aktien einem Kursrisiko unterliegen.

Die Unabhängigkeit als finanzwirtschaftliches Ziel beschreibt drittens vor
allem das Verhältnis des Betriebes zu den Kapitalgebern. Hier ist beispielsweise zu klären, wem man Mitsprache in seinem Unternehmen einräumt, in
dem man ihn zum Miteigentümer macht. Bei Aktiengesellschaften kann
man sich nur schwerlich gegen den Einfluss von Menschen wehren, die man
kaum kennt und die unter Umständen ganz andere Werte vertreten. So
erhalten Organisationen wie Greenpeace auf den Hauptversammlungen
großer Chemieunternehmen Gehör, da sie sich einige wenige Aktien kaufen
und von ihrem Stimm- und Mitspracherecht Gebrauch machen. Grundsätzlich steigt der Einfluss der Kreditgeber mit zunehmender Verschuldung.

Schließlich werden Finanzentscheidungen auch dahingehend zu bewerten
sein, wie rentabel sie sind. Rentabilität als finanzwirtschaftliches Ziel äußert
sich in der Regel darin, dass der Quotient aus Gewinn und eingesetztem
Kapital maximiert wird.

Liquidität, Sicherheit, Unabhängigkeit und Rentabilität sind überwiegend
konkurrierende Ziele. So sind sichere Kapitalanlagen in der Regel relativ
niedrig verzinst, während die Anlagen mit hoher Rentabilität meist auch ein
hohes Risiko haben. Eine hohe Liquidität ist meistens wenig rentabel. Die
Finanzentscheidung ist deshalb multidimensional.

Die genannten Ziele können auch auf die Investition als zweiten Bestandteil des finanzwirtschaftlichen Funktionskreises angewandt werden. Investition bezeichnet allgemein die Verwendung von Kapital im Unternehmen. In
der Regel fasst man den Begriff jedoch etwas enger und spricht von Investition, wenn Grundstücke, Gebäude, Maschinen und Fuhrpark angeschafft
werden, um die Leistungserstellung zu gewährleisten. Investitionsgüter sind
dementsprechend alle Sachgüter, die unmittelbar als Betriebsmittel der
Leistungserstellung dienen, dauerhaft dem Unternehmen zur Verfügung
stehen und bei der Produktion nicht verbraucht werden. Werden Investitionsgüter ersetzt, die bereits vorher existiert haben, spricht man von Rein-
vestition. Handelt es sich um neue Güter, von Neuinvestition.

Der Investitionsentscheidung sollte stets eine Berechnung zu Grunde liegen. Hierzu dienen Verfahren der Investitionsrechnung, die im siebten Kapitel diskutiert werden. Es gibt gerade für Nonprofit-Organisationen auch Instrumente, die die Berücksichtigung weiterer Ziele (z.B. Mitarbeiterzufriedenheit, Wertesystemkonformität) erlauben. Sie werden ebenfalls im siebten Kapitel diskutiert.

Der Zahlungsverkehr schließlich umfasst alle Instrumente des Transfers von Geld, z.B. Überweisung, Lastschrift, Scheck, Wechsel etc. Details hierzu sind in zahlreichen Veröffentlichungen der Banken und Sparkassen nachzulesen und sollen deshalb hier nicht vertieft werden. Hier genügt der Hinweis, dass der Zahlungsverkehr für die meisten Gesundheitsbetriebe ein hoher Kostenfaktor ist. Nicht nur die Gebühren der Banken, sondern auch die Arbeitszeit der Mitarbeiter schlagen zu Buche.

Zusammenfassend können wir festhalten, dass die leistungs- und finanzwirtschaftliche Seite das Rückgrat der Betriebe darstellt. Die Struktur muss nun praktisch umgesetzt werden, d.h., die Leistungserstellung und die Geldflüsse müssen geregelt, gesteuert, gemanagt werden. Im nächsten Kapitel wollen wir deshalb die Grundzüge des Managements diskutieren, soweit es für Gesundheitsdienstleister relevant ist.

4.3 Management

4.3.1 Überblick

Der Begriff Management kann verschiedene Bedeutungen haben. Einerseits spricht man vom Management eines Krankenhauses und meint damit den Chefarzt, die Pflegedienstleitung und den Verwaltungsleiter. Diese Führungskräfte bilden das Management aus der institutionellen Sicht. Nur in dieser Bedeutung ist es sinnvoll, vom Top-Management oder vom mittleren Management zu reden. Fragt man einen Chefarzt, was er neben seinen rein medizinischen Aufgaben den Tag über eigentlich macht, wird er vielleicht antworten: „Ich führe Bewerbungsgespräche, organisiere ein Meeting oder manage eine Krise". Management ist also das, was ein Manager tut, der Prozess des Steuerns (prozessorale Sicht). Auf etwas abstrakterer Ebene lassen sich jedoch fünf Funktionen unterscheiden, die jeder Manager wahrnehmen muss: Planung, Organisation, Personaleinsatz, Führung und Kontrolle. Ausschließlich diese funktionale Sichtweise des Managements soll im Folgenden weiter betrachtet werden.

Die meisten Managementlehrbücher beginnen die Analyse der Managementfunktionen mit der Planung. Management ist eine Handlungswissenschaft, d.h., die betriebliche Führung soll weniger erklärt oder bewertet als

vielmehr gestaltet werden. Überall dort, wo es mindestens zwei Handlungsalternativen gibt, müssen Entscheidungen so getroffen werden, dass die
betrieblichen Ziele bestmöglich erreicht werden. Planung ist deshalb die
Grundlage jeder Entscheidung und der Ausgangspunkt des traditionellen
Managements. Durch Planung wird zukünftiges Geschehen geistig vorweg-
genommen (prospektives Denkhandeln), um möglichst viele Alternativen
analysieren und bewerten zu können und um die beste der Alternativen
bestimmen zu können. Allein das betriebliche Werte- und Zielsystem bestimmt hierbei, was die beste Alternative ist. Durch intensive Planung
können Umweltveränderungen, Risiken und Chancen erkannt und die
Zukunft aktiv gestaltet werden. Allein der Gedanke an die Zukunft ist
bereits Planung. Ziel des Managements ist es, die Planung derart zu opti-
mieren, dass knappe jetzige und zukünftige Ressourcen bestmöglich eingesetzt werden.

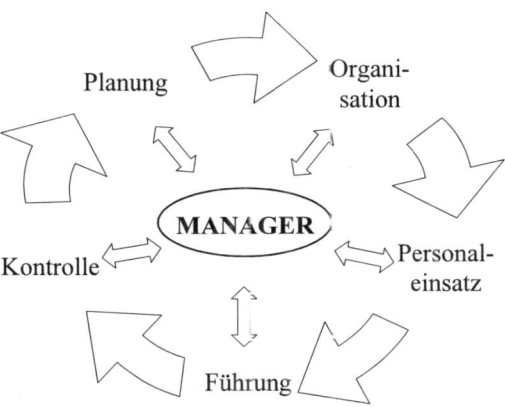

Abb. 58. Funktionale Sichtweise des Managements

Organisation als Teilfunktion des Managements wird nötig, da manche
Teilaufgaben nicht mehr von einer Person allein erledigt werden können. So
ist es unmöglich, dass ein einziger Arzt alle Tätigkeiten einer Krankenhausbehandlung von der Aufnahme über Labor, Operation, Pflege, Mobilisie-
rung, Essensausgabe bis zur Entlassung alleine ausführt. Vielmehr wird die
große Gesamtaufgabe in viele kleine Teiltätigkeiten zerlegt (Arbeitsteilung)
und einzelnen Aufgabenträgern (Stellen) zugeordnet. Nur durch die Arbeitsteilung ist es möglich, komplexe und umfangreiche Aufgaben zu erfüllen. In
der Regel geht die Arbeitsteilung mit einer Spezialisierung (Artenteilung)
einher, die erheblich zur Verbesserung der Fertigkeiten und damit der
Effizienz beiträgt. Der große Nachteil der Aufteilung einer großen Aufgabe
auf viele Aufgabenträger besteht allerdings darin, dass es eine Institution

geben muss, die dafür sorgt, dass die einzelnen Aufgabenträger tatsächlich die Gesamtaufgabe zusammen erfüllen. Arbeitsteilung verlangt folglich Koordination und Führung. Dadurch entsteht zusätzlich zur ausführenden Arbeit eine Gruppe von Mitarbeitern, die ausschließlich dafür verantwortlich ist, die operativ Tätigen zu koordinieren. Hieraus ergeben sich Weisungsbefugnisse, Vorgesetzte, Untergebene, Hierarchien und letztlich eine Aufbauorganisation. Arbeitsteilung und Koordination sind somit die beiden Grundelemente der Organisation.

Sobald die durch die Arbeitsteilung entstandenen vielfältigen Teilaufgaben einzelnen Stellen zugeordnet wurden, müssen diese Stellen mit Mitarbeitern besetzt werden. Die Managementfunktion Personaleinsatz umfasst eine große Fülle von Aktivitäten, deren Ziel stets die quantitative und qualitative Deckung von Personalbedarf und Personalbestand ist: Personalgewinnung, Personalzuweisung am Arbeitsplatz, Personalbeurteilung, Weiterbildung und Entlohnung.

Die Gewinnung von qualifizierten Mitarbeitern ist eine notwendige, jedoch keine hinreichende Voraussetzung für eine gute Betriebsleistung. In einer Arztpraxis, in der niemand angestellt ist, besteht eine Identität von persönlichen Zielen des Arztes und den Praxiszielen. In größeren Unternehmen, z.B. in Praxen mit Arzthelferinnen oder in Krankenhäusern, kann nicht einfach davon ausgegangen werden, dass die Mitarbeiter die Ziele des Unternehmens gerne verfolgen. Sie werden vielmehr die Erfüllung ihrer eigenen, abweichenden Ziele anstreben. Es ist die Aufgabe des Managements, die Betriebs- und Individualziele zu synchronisieren. Ein Mitarbeiter, der die Betriebsziele erstrebt, soll damit auch gleichzeitig seine eigenen Ziele erreichen. In der Industrie wurde dieses Synchronisationsproblem traditionell durch den Akkordlohn gelöst. Das Einkommen des Arbeitnehmers stieg proportional zu der Zahl der gefertigten Werkstücke. Je mehr er arbeitete, desto besser war es (in vielen Fällen) für das Unternehmen, da die Fixkosten auf viele Leistungseinheiten aufgeteilt wurden. Gleichzeitig erhielt er einen höheren Lohn. Interessen des Arbeitnehmers und des Arbeitgebers sind integriert. Im Gesundheitswesen können die Interessen des Betriebes und des Personals nur selten durch den Lohn integriert werden. Die Personalführung verlangt hier die Berücksichtigung der Individualität des Menschen, seine Motivationsfähigkeit und seine Interessenlage.

Die Führungsfunktion Kontrolle schließlich umfasst die Messung der Ergebnisse (Ist-Werte), den Vergleich mit den Plandaten (Soll-Ist-Vergleich) sowie die Analyse der Abweichungsursachen. Sie ist die Zwillingsfunktion der Planung. Kontrolle ohne Planung ist unmöglich, da der Soll-Ist-Vergleich die planerische Festlegung des Solls impliziert. Gleichzeitig ist die Planung ohne den Feedback aus der Kontrolle inhaltslos, denn der Planer muss für zukünftige Planungen wissen, ob er seine Ergebnisse bislang erreicht hat bzw. ob seine Planungen realitätsfremd waren.

Die genannten Funktionen werden oftmals als Kreislauf mit klar abgrenzbaren Schritten dargestellt und beschrieben. In diesem idealtypischen Managementprozess folgt der Planung die Implementierung mit den drei Teilbereichen Organisation, Personaleinsatz und Leitung. Anschließend erfolgen Kontrolle und Feedback an die Planung. Erst danach beginnt ein neuer Zyklus mit neuer Planung. Für diesen Prozess finden sich Abkürzungen, wie z.B. PIKA (Planung, Implementierung, Kontrolle, Adaption) oder PORK (Planung, Organisation, Realisation, Kontrolle).

In der Realität laufen alle Managementfunktionen gleichzeitig ab und werden durch die Denkleistung des Managers koordiniert. Eine klare zeitliche Abfolge ist oftmals nicht mehr auszumachen. Die Darstellung aus Abbildung 58 mit dem Manager in der Mitte und den fünf Teilfunktionen um ihn herum entspricht deshalb eher der Realität. Sie stellt jedoch auch eine deutlich höhere Anforderung an die Führungskraft: Sie muss alle Teilfunktionen wahrnehmen und koordinieren.

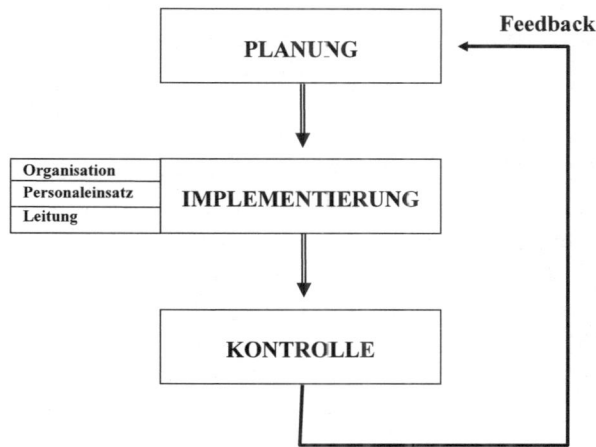

Abb. 59. Idealtypischer Managementprozess

Die fünf Führungsfunktionen sind originäre Aufgaben jedes Managers. Keine Führungskraft kann die letztendliche Verantwortung für diese Funktionen delegieren, auch nicht an eine Personalabteilung. Die meisten Ärzte müssen als selbständige Niedergelassene, als Stationsärzte, Oberärzte oder Chefärzte Managementaufgaben übernehmen. Deshalb ist es notwendig, einige grundlegende Aspekte zu vertiefen. Im Literaturverzeichnis wird auf entsprechende Lehrbücher verwiesen, in denen die Managementtechniken nachgelesen werden können.

4.3.2 Planung

Planung und Kontrolle sind Zwillingsfunktionen, da Planung ohne Kontrolle unsinnig und Kontrolle ohne Planung unmöglich ist. In vielen Gesundheitsbetrieben in Deutschland dominieren diese beiden Funktionen die Organisation, den Personaleinsatz und die Führung. Diese Dominanz hat zwei historische Wurzeln: Erstens leben wir Mitteleuropäer in einer Planungs- und Kontrollkultur. Als Kultur soll hier das Grundverhaltensmuster als mentale Programmierung einer Bevölkerungsgruppe definiert werden. Kulturelle Werte werden in frühester Kindheit vermittelt und beeinflussen das Verhalten des Erwachsenen. Im wechselwarmen Mitteleuropa war Planung eine Notwendigkeit, um den nächsten Winter zu überleben. Ohne Lagerhaltung als Ausdruck systematischer Planung musste der Bauer zwangsläufig verhungern. In vielen anderen Ländern hingegen wächst das ganze Jahr hindurch ausreichend Nahrung, so dass eine geringere Planorientierung kulturell verankert ist.

Die zweite Quelle der Planorientierung in Deutschland ist das Militärwesen. Eine wichtige Wurzel des Managements liegt in der Führung von Truppen. Begriffe wie Strategie, Taktik und Befehlskette belegen dies. Da im Angriffsfall lange Diskussionen und ausführliches Organisieren gefährlich sind, galten die Entwicklung eines Planes und die bedingungslose Umsetzung mit anschließender Kontrolle als militärische Tugend. Strenge Hierarchie, bedingungsloser Gehorsam, geringe Partizipation in der Entscheidungsfindung und Diskussionsabsenz sind Charakteristika, die sich auch in deutschen Krankenhäusern wieder finden. Obwohl ein Krankenhaus keine paramilitärische Organisation ist, erscheint doch die Autoritätslinie dem Militärwesen zu entstammen. Vergleicht man die Führungskultur in den Krankenhäusern anderer Länder, so stellt man fest, dass die strenge Hierarchie zwischen und innerhalb der Berufsgruppen weniger durch den Betriebstyp als vielmehr durch die deutsche Tradition bedingt ist.

Hierarchie, Gehorsam und Kontrolle unterstützten die starke Planorientierung im Gesundheitswesen. Pläne werden zentral erstellt, nach unten per Anweisung kommuniziert und ihre Ausführung durch zentrale Kontrolle erhoben und bewertet. Die starke Orientierung an mittelfristigen, meist jährlichen Plänen wird durch die Budgetverhandlungen mit den Krankenkassen unterstrichen. Sie stellen das Fixum dar, an dem sich alles andere zu orientieren hat. In einem normalen Unternehmen sind Inputs, Outputs, Preise und alle Transformationsprozesse von der Unternehmensleitung bestimmbar. Im Gesundheitswesen sind in der Regel alle Outputs, d.h. das Fallspektrum und die entsprechenden Leistungsmengen, durch Verträge geregelt. Die Preise bzw. das Budget werden vorher fixiert. Zum Teil sind sogar die Inputs determiniert, z.B. durch Mindestausstattungen (z.B. an Pflegepersonal pro Bett). Folglich besteht für die Unternehmensleitung kaum eigener Spielraum, den sie an die Mitarbeiter delegieren könnte. Der zentrale Plan ist das mit der Kasse ausgehandelte Budget. Die einzige Aufgabe der Verwaltung war es bislang, diesen Masterplan in Teilpläne herunter zu brechen und dessen Erfüllung zu überwachen. Strategische Pläne (z.B. über 20 Jahre) waren bei den sich ständig wandelnden Gesetzen fast unmöglich.

Die Situation ändert sich nun dramatisch. Krankenhäuser können in Kooperation mit anderen Versorgungspartnern (horizontal: andere Krankenhäuser; vertikal: z.B. ambulante Dienste, Intensivpflegeheime) ihr Fallspektrum bestimmen. Strategische Allianzen werden möglich, so dass die Planung und Organisation weit über den Einjahresrhythmus der Budgetverhandlungen hinausreicht. Krankenhausverwaltung wird zum Krankenhausmanagement, Planung wird zur Voraussetzung für gutes Management, aber nicht mehr zur alles determinierenden Kraft.

Im Folgenden sollen einige Kernbegriffe der Planungstheorie erläutert werden. Planung ist nur sinnvoll, wenn Alternativen bestehen, aus denen ausgewählt werden kann, um die Zukunft des Unternehmens bewusst zu gestalten. Die Menge von Handlungsalternativen, über die zu einem bestimmten Zeitpunkt entschieden werden soll, wird als Entscheidungsfeld bezeichnet. Es hat eine zeitliche (kurz-, mittel- und langfristige Planung) und eine sachliche Dimension (z.B. Personalplanung, Absatzplanung, Einkaufsplanung). Von langfristiger Planung spricht man, wenn sich der Planungszeitraum soweit in die Zukunft erstreckt, wie überhaupt noch Aussagen getroffen werden können. In der Regel sind dies bei Einrichtungen des Gesundheitswesens mehr als zwei Jahre, manchmal bis zu fünfzig Jahre. Kurzfristige Pläne umfassen meist einen Zeitraum von weniger als sechs Monaten.

Je länger der Planungszeitraum, desto größer ist die Ungewissheit. Sie bezeichnet die Tatsache, dass zukünftige Entwicklungen nicht mit absoluter Sicherheit, sondern nur mit bestimmten Wahrscheinlichkeiten angegeben werden können. So kann beispielsweise die zukünftige Nachfrage immer nur geschätzt werden. Eine Punktlandung bleibt Zufall. Die Betriebswirtschaftslehre hat verschiedene Instrumente entwickelt, um die Ungewissheit in der Planung zu berücksichtigen (z.B. Einbau stochastischer Elemente, Szenarienrechnung, Rollende Planung, Versicherungen).

Die Entscheidungsträger sehen sich mit dem so genannten Planungsdilemma konfrontiert: Einerseits sollten Pläne möglichst langfristig sein, so dass möglichst viele Alternativen ausgenutzt werden können. Wie Abbildung 60 zeigt, reduziert sich das Entscheidungsfeld in der Regel erheblich, wenn der Entscheidungszeitpunkt nahe an den Handlungszeitpunkt heranrückt. Gleichzeitig bedeutet eine langfristige Planung jedoch eine große Ungewissheit sowie eine langfristige Ressourcenbindung und damit Inflexibilität. Soll man nun kurzfristig oder langfristig planen? Die Antwort kann nur lauten: beides. Wir entwickeln strategische Pläne und nutzen damit so viele Handlungsalternativen wie möglich. Diese Pläne müssen grob und vage bleiben. Anschließend setzen wir sie in kurzfristige Detailplanungen um. Da die langfristigen Pläne in der Regel das Gesamtunternehmen betreffen und von der obersten Leitung verantwortet werden, bezeichnet man sie manchmal auch als strategische Pläne, während die kurzfristigen, auch auf unterste Hierarchiestufen delegierbaren Pläne operative Pläne genannt werden.

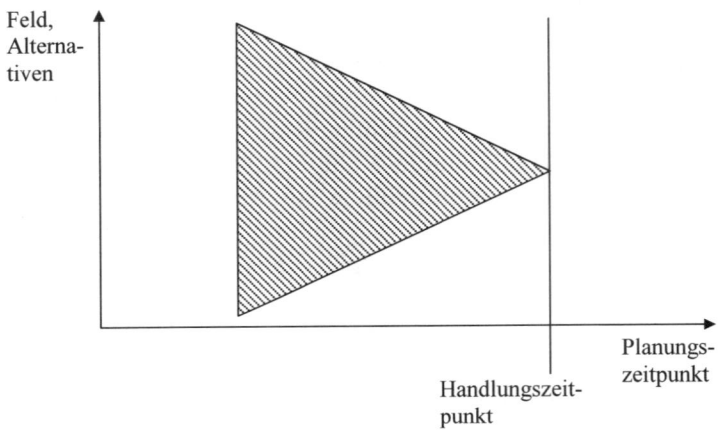

Abb. 60. Das Entscheidungsfeld

Planung beginnt folglich stets mit der Entwicklung von Alternativen. Sie sollten im ersten Schritt nicht reglementiert sein. Killerphrasen, wie „Das haben wir in unserem Krankenhaus schon immer so gemacht!", „Das geht in einer Arztpraxis nicht!" oder „Das haben wir noch nie gemacht!" müssen unbedingt vermieden werden. Vielmehr sind Fantasie und Kreativität gefragt. Man kann zeigen, dass jeder Mensch mit diesen Eigenschaften begabt ist. Allerdings gehen sie im Laufe des Lebens immer mehr verloren. Junge Menschen haben deshalb meist mehr Fantasie und sind bessere Ideenquellen als alte Menschen. Berufe mit starren Regeln führen oftmals zu einem Verlust an Kreativität. Auf der anderen Seite ist der Kuss der Muse in keiner Weise das Produkt von Faulheit. Vielmehr benötigt die Kreativität die intensive Kenntnis des Systems und das Auseinandersetzen mit dem zu lösenden Problem. Oftmals kommt dann der geniale Einfall, wenn man nicht an dem Problem arbeitet. Ohne vorherige intensive Auseinandersetzung ist jedoch keine Kreativität möglich.

Tabelle 4. Kurz-, mittel- und langfristige Pläne

	Kurzfristig	**Mittelfristig**	**Langfristig**
Zeitraum	< 6 Monate	0,5 – 2 Jahre	> 2 Jahre
Präzisionsgrad	sehr hoch	mittel	niedrig
Störungen	kaum	mittel	hoch
Alternativenzahl	gering	mittel	hoch
Anforderungen	gering	mittel	hoch
Bedeutung für Zielerreichung	gering	mittel	hoch
Gewissheit	hoch	mittel	gering
Tragweite	gering	mittel	hoch

Dies hat mehrere Folgen für den Problemlösungsprozess. Erstens ist das Management nicht immer die optimale Quelle für gute Ideen. Führungskräfte befassen sich nicht täglich mit den Problemen, sind zu weit entfernt. Zweitens sollten in die kreative Phase unbedingt möglichst viele Mitarbeiter einbezogen werden, die unmittelbar betroffen sind. Sie haben sich bereits damit auseinandergesetzt, ihre Gedanken arbeiten (auch im Traum) an diesen Problemen. Ziel der Kreativitätstechniken muss es sein, diese Gedanken zu strukturieren und zu artikulieren. Schließlich sollten gerade Ärzte, die ja eine sehr formale, naturwissenschaftliche Ausbildung durchlaufen haben, bereit sein auf Berufsgruppen zu hören, die sehr viel mehr im assoziativen Denken geschult sind. Psychologen, Soziologen und auch Ökonomen sind weit mehr gewohnt, eine große Alternativenfülle zu generieren.

Für jede Alternative müssen Daten gesammelt werden, auf deren Grundlage eine Bewertung und die Auswahl der besten Alternative möglich ist. Hierzu erfolgt zuerst eine Wertsystemanalyse. Planung ist unmöglich, wenn das Werte- und Zielsystem nicht bekannt ist. Vor jeder Planung müssen deshalb Ziele, Prioritäten, Posterioritäten und Entscheidungsregeln bei Zielkonflikten genau definiert sein. Es muss für jede der möglichen Alternativen ermittelt werden, inwieweit sie die Betriebsziele positiv oder negativ beeinflusst. Vor weiteren Analysen müssen diejenigen Alternativen ausgeschieden werden, die den gewählten Werten widersprechen. Mögen sie noch so erfolgversprechend sein, sie können den Filter der Wertsystemanalyse nicht passieren.

Entscheidungsalternativen müssen jedoch nicht nur wertsystemgerecht sein, sondern auch sachgerecht. Deshalb erfolgt als nächster Schritt die Umweltanalyse. Sie beinhaltet eine Bestandsaufnahme und Prognose der relevanten Umweltdaten zur Ermittlung der sich einem Unternehmen eröffnenden Chancen und Risiken in seiner Umwelt. Für jede Alternative wird gefragt, ob sie technisch realisierbar ist, ob sie rechtlich erlaubt ist, ob die

Märkte, die Konjunktur und viele ähnliche Parameter des betrieblichen Umsystems diese Entscheidung erlauben. Als Ergebnis erhalten wir die Summe der wertsystem- und umweltkonformen Alternativen. Wahrscheinlich wird ihre Zahl bereits deutlich geringer sein als die ursprüngliche Menge der Alternativen.

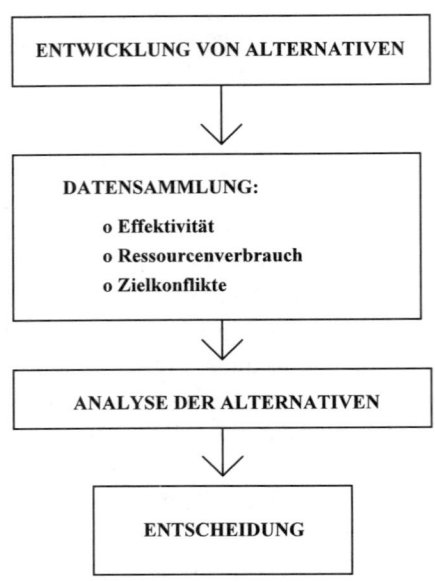

Abb. 61. Planungsprozess

Abschließend folgt die Ressourcenanalyse, d.h. die Bestandsaufnahme und Prognose der Stärken und Schwächen der Unternehmung relativ zur Konkurrenz. Mit ihrer Hilfe wird ermittelt, ob die wertsystem- und umweltkonformen Alternativen für das Unternehmen überhaupt durchführbar sind. Haben wir ausreichend Personal, Investitionsgüter, Materialien, Absatzwege, Managementkapazität? Im Ergebnis bleiben nur wenige Entscheidungsvarianten übrig, aus denen dann diejenige ausgewählt wird, die dem Zielsystem am meisten entspricht. Abbildung 61 fasst den Planungsprozess zusammen.

4.3.3 Organisation

Die Grundelemente der Organisation sind Arbeitsteilung und Koordination. Ein Einpersonenunternehmen bedarf deshalb keiner Organisation im hier verwendeten Sinn. Das Unternehmen besteht nur aus einer Hierarchieebene.

Der Unternehmer operationalisiert seine Oberziele zu operativen Zielen und setzt sie im Leistungserstellungsprozess um.

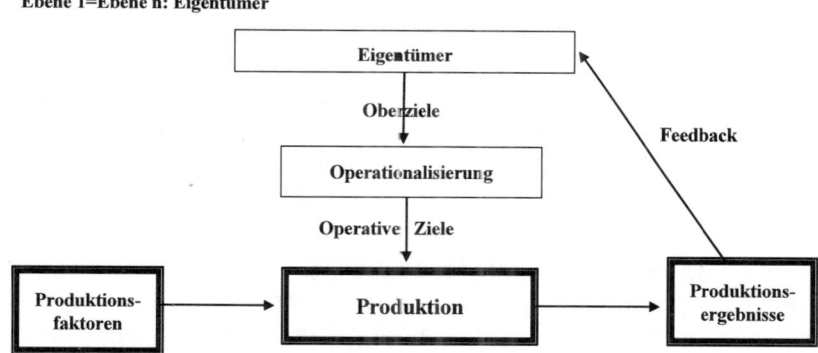

Abb. 62. Organisation in Einebenenbetrieben

Sobald die Gesamtaufgabe nicht mehr vom Unternehmer selbst erledigt werden kann, muss sie auf mehrere operativ tätige Mitarbeiter aufgeteilt werden (Arbeitsteilung). Dadurch entstehen Hierarchien und Ebenen, Vorgesetzte und Untergebene sowie die Notwendigkeit der Koordination. Nun kann auch dispositive und operative Arbeit unterschieden werden. Die operativ Tätigen müssen durch Koordinationsstellen koordiniert werden, wobei mit zunehmender Unternehmensgröße immer mehr Zwischenschichten eingezogen werden müssen, um auch die Koordinationsstellen wiederum zu koordinieren.

Die Aufgabe der Koordinationsstellen ist es zu garantieren, dass das Gesamtziel des Unternehmens gemäß dessen Zielsystem erreicht wird. Dies kann auf dreierlei Arten erfolgen: Zum einen können die Vorgesetzten klare Anweisungen an ihre Mitarbeiter geben, die eindeutig zu befolgen sind. Hier bleibt kein Spielraum für eigene Entscheidungen. Zum anderen können Ziele formuliert werden, deren Umsetzung anschließend den Untergebenen überlassen wird. Wie sie das Ziel erreichen sollen, wird nicht definiert. Die Ziele sind jedoch konkret, messbar und realistisch. Kontrolliert wird nur die Zielerreichung. Schließlich ist auch die Vorgabe von Werten ein Koordinationsinstrument. Sie sind weich und unpräzise, und ihre Erreichung kann nur bedingt kontrolliert werden.

Anweisungen, Ziele und Werte werden in allen Betrieben zur Durchsetzung des Willens der Leitung eingesetzt. Ihre Bedeutung schwankt jedoch erheblich. In den Krankenhäusern und im Militär überwiegen die Anweisungen, in einer Softwareschmiede die Zielvorgaben und bei Ärzte ohne Grenzen das gemeinsame Wertesystem. In einer dynamischen Umwelt, in der das Top-Management immer weiter von den realen, sich ständig ändernden Umweltbedingungen entfernt ist, muss die Selbstregulation der operativen Ebene gestärkt werden. Veränderungen, Chancen und Risiken müssen schnell erkannt, Entscheidungen müssen schnell getroffen, Abweichungen sofort registriert und analysiert, Gegenmaßnahmen augenblicklich getroffen werden. Dies ist nicht möglich, wenn die Informationen zuerst alle Hierarchiestufen durchlaufen müssen, auf oberster Ebene in Anweisungen oder Ziele umgesetzt werden und anschließend wieder alle Hierarchiestufen nach unten tröpfeln. Das moderne Gesundheitsunternehmen auf dynamischen Märkten wird deshalb überwiegend mit Werten geführt, die von seinen operativ tätigen Mitarbeitern eigenständig umgesetzt werden.

Die Koordination über Werte setzt allerdings voraus, dass die Mitarbeiter der unteren Ebenen das Wertesystem des Unternehmens kennen, es teilen oder zumindest akzeptieren. Gerade bei großen Unternehmen scheitert die Führung durch Werte oftmals daran, dass zu wenige Mitarbeiter gewonnen werden können, die dieses Wertesystem wirklich praktizieren. Dies ist beispielsweise die ständige Klage diakonischer Träger, dass sie nicht genug Christen finden können, die im Pflegedienst die Konsequenzen eines christlichen Menschenbildes leben. In manchen kirchlichen Krankenhäusern in Ostdeutschland sind nicht einmal mehr 30 % der Mitarbeiter Mitglied einer christlichen Kirche. Führung durch Werte bedeutet nicht, dass es genügt, wenn die Führungskräfte Christen sind. Gerade auch an der operativen Basis, wo die Selbstregulation erfolgt, müssen Christen arbeiten, die die Werte des Unternehmens teilen. Sonst muss die Unternehmensleitung auf Ziele und Anweisungen zurückgehen, obwohl sie in einer dynamischen Umwelt deutliche Nachteile haben.

Ein Arzt oder eine Pflegekraft in einer Leitungsposition müssen das Menschenbild hinterfragen, das hinter einer Managementtheorie steht. Welche Vorstellung vom Menschen liegt der Arbeitsteilung zu Grunde? Die rein quantitative Aufteilung der Arbeit auf viele (jeder tut das gleiche) ist hierbei weniger interessant als die so genannte Artenteilung, bei der sich der einzelne Mitarbeiter auf eine bestimmte Tätigkeit spezialisiert. Dieses Prinzip wurde von Frederick Winslow Taylor (1856-1915; Scientific Management) propagiert und beispielsweise von Henry Ford in seinem Fließbandsystem umgesetzt. Jeder Mensch soll nur eine möglichst einfache und kleine Tätigkeit durchführen (Schraube festdrehen), dies jedoch für alle Werkstücke. Taylor ging davon aus, dass seine Mitarbeiter unfähig waren, größere Zusammenhänge zu erkennen und darüber hinaus nur an einer möglichst guten Bezahlung interessiert waren. Deshalb empfahl er Akkordarbeit.

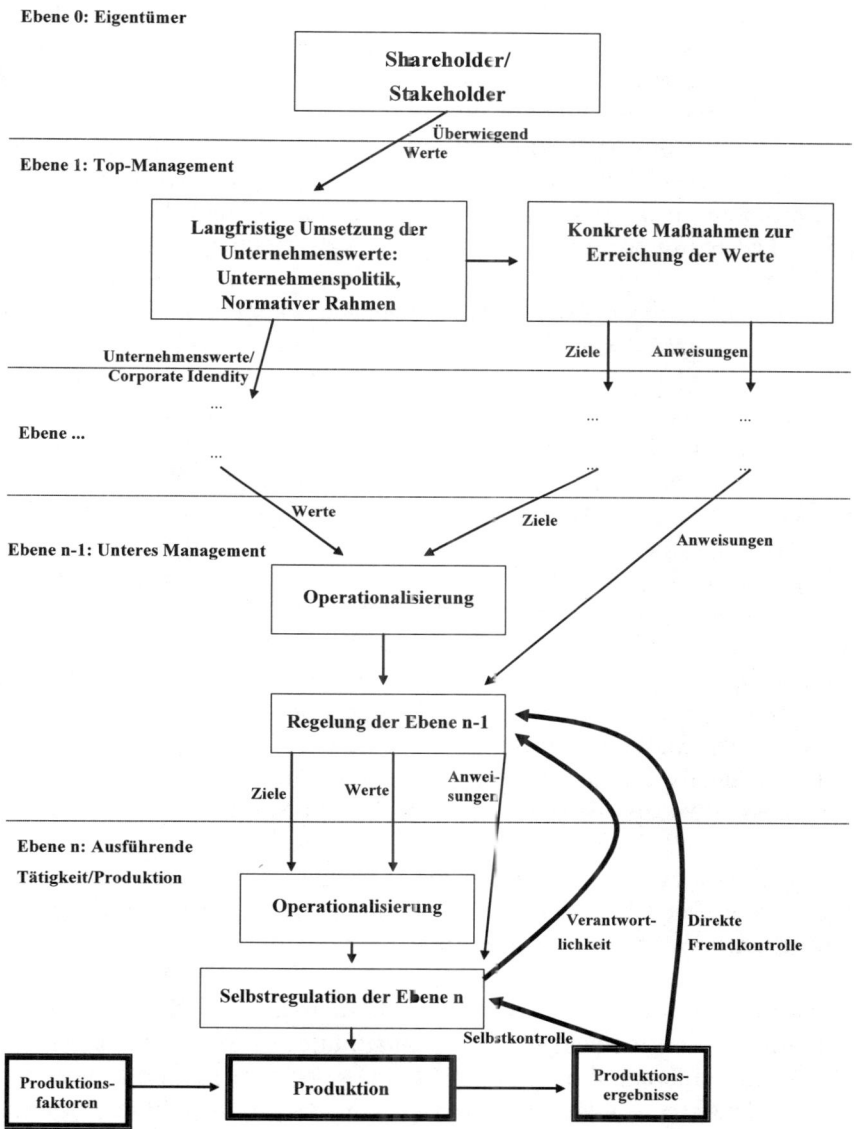

Abb. 63. Organisation in Mehrebenenbetrieben

Tatsächlich dürfte seine Einschätzung der Arbeiter seiner Epoche durchaus realistisch gewesen sein. Die Vereinigten Staaten waren damals ein Zuwanderungsland, in dem große Ströme ungelernter Arbeiter in die amerikanischen Städte drängten, die vor allem Geld verdienen wollten, um der Armut zu entkommen. Sie konnten mit Geld motiviert werden und waren aufgrund ihrer geringen Bildung nicht zu komplexen Tätigkeiten geeignet.

Eine Entsprechung der Artenteilung findet sich beispielsweise in der Funktionspflege. Eine Pflegekraft wird nur noch eine Funktion wahrnehmen (z.B. Blutdruckmessen), dies jedoch für alle Patienten. Eine andere Pflegekraft bringt Essen, eine andere verteilt Medikamente etc. Der Vorteil liegt auch hier in der Spezialisierung, der geringeren Lehrzeit und der verbesserten Perfektion und Schnelligkeit der Ausführung dieser Tätigkeit. Im Verhältnis hierzu erscheint die Effizienz der Bereichs- und der Bezugspflege gering. Die Funktionspflege ist ein spätes Kind des Taylorismus. Die Pflegemitarbeiter des neuen Jahrtausends können jedoch schwerlich mit den Industriearbeitern zur Zeit Taylors gleichgesetzt werden. Sie sind in der Regel gut ausgebildet, haben Interesse an der Gesamtaufgabe und wollen sich in der Arbeit verwirklichen. Die Reduktion ihrer Tätigkeit auf wenige Verrichtungen ist hochgradig demotivierend. Pflegekräfte wollen – wie alle qualifizierten Kräfte – Verantwortung für ihre Aufgabe übernehmen, ihren Anteil am Gesamterfolg leisten und, zumindest bei einer personengebundenen Dienstleistung, soziale Kontakte zu den anderen Mitarbeitern und den Kunden pflegen. Die Aufnahme zusätzlicher operativer Tätigkeiten (Job Enlargement), die Übernahme dispositiver Tätigkeiten (Job Enrichment) und der geplante Arbeitsplatzwechsel (Job Rotation) sind deshalb wichtige Komponenten des Personalmanagements, das den Mitarbeiter als Engpass erkennt. Die Übernahme der Pflegeplanung durch die Pflegekräfte selbst, die Entwicklung von Bereichs- und Bezugspflege sowie die geplante Rotation zwischen Stationen sind Übersetzungen dieser industriellen Konzepte ins Krankenhaus. Letztendlich steht dahinter weniger die Einsicht, dass die anspruchsvollere und bereichernde Arbeit dem Menschen mehr entspricht, als vielmehr die Erkenntnis, dass glückliche Arbeiter gute Arbeiter sind. Die Organisation muss sich am Menschen ausrichten, um auf dem umkämpften Markt ausreichend Kreativität und Ideen entwickeln zu können. Eine Umsetzung dieser Wahrheit in der ärztlichen Hierarchie ist bislang jedoch nicht überall gelungen.

Organisation bedeutet folglich Arbeitsteilung und Koordination. Der Verlagerung von Entscheidungsbefugnissen auf untere Ebenen, d.h. der Delegation, kommt hierbei die größte Bedeutung zu. Delegation entlastet den Vorgesetzten von weniger wichtigen Entscheidungen, erhöht den Informationspool der Entscheidung, reduziert Filterverluste des Informationsweges und ermöglicht eine basisnahe, schnelle Entscheidungsfindung. Auf der anderen Seite schränkt sie die Handlungsmöglichkeiten des Vorgesetzten ein, da er bis zur ausdrücklichen Rücknahme der Delegation keine Entscheidungsbefugnis mehr hat und trotzdem für Fehlentscheidungen unter ihm verantwortlich ist. Delegation ist deshalb eine Frage des Vertrauens in die Mitarbeiter. Es lässt sich allerdings zeigen, dass Delegation umso wichtiger wird, je dynamischer die Märkte sich entwickeln und je innovativer ein

Unternehmen sein muss. Vertrauen wird damit zu einer essentiellen Ressource für modernes Unternehmensmanagement.

4.3.4 Personalauswahl

Grundlage der Personalbeschaffung ist der quantitative und qualitative Personalbedarf. Wie Abbildung 64 zeigt, wird hierbei der Personalbestand mit dem Bruttopersonalbedarf abgeglichen, um den Nettopersonalbedarf zu ermitteln. Der Bruttopersonalbedarf ergibt sich aus dem Stellenplan (quantitativ) und den Stellenbeschreibungen (qualitativ). Eine Personalunterdeckung führt zur Personalbeschaffung, eine Überdeckung zur Freisetzung.

Die Stellenbeschreibung enthält eine Aufgabenbeschreibung, eine Anleitung zur zweckmäßigen Aufgabenerfüllung, die Eingliederung der Stelle in die Unternehmung sowie das Anforderungsprofil. Sie zeigt den konkreten Handlungs- und Entscheidungsspielraum auf und bildet damit die Grundlage der Ergebniszurechnung und Kontrolle. Das Anforderungsprofil beschreibt, welche physischen, geistigen und charakterlichen Anforderungen an den Mitarbeiter gestellt werden. Es ist durchaus nicht unüblich, Ehrlichkeit und Loyalität als Anforderung festzuschreiben.

Ein Nettopersonalbedarf wird in der Regel eine Personalbeschaffung auslösen. Das Unternehmen versucht, möglichst gute Informationen über die Kandidaten zu gewinnen. Zeugnisse, Interviews und psychologische Tests dienen der Informationsgewinnung und Entscheidungsvorbereitung. Kandidaten informieren sich in der Regel sehr genau darüber, was das Unternehmen von ihnen hören möchte. Gerade die Veröffentlichung von Leitbildern im Internet erschwert die Suche nach geeigneten Kandidaten, da sie sich exakt vorbereiten können. Es ist schwierig herauszufinden, ob sie nun tatsächlich diese Werte vertreten oder nur dem Unternehmen bei der Auswahl gefallen wollen.

Besonders schwierig ist die Testung der Motivation und des Gewissens. Wenn beispielsweise bekannt ist, dass ein Unternehmen Wert darauf legt, Ärzte mit hohem ethischen Bewusstsein anzustellen, werden manche Kandidaten ihre Frömmigkeit, ihre Zugehörigkeit zu einem Verein oder ihre Mitarbeit in einer Kommission betonen, auch wenn dies für ihren Berufsalltag keine Bedeutung hat.

Auch nach der Deckung des derzeitigen Nettopersonalbedarfes muss die Personalarbeit weitergehen. Ein Unternehmen kann nur erfolgreich sein, wenn jede Stelle mit einem Mitarbeiter besetzt ist, der die Stellenanforderungen erfüllt. Die richtige Auswahl des Bewerbers garantiert nicht, dass die Stelle auch auf Dauer richtig besetzt ist, da sich die Anforderungen ändern und die Leistungen des Mitarbeiters steigen oder abnehmen können. Eine regelmäßige Leistungsbeurteilung ist die Grundvoraussetzung für eine adäquate Stellenbesetzung und eine gute Unternehmensleistung. Darüber hinaus schafft sie die Grundlage für Beförderungen, Versetzungen, Gehalts-differenzierungen und Weiterbildungsmaßnahmen. Sie motiviert die Mitarbeiter zu besserer Leistung und überprüft die Einstellungsprozesse.

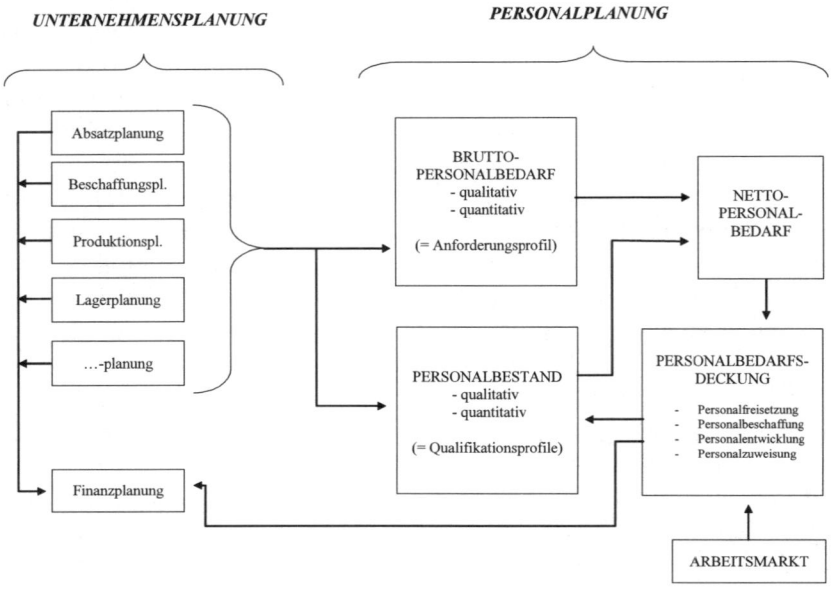

Abb. 64. Personalbedarfsplanung

Die Leistungskontrolle kann jedoch auch den Mitarbeiter ängstigen und einschränken. Gerade Unternehmen, die von einer starken Führungspersön-lichkeit (z.B. dem Chefarzt) geprägt sind, tendieren dazu, die Beurteilung sehr subjektiv vorzunehmen. Der Chefarzt behauptet zu wissen, wie gut seine Mitarbeiter sind. Dies führt zu Unmut und Demotivation.

Die Betriebsführung muss deshalb ein formales Regelbeurteilungssystem einführen, das anhand von transparenten und nachvollziehbaren Kriterien die Leistung der Mitarbeiter regelmäßig beurteilt. Die Art des Tätigkeits-vollzuges und das Arbeitsergebnis können oftmals objektiv gemessen werden und sollten deshalb nicht von anderen Kriterien überlagert werden. Wichtig ist hier eine klare statistische Erfassung objektiver Ergebnisse, wie z.B. der Häufigkeit nosokomialer Infektionen oder der Mortalität nach Operationen. Persönlichkeitseigenschaften, wie z.B. die Loyalität zum Chefarzt, sind natürlich für eine Aufstiegsentscheidung von Bedeutung, sie sollten jedoch nicht die Messung der objektiven Kriterien beeinflussen. Die Entwicklung einer fairen Beurteilungssystematik mit Widerspruchsrecht ist in erster Linie keine Frage des Mitbestimmungsrechtes, sondern des Menschenbildes. In einer freiheitlich-demokratischen Grundordnung hat der Mitarbeiter ein Menschenrecht auf objektive Behandlung.

Auch die beste Leistungsbeurteilung ist keine Garantie für eine gute unternehmerische Karriereplanung. Die Beurteilung muss sich auf die Vergangenheit beziehen. Wenn ein Mitarbeiter in seiner jetzigen Tätigkeit erfolgreich ist, wird er wahrscheinlich auch auf der nächsten Stufe gute Arbeit leisten. Garantiert ist diese Fortsetzung seiner Leistung hingegen nicht. In starren Verwaltungen tritt das Phänomen auf, dass ein Mitarbeiter solange aufgrund von guten Leistungsergebnissen befördert wird, bis er auf einer Stelle überfordert ist. Langfristig besteht damit die Verwaltung nur aus Überforderten, was sowohl für den Betrieb als auch für die Mitarbeiter negativ ist. Überforderung induziert ein Phänomen, das als Burn-Out-Syndrom bekannt ist. Der Mitarbeiter erfüllt nun auch Arbeiten, die er vorher gut beherrschte, nur noch unter Mühen, er nimmt seine Kollegen und Untergebene nur noch als Objekte wahr und erschöpft physisch und psychisch immer mehr. Besonders häufig ist Burn-Out bei Berufsgruppen, die traditionell aus uneigennützigen Motiven ihren Beruf wählen und mit hohem Engagement einsteigen. Pflegekräfte sind deshalb häufiger betroffen als beispielsweise Banker. Der Aufstieg zur Stationsleitung bedeutet für manche nicht nur eine vermehrte und andersartige Arbeit, sondern auch die Ausgliederung aus der Gruppe. War man vorher jedermanns Freundin und Kollegin, so wird man nun plötzlich Vorgesetzte. Manche frische Stationsleitung ist daran zerbrochen, dass sie nun nicht mehr dazugehört.

Die Karriereplanung mit den Mitarbeitern sollte Teil des Mitarbeitergespräches sein. Auf keinen Fall darf die Leistungsermittlung zur Lohnbemessung mit diesem Mitarbeitergespräch verknüpft werden. Letzteres möchte ermitteln, welche Schwachpunkte ein Mitarbeiter hat, um ihm gezielt durch Fortbildung oder Versetzung zu helfen. Falls der Mitarbeiter fürchten muss, dass sein Lohn reduziert wird, wenn er Schwächen zugibt, wird er kaum seine Schwachpunkte preisgeben.

Wenn durch die Leistungsbeurteilung oder das Mitarbeitergespräch Eignungslücken erkannt wurden, sollten diese durch gezielte Fort- und Weiterbildung geschlossen werden. Das Spektrum entsprechender Programme ist groß. Vor allem in Bereichen, deren Erfolg schwer messbar ist, tummeln sich zahlreiche obskure Anbieter. Manager gehen zur teamformenden Elchjagd nach Kanada oder zum meditativen Kühehüten auf eine Alm. Selbsternannte Managementgurus lassen über Feuer oder Glasscherben laufen und Stahlstangen verbiegen. Der Wert dieser angeblich persönlichkeitsbildenden Maßnahmen ist umstritten.

4.3.5 Leitung

Vorgesetzte beeinflussen ihre Mitarbeiter. Dieser Beeinflussungsprozess ist unvermeidlich, ohne Einwirkung auf das Verhalten der Mitarbeiter ist Führung nicht möglich. Die deutsche Betriebswirtschaftslehre tat sich lange schwer mit der Person der Führungskraft, da wir in Deutschland sehr schlechte Erfahrungen mit dem Führer bzw. selbst ernannten Führern gemacht haben. Deutsche Betriebswirte versuchten, statt der Managementfunktion Leitung vielmehr die Organisation zu betonen, um die Persönlichkeit des Inhabers einer Koordinationsstelle austauschbar zu machen. Letztendlich ist dieser Versuch gescheitert. Wir wissen heute, dass die Persönlichkeit des Leiters bzw. der Führungskraft von großer Bedeutung für den Erfolg des Unternehmens ist. Deshalb treten sein Charakter und seine Ausstrahlung auf Mitarbeiter in den Vordergrund. Er agiert zwar in einer funktionsfähigen Organisationsstruktur, prägt und integriert jedoch durch seine Person.

Der Übergang von der Organisationsperspektive zur Persönlichkeitsperspektive spiegelt die allgemeine Entwicklung im Menschenbild des Managements wieder. Taylor (1856-1915) sah den Menschen als arbeitende Maschine, seine Arbeitskraft als jederzeit ersetzbaren Produktionsfaktor. Nach dem 1. Weltkrieg erkannten die Vertreter des Human Ressource bzw. Human Relations Managements, dass der Mensch keine unbegrenzt manipulierbare Maschine ist, an deren Stellrädern man nur entsprechend zu drehen hat, um die Leistung zu variieren. Stattdessen muss der Mitarbeiter motiviert werden, eine optimale Leistung abzugeben. Die Motivationstheorien, die im Folgenden kurz diskutiert werden, entstammen diesem Ansatz.

Nach dem zweiten Weltkrieg entwickelte sich der entscheidungstheoretische Ansatz des Managements. Der Mensch erscheint hier als Entscheidungsträger und Komplexitätsbewältiger. Er kann nicht beliebig manipuliert oder motiviert werden, jedoch durch rationale, ihm Vorteile bietende Entscheidungen zu einem betriebsnützlichen Handeln veranlasst werden. Seit den 70er Jahren des 20. Jahrhunderts prägte der Begriff des Symbolic Man das Menschenbild der Managementwissenschaft. Der Mensch wird als Sinnsucher und Selbstverwirklicher, als strategischer Akteur in einem komplexen Netz unterschiedlicher Handlungsalternativen beschrieben. Die Beeinflussung des Symbolic Man ist deutlich schwieriger, in manchen Fällen unmöglich.

Zur Beschreibung des Umgangs des Vorgesetzen mit dem Mitarbeiter wurden verschiedene Systeme von Führungsstilen definiert, die alle Punkte auf einem Kontinuum darstellen. Beispielsweise kann man den diktatorischen, autoritären, konsultativen und partizipativen Führungsstil unterscheiden. Wie Tabelle 5 zeigt, differieren sie bezüglich der Einbeziehung der

Mitarbeiter bei der Entscheidungsvorbereitung und der eigentlichen Entscheidung, in der Form der Anweisung und der Kritikfähigkeit.

Tabelle 5. Führungsstile

Führungsstil	Entschei-dungsvorbe-reitung	Entscheidung	Anweisungen	Vorschläge, Gedanken
Diktatorisch	Vorgesetzter	Vorgesetzter	ohne Erklärung	als Kritik empfunden
Autoritär	Vorgesetzter	Vorgesetzter	mit Erklärung	Gedankenfrei-heit
Konsultativ	Untergebene als Informationspool	Vorgesetzter	Überzeugungs-arbeit	Gedanken- und Meinungsfrei-heit
Partizipativ	Team	Team	nicht nötig	erwünscht

Keiner der genannten Führungsstile ist für alle Situationen und Entscheidungen optimal. Entscheidungen, die nur mit erheblichem Engagement der Mitarbeiter umgesetzt werden können, verlangen einen eher partizipativen Führungsstil, da gemeinsam getroffene Entscheidungen leichter mitgetragen werden. Benötigt eine Führungskraft für eine Entscheidung möglichst viele Informationen, sollte sie zumindest einen konsultativen Stil wählen, da sie alleine nicht alle Informationen erheben kann. Entscheidungen mit großer Tragweite benötigen in der Regel die Mitwirkung vieler. Muss eine Entscheidung hingegen schnell getroffen werden (Feuerwehreinsatz), kann ein autoritärer Führungsstil zumindest in der akuten Notsituation durchaus angebracht sein. Der Führungsstil im Operationssaal wird deshalb in der Regel autoritärer sein müssen als auf der Station. Aber nach der Operation sollte ebenfalls Raum für Partizipation gegeben werden, denn nur so ist ein Maximum an Information und an Innovation erlangbar.

Letztlich muss die Führungskraft jedoch die Entscheidung durchsetzen. Es stellt sich hierbei die Frage, auf welcher Machtgrundlage sie dies tut. Was veranlasst Mitarbeiter, einem Vorgesetzten zu folgen? Fünf Machtgrundlagen können unterschieden werden. Erstens ist es möglich, Macht durch Belohnung zu erhalten. Mitarbeiter folgen dem Vorgesetzten, weil er sie fördern, besser bezahlen oder privilegieren kann. Zweitens kann Macht auf Zwang beruhen. Mitarbeiter sind gehorsam, weil sie Angst vor Entlassung, Versetzung oder Lohnabzug haben. Drittens kann Macht auf Legitimation beruhen. Der Untergebene anerkennt die übergeordnete Stellung des Vorgesetzten und dessen Recht, Anweisungen zu erteilen und Entscheidungen zu treffen. Besonders häufig ist dies in traditionellen Hierarchien, wie

132

z.B. in Krankenhäusern anzutreffen, in denen Ämter und Titel noch immer eine große Rolle spielen. Manche Pflegekraft gehorcht dem Arzt, weil er eben der Herr Doktor ist, und mancher Oberarzt folgt den Anweisungen seines Chefarztes, manchmal sogar wider besseres Wissen.

Diese drei traditionellen Machtgrundlagen zielen darauf ab, den Untergebenen einzuschüchtern und zu einem systemkonformen Verhalten zu zwingen. Sie basieren in erster Linie auf der Organisationsstruktur, nicht auf der Persönlichkeit der Führungskraft. Die vierte Machtgrundlage hingegen ist die Expertenmacht. Der Untergebene anerkennt, dass sein Vorgesetzter größeres Wissen und breitere Erfahrung hat. Deshalb folgt er seiner Anweisung. Alle genannten Machtgrundlagen werden immer brüchiger. Insbesondere hoch qualifizierte, mobile Mitarbeiter lassen sich nicht einschüchtern. Übt der Vorgesetzte Druck aus, suchen sie sich eine andere Arbeitsstelle. In vielen Fällen verstehen sie von der Sache mehr als ihr Vorgesetzter, der zwar ein größeres Führungswissen, aber ein geringeres Fachwissen hat. In dieser Situation bleibt dem Vorgesetzten nur, durch seine Persönlichkeit (fünfte Machtgrundlage) zu wirken. Sein Vorbild ist so bestechend, dass der Mitarbeiter sich ihm gerne anvertraut und ihm folgt.

Damit rückt die Persönlichkeit der Führungskraft ins Zentrum der Führungslehre. Seine Dynamik, seine Ausstrahlung, sein Charisma, sein Verantwortungsbewusstsein, seine Loyalität, seine Zugewandtheit, sein Fleiß, seine Pünktlichkeit und zahlreiche andere Eigenschaften entscheiden darüber, ob der Mitarbeiter ihn als Vorgesetzten akzeptiert oder nicht. Die wichtigste Eigenschaft ist jedoch die Integrität des Vorgesetzten. Integrität bedeutet Authentizität bzw. Ganzheit, also das Gegenteil von gespalten oder fraktal. Eine Führungskraft muss authentisch sein. Sie muss das, was sie von Mitarbeitern fordert, auch selbst leben. Dann wird Motivation möglich.

Die wohl bekannteste Motivationstheorie stammt von Abraham Maslow (1954). Er untersucht die Bedürfnisse des Menschen und gliedert sie in fünf Stufen. Die physiologischen Grundbedürfnisse (Essen, Trinken, Kleidung, Wohnung, Fortpflanzung) können in freien Gesellschaften überwiegend durch Geld gestillt werden. Dies trifft auch auf die Sicherheitsbedürfnisse (Vorsorge für zukünftige Notlagen, z.B. Krankheit, Invalidität, Arbeitslosigkeit, Alter) zu, wobei Versicherungen, Kündigungsschutz und Beamtentum Mittel zur Stillung des Sicherheitsbedürfnisses sind. Auf der dritten Stufe stehen die sozialen Bedürfnisse, d.h. das Streben nach Gemeinschaft und nach befriedigenden Beziehungen. Im Betrieb werden die Beziehungen zu Arbeitskollegen, die Existenz sozialer Einrichtungen und allgemein das Betriebsklima darüber entscheiden, ob die sozialen Bedürfnisse gestillt sind. Es folgen die Wertschätzungs- bzw. Statusbedürfnisse. Maslow postuliert, dass jeder Mensch ein Verlangen nach Selbstachtung, Ansehen und Geltung bei anderen Personen hat. Der Betrieb adressiert diese Bedürfnisse durch Lob, Titel, Aufstieg und Incentives. Die Spitze der Pyramide bildet das

Bedürfnis nach Selbstverwirklichung. Maslow versteht darunter den Drang des Menschen, seine Umwelt nach seinen eigenen Zielen zu gestalten, die eigenen Anlagen zu entwickeln und seine Vorstellungen durchzusetzen.

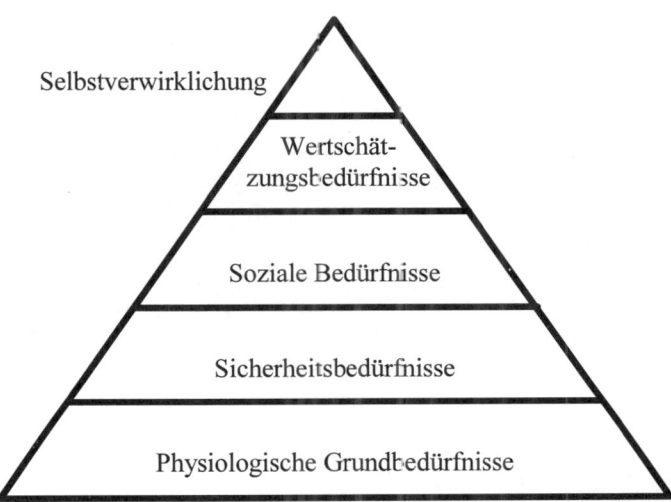

Abb. 65. Die Maslow'sche Pyramide

Maslow geht davon aus, dass jeweils nur das unterste, nicht befriedigte Bedürfnis motivierend wirkt. Sobald es befriedigt ist, verliert es seinen Handlungsanreiz. Leidet ein Mensch beispielsweise heute an Hunger, kann ihn der Abschluss einer Rentenversicherung nicht motivieren. Erst wenn seine heutigen Grundbedürfnisse befriedigt sind, wendet er sich der Sicherheit für morgen zu. Motivation wird damit individuell, d.h., die Führungskraft muss stets analysieren, welches Bedürfnis des Mitarbeiters gerade handlungsleitend ist, weil alle Grundbedürfnisse gestillt sind. Einen Chefarzt kann man nicht mit Geld motivieren. Er möchte sich selbst verwirklichen, dem Krankenhaus seine Prägung geben, an der Herausforderung wachsen. Die Reinigungskraft, die gerade erst aus Siebenbürgen umgesiedelt ist, braucht hingegen vor allen Dingen Geld, um sich eine neue Existenz aufzubauen. Sie kann monetär motiviert werden.

Richards & Greenlaw bauen auf dem Modell von Maslow auf und analysieren die relative Stärke der Bedürfnisse, das Anspruchsniveau, die Intensität der Frustration und die gewählten Bedürfnisstrategien. Sie rücken damit die Persönlichkeitsstruktur des Menschen stärker in den Mittelpunkt, die durch die Kultur und die konstitutionellen Determinanten (z.B. Marktordnung) beeinflusst wird. Die Bedürfnisse des Menschen werden nicht als angeboren, sondern als Ergebnis des Sozialisationsprozesses gesehen.

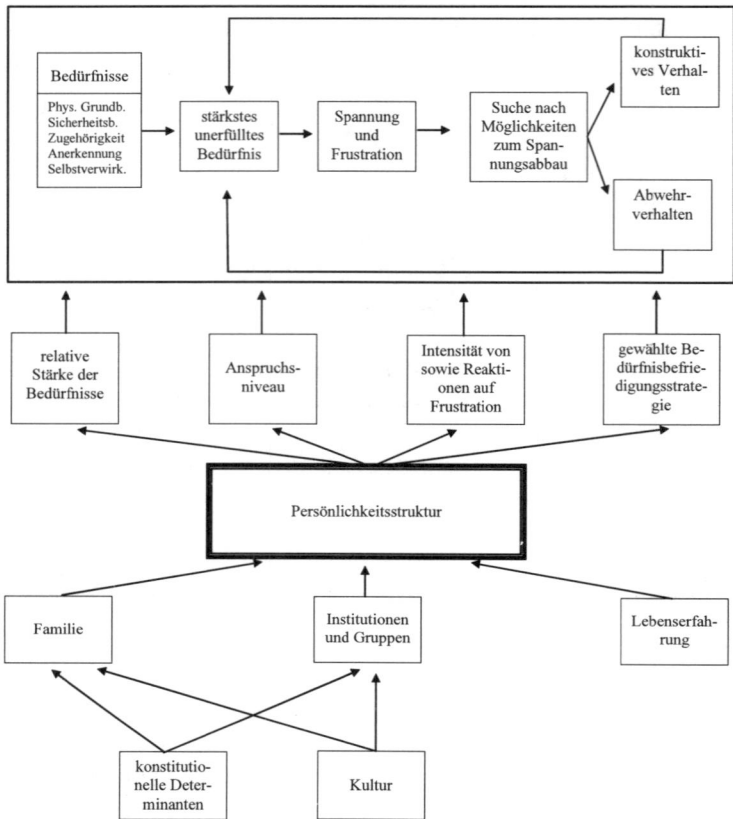

Abb. 66. Motivationsmodell von Richards & Greenlaw

Die Motivationstheorie von Herzberg analysiert die Befriedigung des Mitarbeiters. In empirischen Studien in den USA untersuchte er, was Menschen in der Arbeit befriedigt. Sein Ergebnis ist verblüffend: Es gibt Faktoren, die Zufriedenheit stiften. Er nennt sie die Motivatoren. Es gibt aber auch Faktoren, die Unzufriedenheit stiften. Diese so genannten Hygienefaktoren sind nicht identisch mit den Motivatoren. Zufriedenheit ist folglich nicht das Gegenteil von Unzufriedenheit. Eine Maßnahme, die Unzufriedenheit abbaut, baut nicht gleichzeitig Zufriedenheit auf.

Herzberg ermittelte als typische Hygienefaktoren Personalverwaltung, Urlaubsplanung, Beschwerdewege, Leistungsbeurteilungsverfahren, Status, fachliche Kompetenz des Vorgesetzten, Beziehungen zu Vorgesetzten, Kollegen und Mitarbeitern, Arbeitsplatzverhältnisse, Klima, Licht, Schmutz, Arbeitssicherheit und Entlohnung. Ein lauter und heißer Arbeitsplatz, beispielsweise, macht unzufrieden. Werden Lärm und Hitze beseitigt, findet der Mitarbeiter dies zwar gut, es wird jedoch lediglich sein Unmut über den Lärm und die Hitze abgebaut, aber keine echte Zufriedenheit aufgebaut. Motivatoren hingegen schaffen Zufriedenheit. Herzberg ermittelt hierfür Leistungs- bzw. Erfolgserlebnisse, Anerkennung für geleistete Arbeit, Sinn in der Arbeit, Verantwortung, Aufstieg und Möglichkeiten zur Persönlichkeitsentfaltung.

Interessant an diesem Ansatz ist erstens, dass die Beseitigung aller Störungen des Betriebsablaufes bzw. aller Hygienefaktoren noch nicht zur Befriedigung und damit zur Motivation führt. Mitarbeiter wollen mehr als nur ordentliche Verhältnisse. Sie wollen sich einbringen, weiterentwickeln, den Wert ihrer Arbeit sehen. Zweitens kann jedoch niemand wirklich motiviert sein, wenn er noch durch Hygienefaktoren in der Unzufriedenheit gehalten wird. Ärzte und Pflegekräfte wollen sich für das Wohl der Patienten einbringen. Wenn ihr Arbeitsplatz jedoch gefährlich und ungesund ist, wenn das Betriebsklima nicht stimmt und die Bezahlung kaum zum Leben langt, kann die Motivation, die aus ihrem Idealismus erwächst, nicht richtig wirken.

4.3.6 Kontrolle

Planung ohne Kontrolle ist sinnlos, und Kontrolle ohne Planung ist unmöglich. Die Kontrolle ermittelt das Ist, das Ergebnis der Implementierung und vergleicht es mit dem Soll, das aus der Planung kommt. Anschließend erfolgt eine Analyse und Erklärung der festgestellten Abweichungen mit einem Feedback zur zukünftigen Planung.

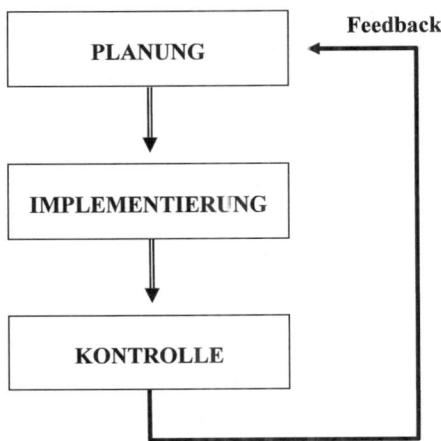

Abb. 67. Planung und Kontrolle

Die Tradition deutscher Gesundheitsbetriebe hat stets viel Wert auf ausführliche Kontrolle gelegt. Erstens – so wird argumentiert – ist es ohne Kontrolle nicht möglich, Anpassungsmaßnahmen zu ergreifen. Sie garantiert, dass Planabweichungen nicht immer größer werden, sondern rechtzeitig erkannt und berichtigt werden. Zweitens reduziert Kontrolle die Möglichkeit von unkorrektem und manipulativem Verhalten der Mitarbeiter. Sie sorgt dafür, dass Mitarbeiter erst gar nicht probieren, den Betrieb zu bestehlen oder schlecht zu arbeiten. Kontrolle ist drittens die Grundvoraussetzung für Leistungsgerechtigkeit. Ohne sie ist es unmöglich, besonders gute Mitarbeiter zu belohnen (z.B. durch finanzielle Zulagen oder Beförderung). Die Kontrolle bildet viertens die Grundlage für zukünftige Planungen. Sie zeigt auf, welche Planungsfehler in der Vergangenheit gemacht wurden, indem bekannte Einflussgrößen nicht oder unzureichend berücksichtigt und bislang unbekannte Einflussgrößen nicht rechtzeitig erkannt wurden. Kontrolle wird deshalb überwiegend positiv gesehen.

Trotzdem löst die Kontrolle bei vielen Mitarbeitern ein Gefühl des Unbehagens aus. Als freie Menschen möchten wir nicht kontrolliert werden. Mit dem Arbeitsvertrag akzeptiert der Arbeitnehmer zwar ein gewisses Maß an Kontrolle (mit der Gegenleistung Lohn), aber Kontrolle kann lähmen, ängstigen und krank machen. Man muss sich deshalb fragen, wie die positiven Seiten der Kontrolle durch geeignete betriebliche Maßnahmen genutzt werden können, ohne die Schöpfungskraft und den Leistungswillen des Mitarbeiters zu beschneiden.

Zuerst muss der Träger der Kontrolle definiert werden. Darunter versteht man denjenigen, der den Soll-Ist-Vergleich durchführt. Man spricht von interner Kontrolle, wenn der Träger der Kontrolle dem Unternehmen selbst angehört, ansonsten von externer Kontrolle. Ist der Träger der Kontrolle der Leistungserbringer selbst, spricht man von Eigenkontrolle, sonst von Fremdkontrolle. In vielen Fällen erfolgt die Kontrolle ausschließlich durch den Vorgesetzten. Dies muss aber nicht so sein. Viele Studien haben gezeigt, dass der Mitarbeiter Interesse an seinem Leistungsergebnis hat. Er möchte wissen, wie gut er ist, was er noch besser machen kann und wie er zum Erfolg des Unternehmens beigetragen hat. Gerade Ärzte und Pflegekräfte haben ein hohes Interesse am Erfolg ihrer Arbeit: Sie möchten, dass der Patient gesund wird. Deshalb können sie in bestimmten Grenzen auch ihre eigene Leistung selbst kontrollieren, ohne dass die Leitung des Gesundheitsbetriebes Angst haben muss, dass sie schlampig arbeiten. Ihre Arbeit wird dadurch auch interessanter (job enrichment), denn sie müssen weit über ihre operative Tätigkeit hinaus denken. Überlegenswert ist auch eine Mischung aus Eigen- und Fremdkontrolle, wobei die Kollegen oder geeignete Stabsstellen den direkten Vorgesetzen entlasten können.

Weiterhin muss die Art und Intensität der Kontrolle bedacht werden. Eine lückenlose Kontrolle vermittelt das Gefühl grenzenloser Überwachung und ist in der Regel unwirtschaftlich. Stichproben werden nur dann als bedrängend empfunden, wenn ihre Erhebung nicht nachvollziehbar ist. Kontrolle muss transparent sein.

Schließlich müssen geeignete Kontrollinstrumente definiert werden. Zahlreiche Maßnahmen, die heute im Rahmen der Qualitätssicherung eingeführt werden, sind letztlich Kontrollinstrumente. Sie dienen jedoch in der Regel der Eigenkontrolle als Grundlage besserer Umsetzung von Zielvorgaben. So können Qualitätszirkel ebenso als Kontrollinstrument verstanden werden wie Stechuhren und Budgetabgleich, aber eben nicht als Knute in der Hand der Hierarchie, sondern als Instrument zur Verbesserung der Leistungsfähigkeit in der Hand motivierter Mitarbeiter.

4.4 Betriebliches Rechnungswesen

Das betriebliche Rechnungswesen dient der Dokumentation aller Finanzströme im Betrieb. Das externe Rechnungswesen stellt diese Informationen nach außen dar, z.B. in Form einer Bilanz sowie einer Gewinn- und Verlustrechnung, die dem Finanzamt und/oder den Eigentümern vorgelegt werden. Das interne Rechnungswesen unterstützt ausschließlich die Entscheidungsträger im Unternehmen, in dem die Kosten und die Leistungen ermittelt werden. Die Buchhaltung dokumentiert alle finanzwirtschaftlich relevanten Aktivitäten des Unternehmens und stellt damit die Grundlage für weitere Instrumente des Rechnungswesens dar.

4.4.1 Bilanz, Gewinn- und Verlustrechnung

Ein Unternehmen hat in der Regel zahlreiche Vermögensgegenstände. Hierzu gehören Grundstücke, Gebäude, Maschinen, Fahrzeuge, Lagerbestände, aber auch Forderungen an Kunden, die noch nicht bezahlt haben (Schuldner), und Geldbestände (auf dem Bankkonto oder in bar). Einmal jährlich werden alle Vermögensgegenstände physisch erfasst. Hierzu wird in der so genannten Inventur das gesamte Eigentum des Unternehmens detailliert aufgeschrieben (wiegen, messen, zählen) und geldmäßig bewertet. Das Ergebnis der Inventur ist eine lange Liste, das Inventar. Den Vermögensgegenständen werden ebenfalls die detailliert aufgeschriebenen Verbindlichkeiten des Unternehmens gegenüber gestellt. Die Differenz aller Vermögen und aller Schulden ist der Wert des Unternehmens, der netto den Eigentümern gehört. Man bezeichnet diese Differenz deshalb als Eigenkapital.

Der Nachteil des Inventars besteht in seiner Detailliertheit und Unübersichtlichkeit. Für große Krankenhäuser füllt das Inventar viele Ordner. Es ist deshalb sinnvoll, sämtliche Grundstücke zu einem Gesamtwert Grundstücke zu vereinigen, ebenso die Forderungen an alle Kunden zusammenzuaddieren und auch die Verbindlichkeiten zu Gruppen zu vereinen. Damit ergibt sich eine Kurzform des Inventars, die – wie eine Visitenkarte – in wenigen Minuten ein gutes Bild des Unternehmens, seines Vermögens, seiner Schulden und seines Eigenkapitals darstellt. Dieses Bild nennt man eine Bilanz. Tabelle 6 zeigt ihren groben Aufbau.

Tabelle 6. Bilanz: Einfaches Beispiel

Aktiva	Bilanz von Safi-Hospital zum 31.12.2006		Passiva
Grundstücke u. Gebäude	5.000.000	Eigenkapital	3.000.000
Geschäftsausstattung	2.000.000	Langfristige Verbindlichkeiten	5.000.000
Fuhrpark	2.000.000	Kurzfristige Verbindlichkeiten	2.000.000
Warenbestände	500.000		
Forderungen	200.000		
Bankbestände	200.000		
Geldbestände	100.000		
	10.000.000		10.000.000

Die linke Seite der Bilanz umfasst das Vermögen eines Unternehmens. Man nennt diese Positionen die Aktiva, die linke Seite die Aktiv-Seite. Die Vermögensgegenstände werden nach ihrer Nähe zum Geld (Liquidität) geordnet, d.h., Bargeld steht ganz unten, weil es eben absolut flüssig ist, Grundstücke und Gebäude ganz oben, weil sie erst mühsam in Geld verwandelt werden müssten. Auf der rechten Seite stehen die Kapitalien sortiert nach ihrer Fristigkeit. Kurzfristige Verbindlichkeiten, die meist innerhalb weniger Tage oder Wochen zurückgezahlt werden müssen, stehen ganz unten, Eigenkapital ganz oben, da es dem Unternehmen unbegrenzt zur Verfügung steht. Die rechte Seite wird als Passiv-Seite bezeichnet, die Posten als Passiva. Es gibt auch die Möglichkeit, Aktiva und Passiva untereinander aufzuschreiben.

Die Aktiv-Seite einer Bilanz beantwortet die Frage der Mittelverwendung. Was hat ein Unternehmen mit seinem Kapital gemacht? Es hat Grundstücke, Maschinen, Lagervorräte etc. gekauft, oder es hat Kunden einen Kredit gegeben (Forderungen). Sicherlich ist ein Teil des Kapitals auch in Geld vorhanden. Die Passiv-Seite beantwortet die Frage der Mittelherkunft. Woher stammt das Kapital des Unternehmens? Von Eigentümern (Eigenkapital) oder von Kreditgebern, die nicht Eigentümer geworden sind (Fremdkapital)? Um welche Art von Fremdkapital handelt es sich, um kurz-, mittel- oder langfristiges Fremdkapital? Fremdkapital von Banken oder von Lieferanten, die uns einen Kredit eingeräumt haben (Verbindlichkeiten aus Lieferung und Leistung)? Die beiden Seiten der Bilanz sind folglich wie zwei Seiten einer Medaille, die unterschiedliche Aspekte derselben Sache beleuchten. Die Frage der Mittelverwendung kann ohne die Mittelherkunft nicht sinnvoll sein. Gleichzeitig impliziert dieses System, dass die Summe aller verwendeten Mittel stets genauso groß sein muss wie die Summe aller zur Verfügung gestellten Mittel. Die Bilanz muss deshalb auf beiden Seiten stets gleich groß sein, d.h., die Bilanz muss aufgehen.

Eine Krankenhausbilanz ist in der Regel deutlich komplizierter als dies hier aufgezeigt wird. Dies liegt vor allem an den so genannten Sonderposten nach Krankenhausfinanzierungsgesetz. Das Krankenhausfinanzierungsgesetz (KHG) wurde 1972 eingeführt und stellt die Grundlage der dualen Krankenhausfinanzierung dar. Der Staat übernimmt die Finanzierung der Anschaffungs- und Wiederbeschaffungskosten von Gebäuden und Anlagen, die Krankenkassen finanzieren die laufenden Ausgaben (Personal, Medikamente, Reinigung...) über die Pflegesätze bzw. DRGs. Die Kosten für die Erst- und Wiederbeschaffungen von Gebäuden und Anlagen dürften folglich nicht der Krankenkasse verrechnet werden. Dies verlangt die Einführung der Sonderposten.

Wurde beispielsweise ein Krankenhaus in den Landeskrankenhausplan aufgenommen und ein Neubau genehmigt, so fließen dem Krankenhaus für diesen Bau Mittel in beträchtlichem Umfang zu. Einerseits werden diese Mittel zu Vermögen (Seite der Mittelverwendung: Gebäude), andererseits aber auch zu Kapital (Seite der Mittelherkunft). Nun ist dieser Betrag aber weder als Eigenkapital noch als klassisches Fremdkapital zu verstehen. Vielmehr wird auf der Passivseite ein Sonderposten genau in derselben Höhe gebildet wie es dem Vermögensposten entspricht. Die Passivseite der Krankenhausbilanz besteht deshalb aus Eigenkapital, Sonderposten und Fremdkapital. Es gibt noch eine Reihe von weiteren Sonderposten, die jedoch überwiegend aus der Umstellung der Krankenhausfinanzierung von 1972 herrühren und deshalb nur noch selten von großer Bedeutung sind.

In der Buchhaltung werden sämtliche Veränderungen der Vermögensgegenstände und Kapitalien verzeichnet. Dies erfolgt in der Regel auf Konten, wobei für jeden Vermögensgegenstand und jede Kapitalart ein eigenes Konto eröffnet wird. Wird beispielsweise ein Kraftfahrzeug aus dem Fuhrpark verkauft, so wird der entsprechende Betrag dem Konto Kraftfahrzeuge entnommen und dem Konto Bank bzw. Bargeld zugewiesen, je nachdem, ob das Geld auf das Bankkonto oder bar in die Kasse fließt. Am Jahresende sollten die Kontenbestände exakt den Werten der neuen Inventur entsprechen.

Auf dem Eigenkapitalkonto müssten sehr viele Vorgänge gebucht werden, die etwas mit Kosten und Leistungen zu tun haben. Die Bezahlung von Gehältern, der Verbrauch von Material, Zinserträge, Zinskosten und ein entsprechender Wert für die Alterung der Gebäude und Anlagen (= Abschreibungen). Da dies sehr unübersichtlich wäre, werden zahlreiche Konten für diese Geschäftsvorfälle geöffnet. Gehaltszahlungen werden auf einem Konto erfasst, Verkäufe auf einem anderen, Zinserträge auf einem Konto, Zinsaufwendungen wiederum auf einem anderen. Am Periodenende (z.B. zum 31. Dezember) werden diese Erfolgskonten auf dem Gewinn- und Verlustkonto (GuV) abgeschlossen. Sind die Erträge höher als die Aufwendungen, hat das Unternehmen einen Gewinn gemacht, sind sie niedriger, einen Verlust erlitten.

Die Bilanz sowie die Gewinn- und Verlustrechnung sind das Basisinstrumentarium des Ökonomen zur Steuerung eines Unternehmens. Ärzte müssen zumindest die grobe Struktur dieser Konten kennen, um adäquate Verhandlungspartner sein zu können. Für Arztpraxen rentiert es sich meist nicht, eine eigene Buchhaltung durchzuführen. Der Arzt oder die Sprechstundenhilfe sammelt alle Belege (Merke: keine Buchung ohne Beleg) und schickt sie dem Steuerberater, der die Buchhaltung übernimmt. Er hat die entsprechende Software und ist meist mit einem Rechenzentrum für Steuerberater (z.B. DATEV) verbunden. Der Arzt erhält damit ohne großen Aufwand die vom Finanzamt geforderten und für sein Praxismanagement benötigten Daten. Allerdings lässt sich der Steuerberater hierfür gut bezahlen. Krankenhäuser hingegen werden in der Regel eigene Abteilungen für Finanzbuchhaltung unterhalten. Auch hier kann insbesondere für kleinere Häuser jedoch eine externe Rechenleistung zugezogen werden.

4.4.2 Kosten- und Leistungsrechnung

Die Kosten- und Leistungsrechnung dient überwiegend dem Zweck der Entscheidungsunterstützung der Unternehmensführung. Die detaillierte Behandlung dieses Themas würde den Umfang dieser Einführung bei weitem übersteigen. Es sollen deshalb nur zwei Teilaspekte kurz betrachtet werden. Zuerst wird der in der Ökonomik wichtige Begriff der Abschreibung diskutiert, anschließend wird anhand eines Beispiels gezeigt, wie ein Krankenhaus die Kosten einer Leistung berechnen kann.

Abschreibungen sind der finanzielle Ausdruck für den Werteverzehr von Betriebsmitteln. Mit Ausnahme der Grundstücke verlieren auch Betriebsmittel durch Alterung, Benutzung oder Verschleiß ihren Wert. Beispielsweise ist ein Ultraschallgerät nach zehn Jahren kaum mehr zu verkaufen. Es mag noch funktionieren, aber die technische Entwicklung ist weitergegangen. Es sollte ersetzt werden. Damit hat es seinen vollen Wert innerhalb dieses Zeitraums verloren. Ein Haus verliert seinen Wert viel langsamer, ein Computer schneller.

Die Abschreibung ist ein Aufwand, der nicht unmittelbar im zeitlichen Zusammenhang mit einer Auszahlung steht. Betrachten wir hierzu folgendes Beispiel: Ein Fahrzeug wird am 2. Januar 2003 für 20.000 € gekauft. Der Betrag wird sofort fällig, d.h., es erfolgt eine Auszahlung von 20.000 € am 2. Januar 2003. Das Auto hat am Ende des Jahres einen Teil seines Wertes verloren, da es älter geworden ist und benutzt wurde. Nehmen wir an, der Werteverlust sei 4.000 €, so dass das Auto noch einen Wert von 16.000 € darstellt. Der Aufwand im Jahr 2003 beträgt somit 4.000 €, die Auszahlung jedoch 20.000 €. Im Jahr 2004 verliert das Auto wieder an Wert (Annahme: 4.000 €). Der Aufwand für dieses Jahr liegt also erneut bei 4.000 €, während jedoch die Auszahlung in diesem Jahr für das Auto (abgesehen von Benzin, Versicherung etc., die ohnehin zusätzlich zu berechnen sind) null ist. Es fällt folglich ein Werteverzehr (= Aufwand) im Jahr 2004 an, der in keinem unmittelbaren zeitlichen Zusammenhang zur Auszahlung steht. Der buchhalterische Ansatz für diesen Werteverzehr ist die Abschreibung. Es bleibt die Höhe der jährlichen Abschreibung zu bestimmen. Hierzu wird normalerweise ein linearer Werteverzehr vorausgesetzt, d.h., der Vermögensgegenstand verliert jedes Jahr denselben Wert. Damit ergibt sich eine lineare Abschreibung. Tabelle 7 gibt die Entwicklung für obiges Beispiel wieder.

Tabelle 7. Lineare Abschreibung [€]

Jahr	Wert am Jahresanfang	Abschreibung	Wert am Jahresende	Kumulative Abschreibung
2003	20.000	4.000	16.000	4.000
2004	16.000	4.000	12.000	8.000
2005	12.000	4.000	8.000	12.000
2006	8.000	4.000	4.000	16.000
2007	4.000	4.000	0	20.000

Die Summe aller Abschreibungen entspricht dem Anfangswert. Man kann allerdings auch einen Restwert berücksichtigen. Damit ergibt sich die Formel für die lineare Abschreibung als:

$$D = \frac{A - R}{n}, \text{ wobei}$$

D \qquad Abschreibung pro Jahr

A \qquad Anschaffungskosten

R \qquad Restbuchwert am Ende der Abschreibungszeit

n \qquad Abschreibungszeit, meist Lebensdauer

In der Realität dürfte der Werteverzehr im ersten Jahr höher sein als im zweiten Jahr, der wiederum höher ist als im dritten Jahr. Deshalb kann man auch eine so genannte degressive Abschreibung berechnen, bei der vom Restbuchwert jedes Jahr derselbe Prozentsatz als Abschreibung abgezogen wird. Abbildung 68 zeigt die Verläufe einer linearen und einer degressiven Abschreibung. Der Restbuchwert nimmt bei degressiver Abschreibung schnell ab, erreicht jedoch nie den Wert null.

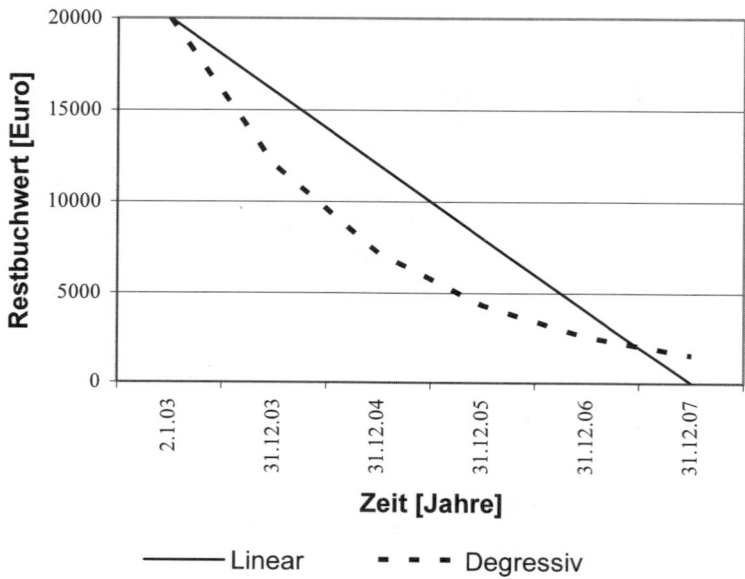

Abb. 68. Restbuchwert bei linearer und degressiver Abschreibung

Eine weitere wichtige Aufgabe des internen Rechnungswesens ist die Ermittlung der Selbstkosten einer Leistung. Darunter versteht man die Ermittlung des Wertes, den ein Unternehmen selbst aufgewandt hat, um eine Einheit einer Leistung zu erstellen. So könnte man z.B. fragen: „Was kostet die Behandlung eines Appendektomiepatienten?"

Hierzu müssen zuerst alle Kosten eines Unternehmens in zwei große Blöcke unterschieden werden. Kosten, die ausschließlich und unmittelbar mit der Behandlung dieser Patientengruppe zu tun haben, werden als Kostenträgereinzelkosten bezeichnet. Sie sind diesen Patienten direkt zuzurechnen. Alle anderen Kosten werden als Kostenträgergemeinkosten bezeichnet. Die Kostenträgergemeinkosten können nun den Kostenstellen zugeordnet werden, an denen sie anfallen. Beispiele für derartige Kostenstellen sind das Labor, der OP, die Station, die Heizzentrale, die Verwaltung. Einige dieser

Kostenstellen geben unmittelbar Leistungen an den Patienten ab, sie werden als Endkostenstellen bezeichnet. Andere haben keinen direkten Patientenkontakt (z.B. Heizzentrale, Verwaltung, Labor). Sie werden als Vorkostenstellen bezeichnet. Die Kosten, die einer Vorkostenstelle zugeordnet werden, müssen nun sinnvoll auf die Endkostenstellen verteilt werden. Die Heizkosten können z.B. nach Raumgröße, die Verwaltung nach Pflegetagen und die Laborleistungen nach Laborpunkten verteilt werden. Die direkt den Kostenstellen zugeordneten Kosten (Kostenstelleneinzelkosten) und die indirekt zugeschlüsselten Kosten (Kostenstellengemeinkosten) bilden die Summe der Kosten, die allen dort behandelten Patienten zugeschlüsselt werden müssen. Auch hier bietet es sich wieder an, die Pflegetage als einen Schlüssel zu verwenden, falls keine genaueren Aufzeichnungen vorliegen.

Verwirrend? Ja, und vor allem für die Praxis völlig untauglich, um auch nur einigermaßen exakte Werte zu erhalten. Die meisten Kosten werden geschlüsselt und relativ willkürlich zugeteilt. Tatsächlich wurden diese Verfahren für die Sachgüterproduktion entwickelt, bei der 90 % der Kosten Kostenträgereinzelkosten sind, während im Gesundheitswesen 90 % der Kosten als Gemeinkosten anfallen. Deshalb wurden weitere Verfahren der Selbstkostenermittlung wie z.B. die Prozesskostenrechnung entwickelt, die jedoch sehr aufwendig sind. Die so genannte Leistungs- und Kalkulationsaufstellung, die das Krankenhaus den Krankenkassen vorlegen muss, berechnet die Selbstkosten der Leistungen nach dem oben beschriebenen Verfahren. Von einer exakten Berechnung kann hier nicht die Rede sein, vielmehr handelt es sich um „Daumenregeln", auf die man sich einigt. Eine moderne Kostenrechnung erfordert eine viel exaktere Erfassung der Kosten in möglichst unmittelbarer Nähe ihres Anfalls. Auf entsprechende weiterführende Bücher wird im Literaturverzeichnis verwiesen.

4.5 Herleitung der Angebotsfunktion

Nachdem beschrieben wurde, wie das Angebot eines Dienstleistungsbetriebes erstellt wird, muss abschließend ermittelt werden, welche Angebotsmenge ein Anbieter bei welchem Preis auf den Markt bringt. Hierbei müssen Gewinnmaximierer und Bedarfsdecker unterschieden werden. Erstere produzieren die Menge, bei der ihr Gewinn maximal ist, letztere die Menge, bei der sie möglichst viele Dienstleistungen anbieten, ohne jedoch selbst einen Verlust zu erleiden (sonst würden sie dies auf Dauer nicht überleben). Eine exakte Analyse müsste hier auch unterscheiden, ob es sich um ein Monopol, bei der ein einziger Anbieter einer großen Zahl von Nachfragern gegenübersteht, oder um eine vollständige Konkurrenz handelt, bei der viele

Anbieter mit vielen Nachfragern agieren. Wir wollen uns hier auf die vollständige Konkurrenz beschränken.

Ausgangspunkt der Analyse ist die Kostenfunktion eines Unternehmens. In der Regel ist sie S-förmig. Sie beginnt auf einem relativ hohen Level, da Fixkosten (K_f) unabhängig davon anfallen, ob eine Einheit produziert wird oder nicht. Beispielsweise fallen die Gebäudekosten an, egal ob ein Patient im Krankenhaus liegt oder nicht. Am Anfang nehmen die Kostenzuwächse mit steigender Produktionsmenge ab, d.h., es wird immer günstiger zu produzieren. Beispielsweise lernen wir durch steigende Menge und werden dadurch besser. Später steigen die Kosten jedoch wieder, weil die hohe Auslastung zu Fehlern führt, Produktionsstoffe teuer bezogen werden müssen und Überstunden bezahlt werden müssen. Folglich ergibt sich ein S-förmiger Verlauf der Kostenfunktion. Die Erlösfunktion ist hingegen linear und geht durch den Ursprung. Für jede verkaufte Einheit erhalten wir einen zusätzlichen Erlös (Preis).

Ein gewinnorientiertes Unternehmen möchte die Menge anbieten, bei der ihr Gewinn (Π) maximal ist. Der Gewinn ergibt sich als Differenz von Erlösen und Kosten bzw. als vertikaler Abstand der Erlös- und Kostenfunktion. Bei einer Angebotsmenge von q^* sind der Abstand bzw. der Gewinn (Π^*) maximal. Der Bedarfsdecker möchte keinen Gewinn machen, jedoch seine Kosten decken. Jede Produktionsmenge zwischen q_min und q_max erfüllt diese Voraussetzung. Als Bedarfsdecker wird er deshalb die Produktionsmenge q_max anstreben, bei der er möglichst viele Güter an die Bedürftigen abgibt, ohne selbst Verluste zu erleiden.

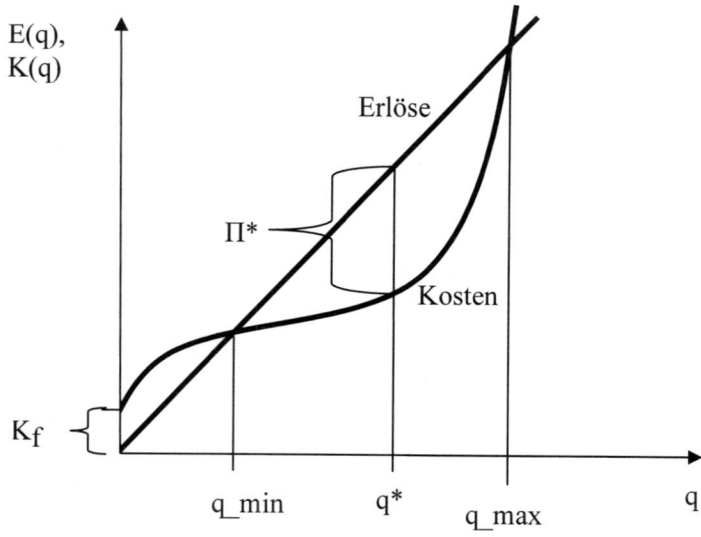

Abb. 69. Angebots- und Erlösfunktion

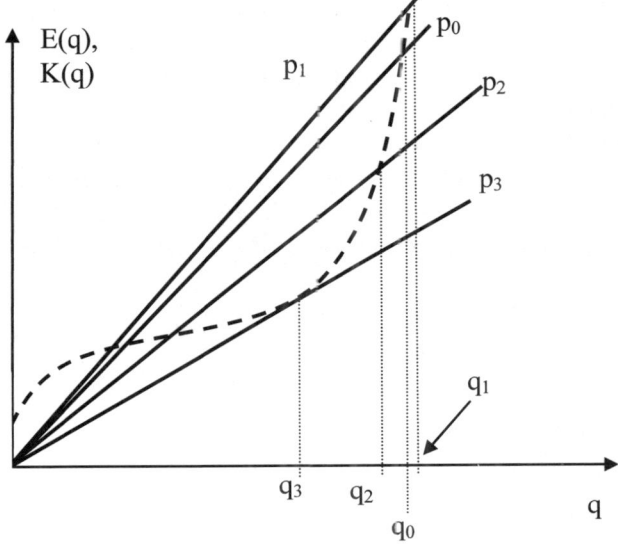

Abb. 70. Angebotsmenge bei unterschiedlichen Preisen

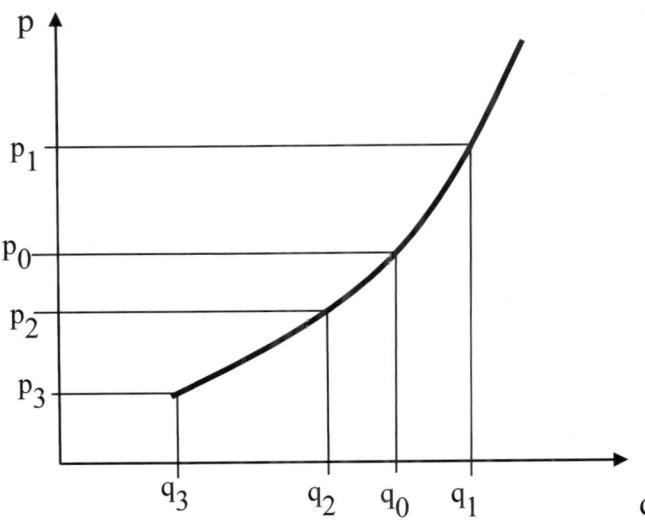

Abb. 71. Angebotskurve

Wie viel sollte ein rationaler Unternehmer nun bei einem bestimmten Preis anbieten? Abbildung 70 variiert die Preise (= Steigung der Erlösgeraden). Es zeigt sich, dass ein rationaler Nonprofit Anbieter je mehr anbietet, desto höher der Preis ist. Wenn wir dieses Ergebnis in eine Grafik übertragen, die jedem beliebigen Preis eine Angebotsmenge zuordnet, ergibt sich eine klassische Angebotskurve mit positiver Steigung. Für den Fall des Gewinnmaximierers kann dies ebenso abgeleitet werden. Auch hier gilt, dass steigende Preise vom Anbieter durch eine Angebotsausweitung und sinkende Preise durch eine Reduktion des Angebots beantwortet werden.

Die Angebotsfunktion auf einem Markt ergibt sich als Addition der einzelnen Angebotsfunktionen der Anbieter. Ihren Verlauf zeigt Abbildung 71.

Kapitel 5: Gesundheitsmärkte

5.1 Marktgleichgewicht und Marktformen

Ein Markt ist der Ort, an dem sich Angebot und Nachfrage treffen. Der klassische Markt ist der Wochenmarkt, auf dem sich Anbieter und Nachfrager in Einheit von Ort, Zeit und Handlung begegnen. Eine Arztpraxis, ein Krankenhaus oder eine Apotheke sind aber ebenfalls Märkte, da hier Angebot von und Nachfrage nach Gesundheitsdienstleistungen aufeinander treffen. Der Ort sollte nicht zu wörtlich genommen werden, denn im Internet oder am Telefon gibt es ebenfalls Märkte, die jedoch kaum lokalisierbar sind. Auf einem Markt bildet sich der Marktpreis. Im Folgenden wird dargestellt, wie sich der Marktpreis bildet, wie er sich verändert und welche Auswirkungen unterschiedliche Marktformen auf den Preis haben.

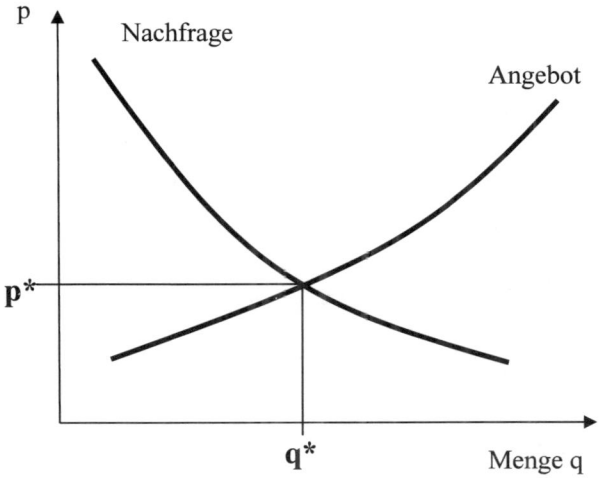

Abb. 72. Marktgleichgewicht

Abbildung 72 vereinigt die oben abgeleitete Nachfragekurve mit der Angebotskurve. Es sei noch einmal wiederholt, dass die Nachfragekurve jedem Preis eine bestimmte Nachfrage zuordnet, bei der für die Individuen das

Nutzenmaximum erfüllt ist. Je höher der Preis, desto geringer ist in der Regel die Nachfrage. Die Angebotskurve ordnet jedem Preis eine bestimmte Angebotsmenge zu, bei der die Anbieter entweder ein Gewinnmaximum erreichen (Gewinnmaximierer) oder die maximal mögliche Menge mit Selbstkostendeckung erzielen (Nonprofit-Organisation). Es gibt genau einen Preis, bei dem die nachgefragte und die angebotene Menge gleich hoch sind. Dieser Preis wird als Gleichgewichtspreis (p^*) bezeichnet, die entsprechende Menge als Gleichgewichtsmenge (q^*). Der Zustand des Marktes im Punkt p^* und q^* wird als Marktgleichgewicht bezeichnet.

Auf einem freien Markt ergibt sich in der Regel ein Marktgleichgewicht. Hierzu soll folgendes Beispiel dienen: Ein einfaches Gut, sagen wir Tomaten, wird auf einem Marktplatz gehandelt. Die Verkäufer wollen einen Preis p_1 und bieten zu diesem Preis eine Quantität von q_1 an. Zu diesem hohen Preis sind jedoch nur wenige Käufer bereit, Tomaten zu kaufen. Ihre Abnahmemenge wäre bei diesem Preis nur q_2. Deshalb werden einige Anbieter bereit sein, Tomaten zum niedrigeren Preis p_2 anzubieten. Zu diesem Preis scheiden einige Anbieter schon aus dem Angebot aus, aber mehr Nachfrager sind bereit, Tomaten zu kaufen. Die Angebotsmenge sinkt auf q_3, die Nachfragemenge steigt auf q_4. Dieser Anpassungsvorgang hält solange an, bis sie sich im Marktgleichgewicht treffen. Im Gleichgewicht gibt es keinen Grund, irgendwelche Anpassungen vorzunehmen. Das Gleichgewicht ist stabil.

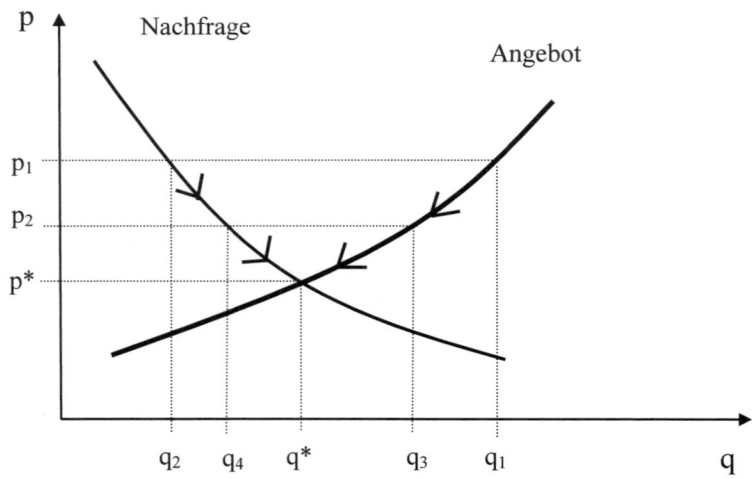

Abb. 73. Marktgleichgewicht

Anhand dieser Abbildung kann man auch leicht erkennen, dass die Gleichgewichtsmenge die maximal mögliche Menge ist. Zu keinem höheren

Preis findet sich eine höhere Nachfrage und zu keinem niedrigeren Preis ein höheres Angebot. Jeder vom Gleichgewicht abweichende Preis führt zu einer geringeren abgesetzten Menge. Man sagt deshalb auch: „Der Gleichgewichtspreis räumt den Markt".

Das Zusammenspiel von Angebot und Nachfrage funktioniert bei Tomaten tatsächlich relativ gut. Im Gesundheitswesen hingegen ist es schwierig, Marktgleichgewichte zu beobachten, da der Staat häufig Einfluss auf das Angebot, die Nachfrage und die Preise nimmt. Wir werden diesen Einfluss im nächsten Abschnitt ausführlicher betrachten. Darüber hinaus sind jedoch auch Abweichungen von der idealtypischen Preisbildung festzustellen, wenn wenige Anbieter und/oder Nachfrager am Markt aktiv sind. Existiert beispielsweise nur ein Anbieter, so kann er unter Umständen die Preise diktieren, er erhält Marktmacht. Deshalb wird es nötig, unterschiedliche Marktformen zu analysieren. Tabelle 8 gibt einen Überblick.

Tabelle 8. Marktformen

	ein Nachfrager	**wenige Nachfrager**	**viele Nachfrager**
ein Anbieter	Bilaterales Monopol	Beschränktes Monopol	Monopol
wenige Anbieter	Beschränktes Monopson	Bilaterales Oligopol	Oligopol
viele Anbieter	Monopson	Oligopson	Polypol

Das Ideal der Ökonomik ist das Polypol, bei dem unendlich viele Anbieter unendlichen vielen Nachfragern gegenüberstehen. Kein Marktteilnehmer kann Macht gewinnen oder die Preise diktieren. Würde beispielsweise ein Anbieter einen höheren Preis verlangen wollen, so wären ausreichend andere Anbieter in der Lage, seinen Marktanteil zu einem niedrigeren Preis zu übernehmen. Der Anbieter zum höheren Preis würde auf seinen Produkten sitzen bleiben. Langfristig führt der Konkurrenzdruck zwischen den vielen Anbietern dazu, dass jeder zu den niedrigsten Kosten verkauft, d.h., nur noch seine Selbstkosten deckt. Das Polypol ist deshalb eine Marktform, bei der die maximale Menge zu minimalen Preisen abgesetzt wird. Möchte ein Unternehmer Gewinne machen, so muss er eine noch bessere Produktionstechnologie einsetzen. Das Polypol führt deshalb zu einem ständigen Verbesserungsprozess und damit zu technischem Fortschritt und Wohlstand. Es ist folglich aus Sicht der Effizienz und der Gerechtigkeit die erstrebenswerte Marktform. Nie geht es der Durchschnittsbevölkerung so gut wie im Polypol.

In der Praxis existieren meist sehr viele Nachfrager, jedoch nicht so viele Anbieter. Dieser Fall wird als Oligopol bezeichnet. Das scheinbare Oligopol kann in Wirklichkeit einer Polypolsituation gleichen, wenn nämlich freier Marktzutritt besteht, d.h., wenn neue Konkurrenten jederzeit hinzutreten können. Anschaffungskosten von Betriebsmitteln und Approbationsordnungen verhindern den freien Marktzutritt jedoch, so dass insbesondere im Gesundheitswesen meist nur eine begrenzte Anzahl von Krankenhäusern oder Arztpraxen um viele Patienten werben. In ländlichen Gebieten kommt es sogar vor, dass viele Patienten nur einen Arzt erreichen können. Aus Gründen der Distanz ist dieser Arzt ein Monopolist.

Monopolisten haben eine Tendenz zur Ausbeutung. Da sie keine Konkurrenz fürchten, müssen sie nicht die neueste und beste Technologie implementieren, müssen nicht ihre Effizienz steigern, können höhere Preise verlangen und finden trotzdem Nachfrage – die Kunden haben einfach keine andere Wahl. Die Auflösung von Monopolen (z.B. in der Telekommunikation) führt deshalb regelmäßig zu fallenden Preisen und damit zu einer besseren Situation für die Nachfrager.

Die weiteren Marktformen sind im Gesundheitswesen seltener anzutreffen. Aus Sicht der Beschaffungsmärkte können große Krankenhäuser der alleinige Nachfrager nach bestimmten Leistungen in einer Region sein, während es viele Anbieter gibt. Dies wäre ein Monopson.

Zusammenfassend können wir festhalten, dass aus Gründen der Effizienz und der bestmöglichen Versorgung der Bevölkerung ein Polypol die ideale Marktform darstellt. Der Staat sollte gewährleisten, dass sich die Preise frei bilden können, so dass die maximal mögliche Menge abgesetzt wird. Trotzdem greift der Staat immer wieder in die Marktprozesse ein. Die Begründung hierfür wird im nächsten Kapital dargelegt.

5.2 Staatliche Interventionen

5.2.1 Paretooptimalität und Markteingriffe

In der Literatur werden zwei Begründungen für staatliche Interventionen auf den Gesundheitsmärkten diskutiert. Erstens wird erörtert, ob sich auf Gesundheitsmärkten ein Pareto-Optimum einstellen kann oder ob staatliche Eingriffe gegen ein Marktversagen nötig sind. Eine weitergehende Diskussion analysiert, ob ein Pareto-Optimum, selbst wenn es erreicht wird, überhaupt gesellschaftlich wünschenswert ist oder ob Staatseingriffe nötig werden, um Armutsgruppen den Marktzugang zu ermöglichen.

Ein Pareto-Optimum ist erreicht, wenn die Besserstellung eines Individuums nur noch auf Kosten anderer möglich ist. Das Pareto-Optimum stellt folglich die effiziente Ressourcenallokation dar. Bei vollständiger Konkurrenz stellt sich auf dem Markt ein Pareto-Optimum ein, wenn konstante Skalenerträge vorliegen und keine externen Effekte auftreten. Vollständige Konkurrenz setzt voraus, dass homogene Güter gehandelt werden, vollkommene Information gegeben ist und unendlich viele Nachfrager und Anbieter auf dem Markt agieren, bzw. dass freier Marktzutritt für potentielle Anbieter garantiert ist (Polypol). Externe Effekte liegen immer dann vor, wenn die wirtschaftliche Entscheidung und das wirtschaftliche Handeln eines Wirtschaftssubjektes Vor- oder Nachteile für andere Wirtschaftssubjekte mit sich bringen, für die keine Kompensation erfolgt. Zwischen dem Verursacher und den Betroffenen bestehen keine Marktbeziehungen. Wo immer solche externen Effekte auftreten, versagt der marktliche Mechanismus (Marktversagen), d.h., in vielen Fällen führen Entscheidungen, die rational gesehen für den einzelnen optimal sind, nicht zum gesamtwirtschaftlichen Optimum.

Es ist fraglich, ob diese Anforderungen im Gesundheitswesen erfüllt sind. Es bestehen zahlreiche sachliche, persönliche, zeitliche und räumliche Präferenzen, so dass von einem homogenen Gut nicht ausgegangen werden kann. Besonders problematisch ist jedoch die Annahme der vollkommenen Information. Die Beurteilung der Qualität einer medizinischen Dienstleistung ist sehr subjektiv und die medizinischen Kenntnisse der meisten Patienten sind ungenügend, so dass sie unmöglich das Risiko präventiver oder kurativer Maßnahmen abschätzen oder die Leistungen mehrerer Anbieter vergleichen können. Sie ist abhängig vom Urteil ihres Arztes, d.h. des Anbieters (supplier induced demand). Das Verhältnis zwischen Arzt und Patient ist deshalb ein Musterbeispiel für eine asymmetrische Informationsverteilung. Der Arzt ist in einer ungewöhnlich günstigen Situation, da er über Nachfrage und Angebot gleichermaßen befindet. Hat sich ein Patient für einen Arztbesuch entschieden, werden ihm die nächsten Entscheidungen vom Arzt vorgelegt. Zwar hat der Patient die Primärnachfrage nach Gesundheitsleistungen erbracht, die Sekundärnachfrage bestimmt aber der Arzt, der gleichzeitig auch das Angebot festlegt.

Die Rolle des Patienten hat sich in den letzten Jahren verbessert. Patientenvertreter und Möglichkeiten, eine Drittmeinung einzuholen, erleichtern die Objektivität, Disease Management ermöglicht beispielsweise den Krankenkassen, dem Patienten zur Seite zu stehen. Das wichtigste Instrument, Patienten vor Gefahren zu schützen, ist die Approbationsordnung. Diese Markteintrittsbarriere verhindert jedoch die Entstehung eines Polypols. Gerade in Flächenstaaten (z.B. Bayern) haben Ärzte noch immer vielfach eine regionale Monopolstellung.

Weiterhin treten im Gesundheitswesen häufig externe Effekte auf, da der Gesundheitszustand eines Menschen oftmals den eines anderen beeinflusst, ohne dass dies verrechnet werden könnte. So führt die schnelle Heilung eines Influenzapatienten nicht nur zu dessen Gesundung, sondern sie reduziert gleichzeitig die Infektionsgefahr für alle anderen Menschen im Umkreis. Die Impfung gegen Masern schützt nicht nur das geimpfte Kind, sondern alle Kinder in der Umgebung, weil der Anstieg der allgemeinen Immunität eine Reduktion der Infektionswahrscheinlichkeit auch von ungeimpften Kindern bewirkt. Impfungen gelten deshalb auch außerhalb der Gesundheitsökonomik als ein besonders gutes Beispiel für externe Effekte.

Schließlich ist auch die Annahme, dass keine Skalenvorteile auftreten, im Gesundheitswesen unbegründet. Die Annahme, dass keine Skalenvorteile vorliegen, besagt, dass die Durchschnittskosten einer Leistung unabhängig von der Leistungsmenge sind, d.h., es treten weder Größen- noch Fixkostendegression auf. Bei einer Produktion ohne Fixkosten wäre dies möglich. Insbesondere für die moderne kurative Medizin mit ihrer hohen Anlagenintensität trifft diese Annahme jedoch nicht zu. Es gibt folglich Skalenvorteile in Gesundheitsbetrieben.

Die kurze Analyse zeigt, dass keine der Voraussetzungen des Pareto-Optimums erfüllt ist. Der Markt für Gesundheitsleistungen führt nicht automatisch zu einer effizienten Ressourcenallokation, so dass dieses Marktversagen durch die staatliche Gesundheitspolitik kompensiert werden muss. Die Gesundheitspolitik ist ein Teilgebiet der Sozialpolitik mit der Aufgabe, die Gesundheit der Bevölkerung zu wahren und zu fördern, wobei hierzu alle Maßnahmen zur Gesundheitsversorgung der Bevölkerung verstanden werden, die sich auf die Gesundheitsvorsorge, die Krankheitsbehandlung und die Krankheitsfolgen beziehen. Sie zählt damit auch zu den Aufgaben der Wirtschaftspolitik und sollte gesundheitsökonomische Erkenntnisse in die Wirtschafts- und Sozialpolitik umsetzen.

Darüber hinaus ist es die Aufgabe der Gesundheitspolitik, gesellschaftlich unerwünschte Marktergebnisse zu korrigieren, so wie dies für die Wirtschaftspolitik grundsätzlich gefordert wird. Schon Adam Smith, der Großvater der Ökonomik, erkannte, dass in einer Marktwirtschaft eine Einkommensverteilung entstehen könnte, die zwar der Forderung nach Leistungsgerechtigkeit entspricht, deren Konsequenzen jedoch mit unseren Vorstellungen von Humanität nicht mehr vereinbar sind. Smith sah darin keinen Widerspruch zur marktwirtschaftlichen Ordnung, da er die Sympathy als Ergänzung zur marktlichen Ordnung forderte, was er jedoch dem humanitären Empfinden des Einzelnen überlassen wollte.

Die Spannung zwischen Effizienz, die sich auf freien Märkten entwickelt, und einer als humanitär empfundenen Verteilung ist ein grundlegendes ökonomisches Problem. In der Gesundheitsökonomie erhält dieser Konflikt eine existentielle Dimension, da seine Lösung über Gesundheit und Überleben von Menschen entscheidet. Das Pareto-Optimum würde zwar die maximale durchschnittliche Gesundheit erreichen, jedoch nicht sicherstellen, dass nicht ganze Bevölkerungsgruppen von medizinischen Dienstleistungen ausgeschlossen werden, weil sie diese nicht bezahlen können. Die gesundheitliche Marginalisierung ganzer Bevölkerungsgruppen würde den fundamentalen, verfassungsgeschützten Grundwerten zuwiderlaufen – womit wir wieder bei der Einbindung der Gesundheitsökonomik in das Werte- und Zielsystem angelangt sind.

Der Staat hat folglich die Verantwortung, in die Gesundheitsmärkte einzugreifen. Er hat hierzu verschiedene Möglichkeiten. Erstens kann er als Anbieter auftreten. In manchen Ländern ist der Staat der Monopolist in bestimmten Bereichen, z.B. im Krankenhauswesen. Die Gründung und der Betrieb privater oder karitativer, nicht-staatlicher Krankenhäuser sind dort untersagt. Weiterhin kann der Staat als ein Anbieter unter vielen auftreten, wie z.B. im Krankenhaussektor in Deutschland. Zweitens kann der Staat die Preise der Gesundheitsdienstleistungen fixieren. Hierbei können entweder Mindestpreise über dem Marktpreis oder Höchstpreise unterhalb des Marktpreises definiert werden. Diese beiden Fälle werden im Folgenden diskutiert. Drittens kann der Staat die Rahmendaten festlegen, indem er beispielsweise Approbationsordnungen, Niederlassungsrecht, Mindestanforderungen an private Krankenhäuser etc. fixiert und damit indirekt auch Einfluss auf das Angebot und die Preisbildung nimmt.

5.2.2 Höchst- und Mindestpreise

Ein Höchstpreis ist ein staatlich fixierter Preis, der nicht überschritten werden darf. Liegt der Höchstpreis über dem Marktpreis, so ist er irrelevant, da sich automatisch der Marktpreis einpendelt. Liegt er jedoch unterhalb des Marktpreises, so führt dieser künstlich niedrige Preis zu einem Nachfrageüberhang. Abbildung 74 zeigt dies. Der Höchstpreis $\overline{p}$ liegt unter dem Marktpreis p*. Bei diesem Höchstpreis steht eine Nachfrage von q_2 einem Angebot von q_1 gegenüber, so dass ein Nachfrageüberhang von q_2-q_1 entsteht. Letztlich kann bei diesem Preis nur die Menge q_1 verkauft werden. Die Versorgung der Bevölkerung ist also um den Betrag q^*-q_1 schlechter als für den Fall des Marktpreises.

Warum sollte ein Staat einen Höchstpreis festlegen, wenn doch bekannt ist, dass die Versorgung der Bevölkerung schlechter ist als im Marktgleichgewicht? Der scheinbare Vorteil des Höchstpreises liegt darin, dass mehr Menschen sich diesen Preis leisten können als den Marktpreis. Die durchschnittliche Versorgung der Bevölkerung ist zwar im Höchstpreis schlechter als im Marktpreis, aber die Versorgung der Armutsgruppen ist unter Umständen besser als vorher. Bekamen sie beim Marktpreis vielleicht gar nichts ab, so können sie die wenigen verbleibenden Güter mit allen anderen teilen. Der Höchstpreis ist deshalb ein beliebtes Instrument sozialistischer Regierungen. Die Preise für Grundnahrungsmittel werden oftmals so niedrig

154

gehalten, dass die Landwirtschaft davon nicht leben kann und die Produktion aufgibt oder massiv verkürzt. Die Regale sind leer, aber die Menschen haben stets genug Geld, um sich das wenige Verbleibende zu kaufen. Die Konsequenz der Höchstpreispolitik ist oftmals eine staatliche Rationierung, so dass die geringe Angebotsmenge nur noch auf Bezugsschein erhalten werden kann. Geld verliert seine Bedeutung und wird durch Bezugsscheine ersetzt. In der Regel reagiert das Angebot auf dieses System mit einem Schwarzmarkt, auf dem Güter illegaler Weise zu deutlich höheren Preisen gehandelt werden.

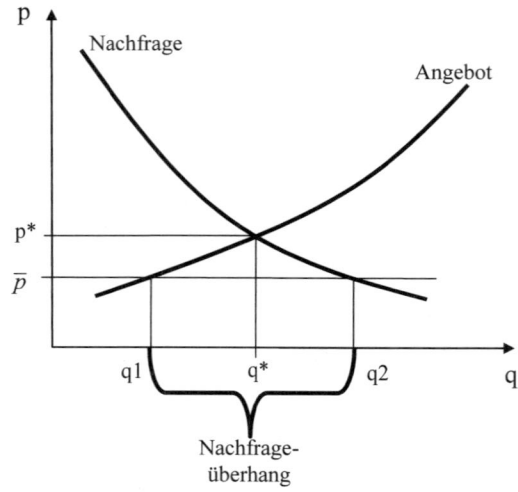

Abb. 74. Höchstpreis

Der Mindestpreis ist nur von Bedeutung, wenn er über dem Marktpreis liegt. Es ergibt sich ein Angebotsüberhang. Die Versorgung der Bevölkerung ist wiederum schlechter als im Gleichgewichtspreis. Der scheinbare Vorteil eines Mindestpreises liegt darin, dass Anbieter überleben, die zum Marktpreis nicht produzieren können. Sie müssten aus dem Markt ausscheiden, werden durch den Mindestpreis jedoch gestützt. Als Konsequenz ergeben sich in der Regel Produktionsüberschüsse (z.B. Milchseen und Butterberge in der Landwirtschaft), deren Beseitigung zu neuen staatlichen Eingriffen führt. Ein Staatseingriff zieht meistens einen weiteren Staatseingriff im Schlepptau.

Der Staat steht in der vom Grundgesetz festgelegten Pflicht, die gesundheitliche Versorgung der Bürger sicherzustellen. Ob es allerdings zielführend ist, in die Preisgestaltung einzugreifen, bleibt hier wie auf vielen anderen Märkten fraglich. Der Staat kann die Versorgung der Armutsgruppen auch durch Transfers an diese Populationen fördern, ohne den Preis fixieren zu müssen.

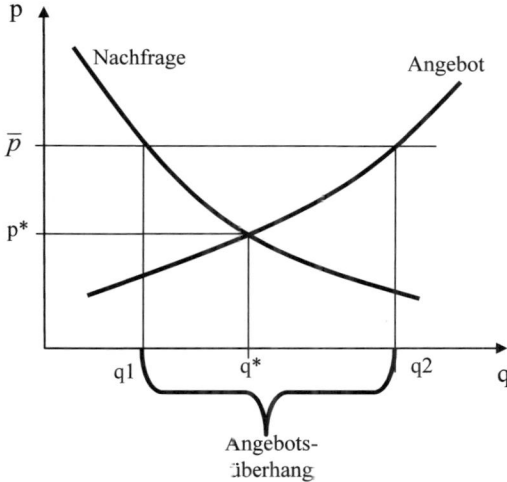

Abb. 75. Mindestpreis

Kapitel 6: Gesundheitspolitik

Die Entstehung der Nachfrage und des Angebotes sowie die Koordination dieser Marktelemente durch den Preis sind die Essenz der Gesundheitsökonomik. Ein Lehrbuch zur Gesundheitsökonomik für Mediziner könnte an dieser Stelle schließen. Es erscheint jedoch sinnvoll, den Blick des Lesers noch etwas zu erweitern, um sowohl die praktische Umsetzung des Erlernten in der Gesundheitspolitik als auch das Instrumentarium der Gesundheitsökonomik kennen zu lernen. Im sechsten Kapitel sollen deshalb einige grundlegende Aussagen zur Gesundheitspolitik getroffen werden, soweit sie in direktem Bezug zur Ökonomik stehen. Im siebten Kapitel werden abschließend einige Instrumente vorgestellt.

6.1 Gesundheit und Wirtschaftswachstum

Die Gesundheitspolitik ist ein essentieller Bestandteil der Sozialpolitik. Oberstes Ziel ist die effiziente und gerechte Versorgung der Bevölkerung mit Gesundheitsdienstleistungen zur Durchsetzung des Menschenrechtes auf Leben und freie Selbstbestimmung. Diese Aussage allein müsste eigentlich genügen, um jeden von der Notwendigkeit einer gut finanzierten und von einer breiten Gesellschaftsbasis getragenen Gesundheitspolitik zu überzeugen. Tatsächlich wird jedoch immer wieder bezweifelt, ob Gesundheitspolitik eine hohe Priorität haben sollte. Gerade in Zeiten des wirtschaftlichen Abschwungs oder der Krise wird argumentiert, dass es sinnvoller sei, öffentliche Gelder in das Wirtschaftswachstum zu investieren anstatt sie für Gesundheit auszugeben. Man sollte – so wird argumentiert – lieber in die Wirtschaft investieren, anstatt die knappen Ressourcen im Gesundheitswesen zu konsumieren. Es wird deshalb notwendig, die Beziehung von Gesundheit und Wirtschaftswachstum, von Gesundheitspolitik und Wirtschaftspolitik zu analysieren.

Gesundheit ist in vielerlei Hinsicht mit der Wirtschaftskraft eines Landes verbunden, so dass eine scharfe Trennung von Gesundheits- und Wirtschaftspolitik nicht möglich ist. Die erste These hierzu lautet: Wirtschafswachstum schafft Gesundheit. Dieser Aussage liegt die Erkenntnis zu Grunde, dass Gesundheit zum Teil das Ergebnis von Gesundheitsdienstleistungen ist, die unter Einsatz volkswirtschaftlicher Ressourcen produziert werden müssen. Einer reichen Nation stehen deshalb mehr Ressourcen zur Verfügung, um Gesundheitsdienstleistungen zu produzieren. Tatsächlich kann man zeigen, dass die reicheren Länder dieser Erde eine geringere (altersstandardisierte) Mortalität und Morbidität haben als die ärmeren Länder. Gleichzeitig hat sich die Gesundheit der Bevölkerung aller Länder auf dem Entwicklungspfad verbessert. Dies hat beispielsweise in der Entwicklungspolitik zu dem Standpunkt geführt, die beste Gesundheitspolitik sei Wirtschaftspolitik, da eine wachsende Wirtschaft langfristig von selbst die Produktionsfaktoren für eine verbesserte Gesundheit bereitstellt.

Die zweite These betrachtet den Zusammenhang von der anderen Seite und formuliert: Gesundheit schafft Wirtschaftswachstum. Ausgangspunkt hierzu ist die volkswirtschaftliche Produktionsfunktion, bei der der Faktor menschliche Arbeit eine wichtige Rolle spielt. Wird die Quantität und Qualität dieses Faktors verbessert, wird dies auch zu einer Erhöhung der Produktivität und damit der Wirtschaftskraft führen. Investitionen in die Gesundheit sind folglich Wirtschaftshilfe.

Für Deutschland ist dieser Zusammenhang historisch belegbar. Der schnelle Aufbau nach dem zweiten Weltkrieg ist nicht nur auf eine gut ausgebildete, sondern auch auf eine relativ junge und gesunde Bevölkerung zurückzuführen. Die zunehmende Alterung der Bevölkerung mit dem verbundenen Anstieg chronisch-degenerativer Erkrankungen führt nicht nur zu höheren Kosten des Gesundheitswesens, sondern auch zu einem Produktivitätsverlust des Faktors Arbeit und damit zu steigenden Arbeitskosten. Immer weniger Berufstätige mit immer höheren krankheitsbedingten Fehltagen müssen für immer mehr Abhängige arbeiten. Am Ende der demografischen und epidemiologischen Transition steht deshalb unter Umständen eine Umkehrung des Zusammenhanges von Gesundheit und Entwicklung. Die ökonomische Entwicklung führt zur Alterung der Gesellschaft und somit zu einer schlechteren durchschnittlichen Gesundheit. Damit kann eine Abwärtsspirale eingeleitet werden, die über schlechtere Gesundheit zu geringerer Produktivität und schließlich zu geringerem Sozialprodukt führt, was wiederum geringere Ressourcen für das Gesundheitswesen und damit eine nochmals verschlechterte Gesundheit herbeiführt.

In den letzten Jahren wurde deshalb diskutiert, ob die psychosoziale Gesundheit nicht die neue Basisinnovation eines langfristigen, weltweiten Aufschwungs werden könnte, so wie beispielsweise die Erfindung der Dampfmaschine, der Eisenbahn, der Chemie oder auch der Informationstechnologie jeweils einen spezifischen Engpass überwanden und damit einen jeweils jahrzehntelangen Boom ausgelöst haben. Dieser so genannte sechste Kondratieff wurde von Nefiodow bekannt gemacht und sieht die menschliche Arbeitskraft bis ins hohe Alter als den Engpass der Zukunft. Sie zu erhalten erfordert nicht nur traditionelle Medizin, sondern öffnet die

Sektorengrenzen zu Wellness, Tourismus und Spiritualität. Verbunden wird dies meist mit der Hoffnung, dass Menschen individuell, d.h. außerhalb des Krankenkassensystems, bereit sind, für diese Leistungen der Primär- und Sekundärprävention zu bezahlen. Das Gesundheitsland Nummer 1, Mecklenburg-Vorpommern, gründet große Hoffnungen auf diesen Trend.

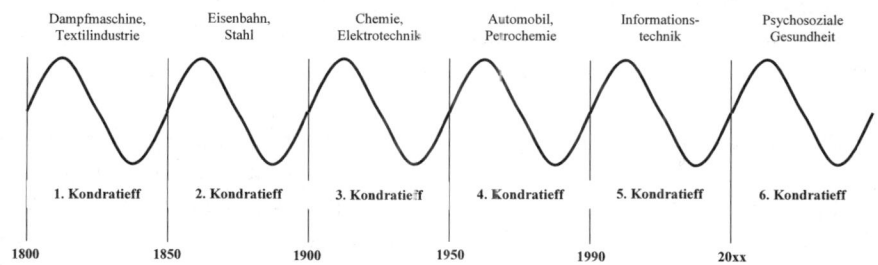

Abb. 76. Der sechste Kondratieff – Modell von Nefiodow

Ob die psychosoziale Gesundheit tatsächlichen einen weltweiten Megaboom auslösen wird und welche Rolle hierin das klassische Gesundheitswesen spielen wird, bleibt abzuwarten. Zweifelsohne wird aber der Staat durch das private Engagement nicht aus seiner politischen Verantwortung entlassen. Die Sozialpolitik muss darauf bedacht sein, die Lebensproduktivität des Menschen zu maximieren und alle privaten Maßnahmen hierzu unterstützten. Beispielsweise sollte die Ausbildungszeit reduziert werden, da junge Menschen in der Regel weniger krank sind als ältere. Die Erhöhung des Renteneintrittsalters auf 67 (und wahrscheinlich noch weitere Erhöhungen) fordern den Staat und die Medizin. Sie müssen technologisch und finanziell darauf vorbereitet sein, ältere Berufstätige zu betreuen. Die Zeit, in der man Kranke mit 55 Jahren lieber in den Ruhestand geschickt hat als soweit zu behandeln, dass sie wieder arbeitsfähig wurden, ist vorbei.

Die Weltgesundheitsorganisation hat den Zusammenhang von Gesundheit und Wirtschaftswachstum intensiv untersucht. Die hierfür eingesetzte Commission on Macroeconomics and Health unter der Leitung des bekannten Ökonomen J. Sachs stellt fest, dass ein großer Teil des Aufschwungs und langfristigen Wachstums in Südostasien auf Investitionen in die Gesundheit der Bevölkerung zurückzuführen ist. Hingegen wird Afrika nur ein Wirtschaftswachstum prophezeit, wenn es gelingt, die Gesundheitsversorgung zu verbessern und insbesondere HIV/AIDS zu bekämpfen. Bedeutung gewinnen diese doch recht offensichtlichen Aussagen dadurch, dass die Kommission vorrechnet, dass es durch Investitionen in die Gesundheit möglich ist, die Entwicklungsfalle zu überwinden. Die Entwicklungspolitik litt oftmals an dem Problem, dass die Hilfe zwar kurzfristig ein höheres

Sozialprodukt generierte, langfristig dieser Zuwachs jedoch das Bevölkerungswachstum erhöhte und der Zuwachs der Bevölkerung größer war als der entsprechende Zuwachs des Sozialproduktes. Langfristig ging es der Bevölkerung sogar schlechter als ohne die Hilfe. Investitionen in die Gesundheit haben nun den Vorteil, dass sie zwar die Produktivität des Faktors Arbeit erhöhen, jedoch auch die Bruttogeburtenrate senken. Die Bevölkerung lernt, dass es nicht mehr nötig ist, viele Kinder zu gebären, um später abgesichert zu sein. Deshalb ist die Investition in die Gesundheit die beste Entwicklungsstrategie.

Der Zusammenhang von Gesundheit und Entwicklung erweitert die Bedeutung der Investitionen in die Gesundheit – in Entwicklungsländern genauso wie in Deutschland. Die Heilung eines Kranken ist eine ärztliche Pflicht und eine ethische Selbstverständlichkeit. In vielen Fällen ist sie jedoch auch aus wirtschaftlicher Perspektive eine rationale Handlung. Die Forderung, Gelder von der Gesundheitspolitik auf die Wirtschaftspolitik zu verlagern, ist deshalb sehr kurzsichtig.

Diese Aussage sollte jedoch nicht dazu führen, Menschen die Behandlung zu versagen, die keinen aktiven Beitrag mehr zum Sozialprodukt leisten. Gemäß dem Grundgesetz der Bundesrepublik Deutschland ist Wirtschaftswachstum kein Wert per se. Nach dem Stabilitäts- und Wachstumsgesetz der Bundesrepublik Deutschland ist Wirtschaftswachstum ein Ziel, das zusammen mit den Zielen Außenhandelsgleichgewicht, Geldwertstabilität und Vollbeschäftigung von der Regierung zu erstreben ist. Diese Ziele dienen als Maßnahmen, um die Werte unserer Verfassung Freiheit, Gerechtigkeit, Sicherheit sowie Solidarität und damit letztlich die Würde des Menschen zu verwirklichen. Die Verweigerung einer lebensrettenden Maßnahme für einen älteren Menschen mag ethisch noch zu rechtfertigen sein, wenn ein Ressourcenkonflikt besteht. Wird beispielsweise eine Spenderniere einem 25-Jährigen statt einem 70-Jährigen zugeteilt, so ist dies durch seine längere Restlebenszeit zu begründen. Die ausschließliche Begründung hingegen, dass der 70-Jährige nichts mehr produziert, widerspricht den Grundwerten unserer Verfassung.

6.2 Gesundheitsförderung als gesundheitspolitische Strategie

Die Gesundheitspolitik eines Landes sollte insbesondere diejenigen Elemente des Gesundheitssystems fördern, die nicht selbständig durch den freien Markt koordiniert werden können. Aufgrund der oben beschriebenen Marktunvollkommenheiten bei präventiven Diensten sind Prävention und Gesundheitsförderung originäre Aufgaben des Staates und seiner Gesundheitspolitik. Wie in Kapitel 3.1.3 beschrieben, wurde die Aufgabe der Gesundheitsförderung bereits 1986 deutlich formuliert, als sich die Staaten der Welt auf der ersten internationalen Konferenz zur Gesundheitsförderung in Ottawa auf eine gesundheitsförderliche Politik verpflichteten. Das Abschlussdokument dieses Treffens, die Ottawa-Charter, sieht das Ziel der Gesundheitsförderung darin, „bestehende erhebliche Ungleichheiten in der Gesundheits- und Lebenserwartung unterschiedlicher sozialer Gruppen zu reduzieren. Soziale Gerechtigkeit und Chancengleichheit stellen ebenso Grundvoraussetzungen für die Gesundheit dar wie Frieden, angemessene Wohnbedingungen, Bildung, Ernährung, ein stabiles Ökosystem und eine sorgfältige Verwendung vorhandener Naturressourcen". Diese Charta wurde 1989 auf der Weltgesundheitsversammlung verabschiedet. Sie stellt die verpflichtende Grundlage der Gesundheitspolitik als umfassende Aufgabe dar. „Gesundheitsförderung zielt auf den Prozess, allen Menschen ein höheres Maß an Selbstbestimmung über ihre Gesundheit zu ermöglichen und sie damit zur Stärkung ihrer Gesundheit zu befähigen. Um ein umfassendes körperliches, seelisches und soziales Wohlbefinden zu erlangen, ist es notwendig, dass sowohl einzelne als auch Gruppen ihre Bedürfnisse befriedigen, ihre Wünsche und Hoffnungen wahrnehmen und verwirklichen sowie ihre Umwelt meistern bzw. sie verändern können."

Es ist deutlich, dass dieser hohe Anspruch nicht erreicht werden kann, wenn nur die medizinischen Berufe und das Gesundheitswesen gesundheitsfördernd sind. Vielmehr muss das ganze politische, wirtschaftliche und soziale System einer Gesellschaft stets die Gesundheit der Menschen im Auge behalten. Dementsprechend definiert die Ottawa-Erklärung auch ein breites Feld von Handlungsbereichen: Entwicklung einer gesundheitsförderlichen Gesamtpolitik, Schaffung gesundheitsförderlicher Lebenswelten, Unterstützung gesundheitsbezogener Gemeinschaftsaktionen, Neuorientierung der Gesundheitsdienste und anderer gesundheitsrelevanter Dienste sowie die Förderung der Entwicklung persönlicher Kompetenzen. Die Umsetzung dieser auch von Deutschland unterschriebenen Erklärung steht bislang aus. Es gibt kaum einen Gesundheitsökonomen oder Public-Health-Fachmann, der die Vorteile der Implementierung dieser Strategie bezweifeln würde, doch es finden sich kaum Unterstützer für den Umbau des Gesundheitssystems bzw. für eine wirklich gesundheitsförderliche Gesundheitspolitik im Sinne der Ottawa-Erklärung.

Im Folgenden wird anhand eines Modells der Innovationsadoption erläutert, welche Faktoren der Umsetzung der Ottawa-Erklärung als Grundmodell des deutschen Gesundheitswesens entgegenstehen. Hierbei wird die Gesundheitsförderung als eine Innovation verstanden, die von einer Gesellschaft angenommen (adoptiert) werden muss, bevor sie als Systemlösung verwendet werden kann.

Die Adoption einer Innovation ist ein komplexer, mehrstufiger Prozess, der zahlreiche Barrieren überwinden muss. Neben der Ungewissheit ist dies insbesondere der ständige Widerstand der Betroffenen. Entscheidend für die Innovationsadoption ist die Existenz bestimmter Schlüsselpersonen, die mit ihren Kenntnissen und/oder ihrer institutionellen Macht die Übernahme der Neuerung propagieren. Die Promotoren-Modelle gehen davon aus, dass mindestens zwei verschiedene Schlüsselpersonen existieren. Der Fachpromotor überwindet die Barriere des Nicht-Wissens durch sein Fachwissen, während der Machtpromotor durch seine Position im System dazu beiträgt, die Barriere des Nicht-Wollens zu überwinden. Dieses Konzept wird von verschiedenen Autoren um einen Prozesspromotor erweitert, der administrative Barrieren bei der Einführung der Innovation überwindet. Darüber hinaus erfordert die Übernahme von Ideen und Konzeptionen eine Person, die Kontakte zu anderen Lebenswelten pflegt und Neuerungen aus diesen Institutionen, Gruppen oder Settings aufspürt. Diese Aufgabe kann nicht immer von den Macht-, Fach- oder Prozesspromotoren übernommen werden, weshalb teilweise die Existenz von Beziehungspromotoren als Grundlage erfolgreicher Innovationsadoption gefordert wird.

Die Adoption eines Innovationskeimlings hängt folglich primär von der Existenz und Funktionsfähigkeit der Schlüsselpersonen ab. Ihre wichtige Rolle bei der Innovationsadoption macht es notwendig, zunächst einmal zu klären, welche Stakeholder bei diesem Prozess beteiligt sind und welches Eigeninteresse sie verfolgen. Anschließend ist zu analysieren, ob überhaupt die Notwendigkeit einer Veränderung besteht. Jede Neuerung bedeutet Kosten, Risiko und Unannehmlichkeit. Folglich muss die Funktionalität des bisherigen Systems untersucht werden. In einem gut funktionierenden, stabilen System ist die Wahrscheinlichkeit, Machtpromotoren für die Implementierung einer neuen Idee zu finden, relativ gering. Aber auch in einer Krisenphase wird die Systemsteuerung zuerst versuchen, das alte Regime zu erhalten. Zuerst werden Ausgleichsmechanismen innerhalb der gegebenen Struktur gesucht, bevor insbesondere Makroinnovationen angenommen werden. Dies kann zu einer künstlichen Stabilität (Metastabilität) führen. Der Adoptionsdruck ist umso stärker, je tief greifender eine Krise ist.

Auch wenn die Systemmängel schmerzlich wahrgenommen werden, muss dies nicht unmittelbar zur Adoption der Neuerung führen. Komplexe Innovationen auf oberster Ebene (so genannte Makroinnovationen) haben nur dann eine Chance sich durchzusetzen, wenn der Krisendruck extrem groß ist. Innovationskeimlinge von Makroinnovationen werden deshalb oftmals erst wahrgenommen, wenn absolut klar ist, dass die alte Problemlösung nicht mehr funktionieren kann. Die Komplexität der Entscheidungssituation muss vor allem durch den Fachpromotor überwunden werden.

Von großer Bedeutung sind auch die Kosten der Innovationsadoption. Neben den direkten Kosten, die durch den Aufbau neuer Strukturen (z.B.

Kauf von Betriebsmitteln) entstehen, sind die indirekten Kosten der Transitionsphase zu berücksichtigen. Während der Umstellungsphase kann die Leistung der Organisation geringer sein als unter Beibehaltung des alten Systemregimes. Diese Kosten sind insbesondere dann hoch, wenn die Einführung suboptimal verläuft. Hier kommt dem Prozesspromotor, der durch seine Organisationskenntnisse eine schnelle Rückkehr in eine synchrone Phase ermöglichen kann, eine entscheidende Rolle zu. Ohne ihn scheitert die Implementierung einer hervorragenden Neuerung an administrativen Problemen.

Entscheidend für das Verständnis der Innovationsadoption ist auch die individuelle Innovationsneigung der Promotoren und Entscheidungsträger. Die Bereitschaft, das Wagnis einer Neuerung einzugehen, hängt dabei von kulturellen Werten wie z.B. der Zeitpräferenz oder der Risikobereitschaft ab. In Kulturen mit hoher Gegenwartsorientierung und hoher Risikoaversion wird die suboptimale derzeitige Problemlösung einer besseren, aber ungewissen zukünftigen Variante vorgezogen. Daraus kann man ableiten, dass Innovationen mit Präventionsfunktion nur sehr schwer durchgesetzt werden können.

Abbildung 77 zeigt noch einmal die Komplexität des Prozesses der Innovationsadoption. Bei Betrachtung dieses Modells wird deutlich, dass eine gesundheitspolitische Revolution, d.h. die Abkehr vom kurativen Gesundheitswesen zu einem stark präventiven System sowie die komplette Ausrichtung aller politischen, sozialen und ökonomischen Teilsysteme auf die Gesundheit des Menschen, nur geringe Durchsetzungchancen in Deutschland hat. Das deutsche Gesundheitssystem ist teuer und nicht besonders effizient. Ein typischer Slogan lautet: „Wir bezahlen einen Mercedes und bekommen einen Golf". Tatsächlich scheint jedoch den meisten Menschen der Golf zu genügen bzw. die Verschwendung im Gesundheitswesen wird nur von wenigen als echtes Problem wahrgenommen. Wo überhaupt die Krise beschrieben wird, werden in der Regel Problemlösungen im Rahmen des bestehenden, kurativen Systems gesucht. Das alternative System hat in verschiedenen Nischen keimen können. In der Schweiz gibt es beispielsweise hervorragende Erfahrungen mit einer präventiven Zahnmedizin, die eben nicht nur die regelmäßige Untersuchung beim Zahnarzt beinhaltet, sondern die Einbeziehung so unterschiedlicher Sphären wie Wasserwirtschaft (Fluoridierung des Trinkwassers), Schulwesen (Zahnpflege als Unterrichtsfach) und Industrie (Reduktion des Zuckeranteils in Nahrungsmitteln) umfasst. Man könnte dieses System leicht adoptieren, jedoch müsste dazu die Krise des Gesundheitswesens als so extrem schmerzhaft wahrgenommen werden, dass man bereit ist, einen Systemwechsel zu vollziehen. Derzeit versucht man jedoch, die Symptome des alten, überforderten Systems zu lindern.

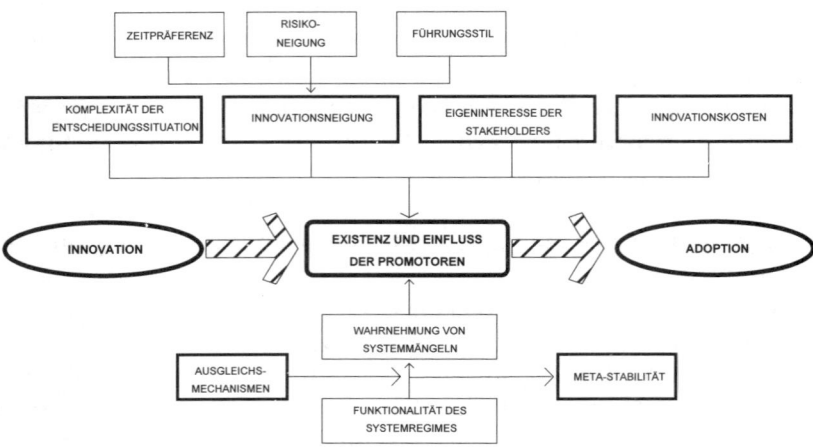

Abb. 77. Modell der Innovationsadoption

Es ist auch fraglich, ob sich in Deutschland wirklich Innovationspromotoren finden, die eine Umstellung auf die Prävention ernsthaft wollen. Die Komplexität, das Risiko und die Langfristigkeit des neuen Systems sind hoch. Es könnte schief gehen und würde sich sicherlich erst nach Jahrzehnten wirklich rentieren. Zwischenzeitlich müssten präventives und kuratives Gesundheitswesen parallel laufen, was zusätzliche Kosten verursachen würde. Beispielsweise würde die Verbesserung der Prävention von Karies kurzfristig keine Auswirkung auf die Kosten des Zahnersatzes haben. Diese Maßnahmen rentieren sich erst in 20 bis 30 Jahren. Die meisten Politiker denken jedoch in Wahlperioden von 4 Jahren.

Der gute Mensch hofft, dass Politiker primär das Wohl des Volkes im Auge haben. Man muss aber auch dem Politiker zugestehen, dass er Eigeninteressen hat. Der Politiker möchte wieder gewählt werden. Deshalb wird er alles unterlassen, was seine Wahlchancen schmälert. Jede tief greifende Reform ist erst einmal schmerzhaft. Wähler sind erst bereit, dies zu akzeptieren, wenn die Krise des derzeitigen Systems so groß ist, dass die Umstellung das geringere Übel ist. Davon kann heute aber noch nicht ausgegangen werden. Die Diskussion um die Agenda 2010 zeigt, dass eine langfristig sinnvolle, jedoch kurzfristig schmerzliche und schwer vermittelbare Politik kaum durchsetzbar ist.

Auch Ärztinnen und Ärzte stehen einer Umstrukturierung des Gesundheitswesens skeptisch gegenüber. Es entspricht dem traditionellen Berufsverständnis, Kranke zu heilen. Krankheiten verhindern gehört schon nicht mehr zum Selbstverständnis aller Ärzte. Schulpolitik, Wohnungsbau, Wasserwirtschaft und Landwirtschaft sind zwar alle gesundheitspolitisch relevant, werden jedoch von Medizinern kaum als ihr Betätigungsfeld gesehen.

Entsprechend hat die Public-Health-Wissenschaft in Deutschland einen schweren Stand.

Die Umstellung auf eine gesundheitsförderliche Politik könnte eine Reorganisation der Finanzierung der ambulanten ärztlichen Versorgung implizieren. So könnte der niedergelassene Arzt – ähnlich wie in Großbritannien – nicht mehr für die Behandlung entlohnt werden, sondern eine Kopfprämie für alle bei ihm registrierten Einwohner erhalten. Aus diesem Budget müsste er seine Betriebskosten bestreiten, unter Umständen auch die Kosten für Fachärzte und Krankenhäuser (teilweise) abdecken. Er hätte somit ein Interesse an gesunden Patienten, die ihn möglichst wenig Geld kosten. Prävention, Disease Management und intensive Beratung würden an Bedeutung gewinnen.

Es liegt auf der Hand, dass diese Umstellung für die Mediziner nicht nur Vorteile bringt. Ihr Einkommen würde von der Gesundheit der Bevölkerung abhängen, einer Variablen also, die sie nur indirekt beeinflussen können. Sie fürchten deshalb Einkommenseinbußen und widersetzen sich einem derartigen System. Prävention ist im etablierten System eine Strategie der Einkommensreduktion. Ein Zahnarzt kann kein Interesse daran haben, dass Karies und Parodontose ausgerottet werden.

Zusammenfassend können wir festhalten, dass starke Kräfte die Umstellung der Gesundheitspolitik auf eine alle Teilbereiche der deutschen Gesellschaft umfassende Gesundheitsförderung verhindern. Die zunehmende Mittelverknappung und die immer schmerzlicher empfundene Ratlosigkeit angesichts steigender Kosten und zunehmend multi-morbider Patienten erhöhen jedoch die Chancen auf einen echten Systemwechsel gemäß der Ottawa-Erklärung. Das Aufgabenspektrum und Selbstverständnis des Arztes wird sich in diesem Prozess fundamental verändern.

Kapitel 7: Instrumente

Im letzten Kapitel dieser Einführung in die Gesundheitsökonomik sollen einige Instrumente des Gesundheitsökonomen besprochen werden. Das wichtigste Instrument ist die ökonomische Evaluation. Sie dient der Ermittlung der Effizienz einer gesundheitspolitischen Maßnahme bzw. einer Intervention. Gesundheitsökonomische Evaluierungen nehmen einen breiten Raum in der gesundheitsökonomischen Literatur ein und sind insbesondere für Mediziner von großer Bedeutung, da sie konkrete Handlungsanweisungen bieten, welche Intervention effizient ist. Weitere Instrumente des Gesundheitsökonomen sind die Prognoseverfahren sowie die Entscheidungsbaumverfahren. Diese Instrumente erfordern etwas mehr Mathematik und formales Vorgehen, als dies in dieser Einführung bislang nötig war. Ein weiteres Ziel dieses Kapitels besteht deshalb darin, den Leser andeutungsweise mit der mathematischen Methodik der Ökonomik vertraut zu machen, auf die bisher bewusst verzichtet wurde, obwohl sie zum grundlegenden Handwerkszeug des Ökonomen gehört.

7.1 Gesundheitsökonomische Evaluation

Wie dargestellt wurde, ist Evaluierung ein essentieller Bestandteil des Managementzyklus. Abbildung 78 zeigt die Evaluierung als logische Konsequenz und als Voraussetzung der Planung. Jedes Projekt, das irgendwann einmal geplant und implementiert wurde, sollte auch evaluiert werden, so dass erstens die Bewertung der ehemaligen Planung erfolgen kann und zweitens neue Planungen auf aktuellen Ergebnissen basieren können. Darüber hinaus stellt eine ständige Fortschrittskontrolle eine wichtige Basis für die erfolgreiche Implementierung dar. Schließlich ist Evaluierung auch ex ante, d.h. als Abschätzung des Erfolges einer Maßnahme, sinnvoll. Diese Ex-Ante-Evaluierung wird auch als Feed-Forward-Kontrolle bezeichnet und erfordert eine ständige Sensitivität für Umweltveränderungen.

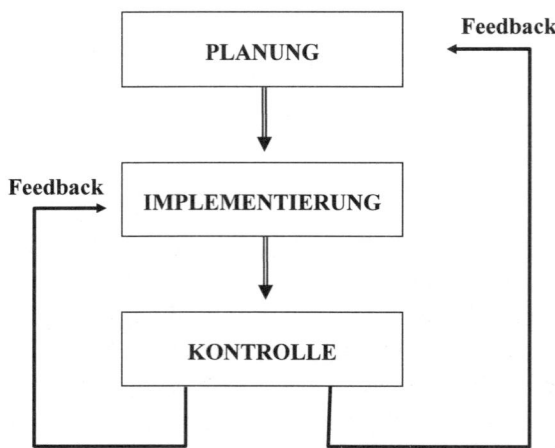

Abb. 78. Feedback der Evaluierung an die Planung und Implementierung

Die Evaluierung von Gesundheitsprojekten muss deshalb als Teil des professionellen Managements verstanden werden. Sie dient der Kontrolle der Verwendung knapper Ressourcen. Gesundheitspolitische Interventionen benötigen einen hohen Ressourceneinsatz, und diese hohe Investition verlangt den Nachweis der regelhaften Verwendung. Die Evaluierung ist jedoch keine einfache Rechnungsprüfung, sondern sie dient als Grundlage für zukünftige verbesserte Pläne und Implementierungen von Gesundheitsprojekten. Mit Hilfe der Evaluierungserfahrung entsteht ein Expertenwissen über die bestmögliche Verwendung der Ressourcen. Ziel der Evaluierung muss es deshalb sein, ineffizientes Handeln aufzuzeigen, so dass eine Handlungsempfehlung für bessere Investitionen gegeben werden kann. Allein die effiziente Mittelverwendung garantiert, dass mit den knappen Ressourcen eine optimale Zielerreichung ermöglicht wird: die Gesundheit der Bevölkerung.

7.1.1 Gesundheitsökonomisches Modell

Die Ressourcen des Gesundheitswesens sind zu einem großen Teil monetär bewertbar, in der Regel existiert ein Marktpreis für sie. Dies liegt daran, dass diese Güter knapp sind, so dass sich ein Preis bildet. Die Kosten dieser Ressourcenverbräuche (Produktionsfaktoren) können entweder direkt der Buchhaltung entnommen werden oder zumindest mit marktähnlichen Preisen geschätzt werden (z.B. bei gespendeten Medikamenten, deren Verbrauch durchaus Kosten verursacht, da die Ressource anschließend nicht mehr zur Verfügung steht). Es gibt jedoch auch Ressourcen, die keinen Marktwert haben und deshalb kaum in eine gesundheitsökonomische Evaluierung einbezogen werden. Hierzu gehören das Vertrauen der Bevölkerung in das Gesundheitsprogramm, die Erreichbarkeit und der Geist eines Hauses oder Programms. Sie können und müssen einzeln analysiert werden, sie widersetzen sich jedoch einer reinen Kosten-Nutzen-Betrachtung.

Das Ergebnis des Produktionsprozess ist nicht die Gesundheit, sondern lediglich eine Gesundheitsdienstleistung. Sie kann quantitativ gemessen werden, z.B. durch die Zahl der Kontakte (z.B. Beratungen), durch die Zahl der Bettage, durch die Patientenzahl etc. Schwieriger sind die Messung der Ergebnisqualität und vor allem die Rückführung der Ergebnisqualität auf den Produktionsprozess, da der Kunde als externer Faktor die Ergebnisqualität maßgeblich beeinflusst. Während in der Sachgüterproduktion ein Kunde keinen Einfluss auf die Qualität des Produktes hat, ist der Heilungs- oder Beratungserfolg einer Gesundheitsdienstleistung nicht von der Person und Persönlichkeit des Kunden zu trennen.

Im Folgenden sei angenommen, dass Gesundheit eine Funktion verschiedener Variablen ist. Eine erste Variable ist die im Produktionsprozess erzeugte Gesundheitsdienstleistung, eine zweite die genetische Disposition und eine dritte das soziale und wirtschaftliche Umsystem. Eine lineare Rückführung der Gesundheit der Bevölkerung auf eine einzelne Variable ist nicht möglich, lediglich ein Ceteris-Paribus-Vergleich mit und ohne Maßnahme. Erfolgt – und das ist in der Praxis meistens der Fall – eine simultane Änderung mehrerer Variablen, so ist eine Zurechnung auf eine Variable nur mit statistischen Methoden möglich, die erheblicher Datenmengen bedürfen. Besonders schwierig ist die Zurechnung dann, wenn mehrere Interventionsmaßnahmen gleichzeitig erfolgen.

Die Gesundheit kann mit Hilfe der Morbidität, der Mortalität oder der Lebensqualität gemessen werden. Eine Kombination von Morbidität und Mortalität unter Einbeziehung der Lebensqualität ermöglicht die Verwendung der Disability Adjusted Life Years (DALYs) als Nutzwert der Gesundheit.

Die gesundheitsökonomische Evaluierung kann ausschließlich die Ressourcenverbräuche betrachten. Dies entspricht der Annahme, dass der Output exogen und damit nicht entscheidungsrelevant ist. Die Evaluierung misst den Ressourcenverbrauch und bewertet ihn. Monetär messbare Werte sollten grundsätzlich als Kosten ausgedrückt werden (Kostenanalyse). Darüber hinaus sollten jedoch auch nicht-monetäre Werte einbezogen werden, insbesondere der Standort. Die Fusion von nicht-monetären und monetären Werten zu einem einzigen Wert erfolgt in der Nutzwertanalyse.

Die meisten betriebswirtschaftlichen Analysen vergleichen den Verbrauch an Produktionsfaktoren mit der Produktion an Leistungen. Werden beide monetär bewertet, so kann eine Gewinn- und Verlustrechnung als

170

Differenz von monetär bewertetem Output und Input aufgestellt oder eine Rentabilitätskennziffer als Quotient von monetär bewertetem Output und Input berechnet werden. Falls Inputs und Outputs nicht monetär bewertbar sind, bietet sich die Nutzwertanalyse an; falls nur der Output keine Geldgröße ist, die Kosten-Nutzwert-Analyse. Diese Verfahren, die in den beiden folgenden Kapiteln diskutiert werden, eignen sich ebenfalls zur Bewertung des Verhältnisses von Produktionsfaktoren und Gesundheitsoutput als Ergebnis des Gesundheitsproduktionsprozesses.

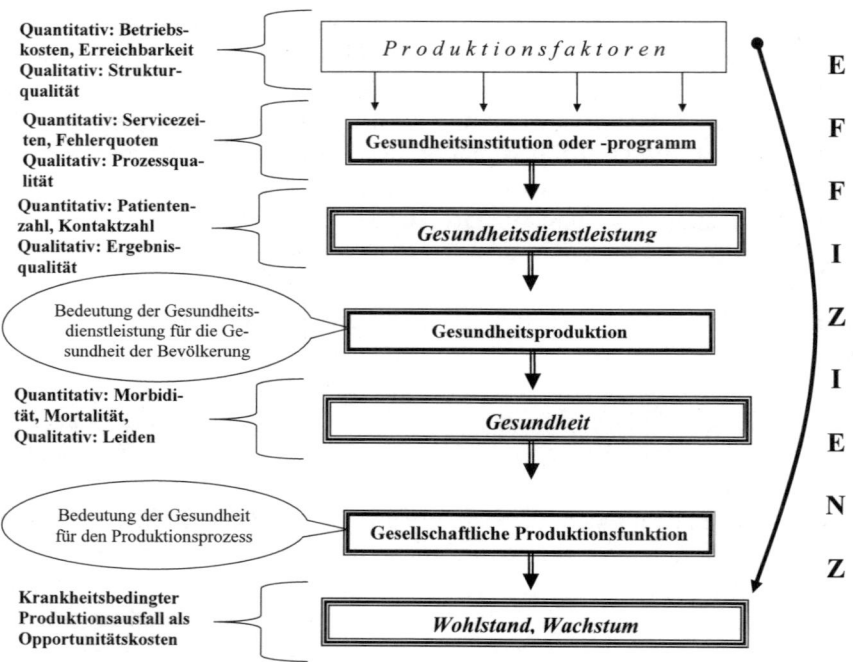

Abb. 79. Modell der gesundheitsökonomischen Produktion

Schließlich stellt die Gesundheit des Menschen eine notwendige Bedingung für die volkswirtschaftliche Produktion dar. Im sechsten Kapitel wurde das Bruttosozialprodukt als eine Funktion der Gesundheit der Bevölkerung beschrieben. Eine vollständige gesundheitsökonomische Analyse sollte deshalb die Auswirkung der gesundheitspolitischen Maßnahme auf das volkswirtschaftliche Produktionsergebnis umfassen. Da hier sowohl der Output (Bruttosozialprodukt) als auch der Input (Maßnahmekosten) monetär sind, handelt es sich um eine relativ einfache Investitionsrechnung. Das methodische Problem besteht überwiegend in der Schätzung der volkswirtschaftlichen Produktionsfunktion. Kurzfristige und langfristige Effekte sind zu unterscheiden. So wird beispielsweise die geringere Erziehungsleistung von Familien, in denen ein Elternteil an AIDS gestorben ist, langfristig zu deutlich größeren ökonomischen Problemen führen als dies kurzfristig beobachtet werden kann. Weiterhin ist die Schätzung in vollbeschäftigten, entwickelten Wirtschaftssystemen relativ einfach, während die Rückführung der Produktion auf die Gesundheit in unterbeschäftigten Subsistenzwirtschaften viel schwieriger ist.

Tabelle 9 zeigt noch einmal, an welchen Größen eine gesundheitsökonomische Evaluierung ansetzen kann. Produktionsfaktoren werden als Input, Gesundheitsdienstleistungen als Output, Gesundheit als Outcome und die langfristigen Ergebnisse (z.B. die volkswirtschaftliche Resultate) als Impact bezeichnet. Die Produktionsfaktoren können sowohl materiell als auch monetär und sowohl absolut als auch pro Leistungseinheit gemessen werden.

Die Produktionsfaktoren können mit den daraus produzierten Gesundheitsdienstleistungen verglichen werden. Beispielsweise können die Kosten pro Leistungseinheit berechnet werden (z.B. Kosten pro Krankenhausbett, Kosten pro Kontakt, Kosten pro Medikament). Ist der Output ebenfalls monetär bewertbar, so kann der Gewinn oder der Gewinn im Verhältnis zum eingesetzten Kapital (Rentabilität) einen Aufschluss über die Wirtschaftlichkeit geben. Im Falle einer Nonprofit-Organisation ist bereits der Nachweis der Kostendeckung ein Hinweis auf zielsystemgerechtes Verhalten. Ein weiterer Anhaltspunkt für die effiziente Umsetzung der Inputfaktoren in Gesundheitsdienstleistungen ist die Nachhaltigkeit, d.h. die Frage, ob die Ressourcen so eingesetzt wurden, dass die Dienstleistung auch in Zukunft noch bereitgestellt werden kann. Ähnliche Kriterien sind die Impfabdeckung und die Verkaufsmengen bei Social Marketing Programmen.

Die Produktionsfaktoren können weiterhin ins Verhältnis zur Gesundheit bzw. zur Gesundheitsverbesserung der Bevölkerung gesetzt werden. Inzidenzen, Prävalenzen, Morbiditäten und Mortalitäten werden mit den eingesetzten Produktionsfaktoren verglichen. Problematisch dabei ist, dass lediglich eine relative Effizienz ermittelt werden kann. Schlechte Programme werden mit noch schlechteren verglichen, „Schlendrian mit Schlendrian" – wie es der bekannte Ökonom Schmalenbach einmal formuliert hat. Ob die verbesserte Gesundheit tatsächlich auf der Investition beruht, kann nicht mit Bestimmtheit gesagt werden.

Schließlich können die Inputs an Produktionsfaktoren mit den volkswirtschaftlichen Daten verglichen werden. Die Commission on Macroeconomics and Health hat den Zusammenhang von Investitionen in den Gesundheitssektor, dem Anstieg des Humankapitals und der Wirtschaftskraft belegt, ohne allerdings eine eindeutige Formel angeben zu können, mit deren Hilfe eine Umrechnung möglich ist.

Tabelle 9. Vergleich der Ebenen des Modells

	Indikator	Vergleich mit		
		Output: Gesundheits- dienstleistung	Outcome: Gesundheit	Impact: Wohlstand, Wachstum
Input: Produktionsfaktoren	Gesamtkosten; Kosten pro Person oder Haushalt; Einzugsbevölke- rung, Bekannt- heit; Zahl der Forprofit- Partner bei Social- Marketing- Programmen	Kosten pro Leistungsein- heit, Gewinn, Rentabilität, Kostendeckung, Nachhaltigkeit; Impfabdeckung; Verkaufsmenge bei Social- Marketing	Programm- / Institutionskos- ten im Verhält- nis zu Inzidenz, Prävalenz, Lebensqualität, Lebenserwar- tung; Gesund- heitsmitarbeiter i. V. z. Gesund- heitsindikatoren	Programm / Institutionskos- ten im Verhält- nis zum Sozial- produkt, Humankapital, Wachstum
Output: Gesundheitsdienstleistungen	Patientenzahl, Kontakte, Beratungen, Impfabdeckung		Versorgungs- dichte im Verhältnis zu Gesundheitsin- dikatoren (z.B. Kontakte mit Gesundheitsin- stitutionen im Verhältnis zu Sterblichkeit); Impfabdeckung und Infektions- rate	Leistungsdaten des Gesund- heitswesens im Verhältnis zum BSP etc.
Outcome: Gesundheit	Morbidität, Mortalität, QALYs			Verhältnis von Gesundheitsin- dikatoren und Wohlstand etc.

Gesundheitsdienstleistungen können anhand verschiedener Leistungssta-tistiken gemessen werden. Die Zahl der Patienten, der Bettage, der Kontakte (z.B. Beratungen) und die Impfabdeckung sind gängige Indikatoren. Sie sind der Input für die Produktionsfunktion der Gesundheit und sollten deshalb mit dem Output dieser Funktion, der Gesundheit der Bevölkerung verglichen werden. Beispielsweise muss die Impfabdeckung mit der tatsäch-lichen Inzidenz und Prävalenz der bekämpften Krankheit verglichen werden. Eine hohe Abdeckung ist noch keine Garantie dafür, dass tatsächlich weniger Krankheitsfälle auftreten, weil beispielsweise die Qualität des Impfstoffes (z.B. unterbrochene Kühlkette) ein wichtiger Einflussfaktor ist. Die Effizienz der Impfprogramme ergibt sich aus dem Verhältnis von Abdeckung und Inzidenz. Weiterhin kann die Leistungsdichte mit den Gesundheitsdaten verglichen werden. Auf den Vergleich von Gesundheitsdienstleistungen mit volkswirtschaftlichen Indikatoren trifft wiederum zu, dass zwar ein genereller Vergleich zwischen Ländern möglich, jedoch eine eindeutige Zuordnung von einzelnen Institutionen und Programmen auf die volkswirtschaftliche Produktion schwierig ist.

Die Gesundheit der Bevölkerung kann mit Hilfe der Morbiditäten (Prävalenz, Inzidenz), Mortalitäten und den Lebensqualitätswerten analysiert werden. Diese Indikatoren können schließlich mit den volkswirtschaftlichen Größen (Wohlstand, Wachstum, Humankapital) verglichen werden. Der grundlegende Zusammenhang ist belegt, die direkte Zuordnung eines einzelnen Projektes jedoch – wie dargestellt – schwierig.

Nach diesem modellhaften Überblick folgt nun zuerst die Darstellung der Methoden der gesundheitsökonomischen Evaluation, bei denen alle Inputs monetär messbar sind und lediglich ein einziger, quantitativer Output vorliegt. Anschließend werden Verfahren diskutiert, bei denen mehrere Ziele bzw. Outputs gleichzeitig berücksichtigt werden können.

7.1.2 Verfahren der Wirtschaftlichkeitsrechnung

Die Wirtschaftlichkeitsrechnung setzt voraus, dass alle Inputs monetär bewertbar sind bzw. ausschließlich Kosten erfasst werden. Der Output ist entweder gegeben oder ebenfalls ausschließlich in Geldwerten ausdrückbar. Da sowohl Kosten als auch Ergebnisse einer gesundheitspolitischen Maßnahme in der Regel in mehreren Perioden (Jahren) anfallen, ist die Frage der Diskontierung entscheidend. Unter Diskontierung versteht man die bewusste Minderbewertung zukünftiger Zahlungs- oder Erfolgsströme. Dahinter steckt die allgemeine Erfahrung, dass die meisten Menschen Zahlungen oder Erfolge der Gegenwart höher bewerten als diejenigen der Zukunft. Die Zukunft ist risikoreich und unbestimmt, weshalb zukünftige Ströme systematisch abgewertet, d.h. abdiskontiert werden. Verfahren der Wirtschaftlichkeitsrechnung, die zukünftige Kosten und Erlöse abdiskontieren, werden als dynamische Verfahren bezeichnet, die anderen Verfahren als statische Verfahren.

Die Kostenvergleichsrechnung begnügt sich mit dem Vergleich von Kosten unterschiedlicher Maßnahmen mit gleicher Wirksamkeit. Das Verfahren mit den geringsten Kosten ist effizient, die anderen sind ineffizient. In der Regel sind bei gesundheitsökonomischen Entscheidungen jedoch keine identischen Outputs zu erwarten, so dass dieses Verfahren nur einen geringen Aufschluss über die Effizienz einer gesundheitspolitischen Maßnahme gibt. Insbesondere ist der Vergleich der Situation mit und ohne Maßnahme nicht möglich. Der Wert dieses Verfahrens liegt vielmehr in der Herausforderung, eine exakte kostenrechnerische Erfassung aller Kosten durchzuführen.

Das Gewinnvergleichsverfahren stellt die Gewinne, definiert als die positive Differenz von Erlösen und Aufwendungen, einander gegenüber. Das Verfahren mit den höheren Gewinnen ist zu bevorzugen. Aus Sicht eines kommerziellen Unternehmens ist die Gewinnmaximierung ein wichtiges Ziel, aus Sicht der Gesellschaft jedoch von geringer Bedeutung. Auf gesamtwirtschaftlicher Ebene ist deshalb die Gewinnvergleichsrechnung von geringer Bedeutung.

Die Rentabilitätsrechnung vergleicht den Gewinn mit dem für eine Maßnahme eingesetzten Kapital, berechnet also die Verzinsung der Investitionssumme. Die Amortisationsrechnung fragt nach dem Zeitraum, innerhalb dessen sich eine Investition rentiert, d.h., nach welchem Zeitraum die periodischen Deckungsbeiträge die Anschaffungskosten decken können. Die Alternative mit der kürzesten Amortisationsperiode ist zu bevorzugen. Auch für diese beiden Verfahren gilt die Feststellung, dass sie für gesamtgesellschaftliche Fragen kaum anwendbar sein dürften.

Die dynamischen Verfahren der Wirtschaftlichkeitsrechnung diskontieren zukünftige Zahlungsströme. Hierzu kann der Barwert bzw. Kapitalwert eines Zahlungsstromes berechnet werden. Zur Illustration ein Beispiel: Ein Krankenhaus muss zwischen zwei CTs wählen. Der CT von der Firma A kostet 500.000 €, der CT von der Firma B kostet 1.000.000 €. Zusätzlich muss jeweils ein Wartungsvertrag über 5 Jahre abgeschlossen werden, der bei Firma A 200.000 € und bei Firma B 100.000 € pro Jahr kostet. Nach einer einfachen Kostenvergleichsrechnung ergibt sich [€]:

Firma A: Gesamtkosten $= \quad 500.000 \; + \; 5 \cdot 200.000 \; = 1.500.000$

Firma B: Gesamtkosten $= 1.000.000 \; + \; 5 \cdot 100.000 \; = 1.500.000$

Beide Geräte haben folglich die gleichen Gesamtkosten, wenn man den Zeitpunkt der Auszahlung nicht berücksichtigt. Die Kapitalwertmethode hingegen kommt zu einem anderen Ergebnis. Unter der Annahme, dass die Bezahlung des Wartungsvertrages stets am Jahresanfang anfällt und ein Zins von 5 % üblich ist, zeigen die Tabellen 10 und 11 die entsprechenden Ergebnisse.

Tabelle 10. Kapitalwertmethode: Gerät A [€]

Zeit	Auszahlung	Diskontierung	Barwert
Jahr 1:	500.000 200.000	1,00	500.000 200.000
Jahr 2:	200.000	$\left(1+\frac{5}{100}\right)^1 = 1,05$	190.476,19
Jahr 3:	200.000	$\left(1+\frac{5}{100}\right)^2 = 1,1025$	181.405,90
Jahr 4:	200.000	$\left(1+\frac{5}{100}\right)^3 = 1,157625$	172.767,52
Jahr 5:	200.000	$\left(1+\frac{5}{100}\right)^4 = 1,21550625$	164.540,50
Summe:	1.500.000		**1.409.190,10**

Tabelle 11. Kapitalwertmethode: Gerät B [€]

Zeit	Auszahlung	Diskontierung	Barwert
Jahr 1:	1.000.000 100.000	1,00	1.000.000 100.000
Jahr 2:	100.000	$\left(1+\frac{5}{100}\right)^1 = 1,05$	95.238,10
Jahr 3:	100.000	$\left(1+\frac{5}{100}\right)^2 = 1,1025$	90.702,95
Jahr 4:	100.000	$\left(1+\frac{5}{100}\right)^3 = 1,157625$	86.383,76
Jahr 5:	100.000	$\left(1+\frac{5}{100}\right)^4 = 1,21550625$	82.270,25
Summe:	1.500.000		**1.454.595,05**

Der CT von Firma B hat einen höheren Barwert der Auszahlungen als der CT von Firma A, d.h., das Gerät von Firma A ist vorzuziehen. Dies liegt einfach daran, dass bei Firma B sofort eine sehr hohe Summe bezahlt werden muss, während bei Firma A die hohen Beträge erst später anfallen. Spätere Auszahlungen sind jedoch nicht so gewichtig, da sie abdiskontiert werden. In realistischen Entscheidungsmodellen werden die Entscheidungen nicht so einfach ausfallen. Vielmehr ist in der Regel eine Sensitivitätsanalyse durchzuführen, bis zu welchem Zinssatz Gerät A günstiger ist als Gerät B.

Im kommerziellen Bereich fragt man auch für das einzelne Gerät, bis zu welchem Zinssatz sich eine Investition rentiert. Dieser interne Zinsfuß errechnet sich, indem aus der folgenden Gleichung numerisch der Zinssatz r berechnet wird.

$$-A_0 + \sum_{t=1}^{n}\left[E_t - A_t\right] \cdot \left(1+\tfrac{r}{100}\right)^{-t} = 0 \text{, mit}$$

A_0	Anschaffungskosten
E_t	Erlöse in Periode t
A_t	Aufwand in Periode t

r Interner Zinsfuß

t Index, Zeit

n Laufzeit, Lebensdauer

Die Annuitätenmethode schließlich berechnet die durchschnittlichen Zahlungsströme pro Periode, die einem bestimmten, variierenden Zahlungsstrom entsprechen. Im Beispiel des CTs der Firma A würde die entsprechende Gleichung lauten:

$$700000 + \frac{200000}{\left(1+\frac{5}{100}\right)^1} + \frac{200000}{\left(1+\frac{5}{100}\right)^2} + \frac{200000}{\left(1+\frac{5}{100}\right)^3} + \frac{200000}{\left(1+\frac{5}{100}\right)^4} =$$

$$\overline{A} + \frac{\overline{A}}{\left(1+\frac{5}{100}\right)^1} + \frac{\overline{A}}{\left(1+\frac{5}{100}\right)^2} + \frac{\overline{A}}{\left(1+\frac{5}{100}\right)^3} + \frac{\overline{A}}{\left(1+\frac{5}{100}\right)^4}$$

bzw.

$$1.409.190,10 = \overline{A} \cdot \frac{\left(1+\frac{5}{100}\right)^{-4} - \left(1+\frac{5}{100}\right)}{-\frac{5}{100}}$$

$$\overline{A} = \frac{1.409.190,10}{4,5459505} = 309.988$$

Im Durchschnitt kostet das CT von Firma A folglich 309.998 € pro Jahr. Der entsprechende Wert für Firma B ist 319.976 €. (Zum Vergleich: ohne Zins würden die jährlichen Kosten für beide CTs bei 300.000 € liegen). Die Annuitätenmethode wird oftmals verwendet, um den optimalen Ersatzzeitpunkt zu ermitteln.

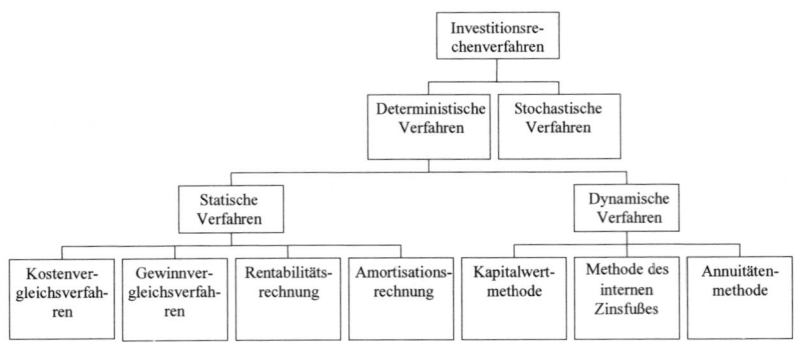

Abb. 80. Verfahren der Investitionsrechnung

Eine Anwendung der Methoden der Wirtschaftlichkeitsrechnung in der ökonomischen Evaluierung von Gesundheitsprojekten muss auf Analysen beschränkt bleiben, die ausschließlich einen Betrieb, z.B. ein Krankenhaus, beurteilen. Sobald die Outputgrößen nicht natürlich monetär sind bzw. sobald weitere Ziele hinzutreten, sind diese Verfahren ungeeignet. Vielmehr müssen Verfahren verwendet werden, die die Fusion verschiedener Ziele zu einem Outputwert erlauben. Dies wird im folgenden Kapitel diskutiert.

7.1.3 Verfahren der Zielfusion

Die Existenz von multidimensionalen Zielsystemen ist charakteristisch für den Nonprofit Bereich, da im Gegensatz zu den kommerziellen Unternehmen verschiedene Stakeholder berücksichtigt werden müssen. Beispielsweise ist ein Krankenhaus aus Sicht der Patienten nach der Ergebnisqualität zu bewerten, aus Sicht der Mitarbeiter nach der Personalzufriedenheit, aus Sicht der Leitung nach der Kostendeckung und aus Sicht der öffentlichen Gesundheit nach seinem Beitrag zur Gesundheit der Bevölkerung. Manche dieser Dimensionen sind nicht monetär, zum Teil nicht einmal quantitativ bewertbar. Dadurch ergibt sich eine komplexe Situation: Erstens müssen nicht-quantitative Zielerreichungsgrade in quantitative Werte überführt werden, die, zweitens, im Anschluss zu einem einzigen Outputwert fusioniert werden müssen. Beispielsweise stellt das Wohlfühlen bzw. die Lebensqualität keine quantitative Größe, sondern ein Gefühl dar. Dieses kann mit Hilfe entsprechender Hilfsmittel in quantitative Größen überführt werden. Damit ergibt sich ein künstlicher Lebensqualitätswert. Dieser ist unter Umständen mit weiteren Werten, z.B. Mortalität, Wahrung der Tradition, Kontinuität des Systems etc. zu fusionieren.

Für die Zielfusion sind grundsätzlich vier Verfahren zu unterscheiden: Kosten-Nutzen-Analyse (KNA), Nutzwert-Analyse (NWA), Kosten-Nutzwert-Analyse (KNWA) und Kosten-Wirksamkeits-Analyse (KWA). Bei der Kosten-Nutzen-Analyse werden alle Outputs und Inputs ausschließlich monetär gemessen. Sie kommt deshalb der Wirtschaftlichkeitsrechnung relativ nahe. Auch Lebensqualität und Lebenserwartung müssen in einen monetären Wert überführt werden, falls man diese Dimensionen in einer KNA berücksichtigen möchte. Normalerweise geht man dabei nach der Zahlungsbereitschaft, d.h. nach der Willingness-To-Pay (WTP) vor. Ein Kandidat wird gefragt, was er bereit wäre zu bezahlen, wenn z.B. seine Restlebensspanne um ein Jahr verlängert würde. Alternativ hierzu kann die volkswirtschaftliche Grenzproduktion verwendet werden, d.h., es wird ermittelt, um wie viel das Sozialprodukt steigen würde, wenn der Kandidat ein Lebensjahr zusätzlich genießen könnte.

Die Monetarisierung nicht-monetärer und zum Teil nicht einmal quantitativer Dimensionen menschlichen Lebens ist aus zwei Gründen problematisch. Erstens ist die Genauigkeit sehr gering, da es sich grundsätzlich um subjektive Schätzwerte handelt. Ein Patient, der im Sterben liegt, wird die Verlängerung seines Lebens um ein Jahr wahrscheinlich mit einer sehr hohen Geldsumme bewerten, die weit über dem liegt, was seiner volkswirtschaftlichen Grenzproduktivität entspricht. Zweitens ist die ausschließliche Bewertung menschlichen Lebens in Geldwerten ethisch fragwürdig. Zum einen entziehen sich intangible Kosten der Krankheit einer rein monetären Analyse, zum anderen würde die Bewertung menschlichen Lebens allein in wirtschaftlichen Kategorien in letzter Konsequenz zu einer Euthanasie unproduktiven Lebens (Alte, Behinderte) führen.

Falls eine Kosten-Nutzen-Analyse durchgeführt wird, muss wiederum sehr genau analysiert werden, welche Kosten bzw. Nutzen einbezogen werden. Abbildung 81 zeigt das Konzept der Cost-of-Illness. Wird die KNA für den Vergleich von Produktionsfaktoren mit Gesundheitsdienstleistungen verwendet, so sind die Kosten der Produktionsfaktoren mit den Kosten der Gesundheitsdienste zu vergleichen. Hier ist keine zusätzliche Monetarisierung nötig, und es können die Investitionsrechenverfahren angewendet werden. Werden hingegen die Kosten der Maßnahme mit den insgesamt eingesparten Kosten verglichen, so müssen die Kosten der Gesundheitsdienste und die direkten Haushaltskosten verwendet werden. Wird die KNA für den Vergleich von Produktionsfaktoren und Gesundheit genutzt, so ist die durch die Maßnahme gewonnene Gesundheit als Reduktion intangibler Kosten zu bewerten. Hier muss eine Monetarisierung der Lebensqualität und der Mortalität erfolgen.

Die indirekten Haushaltskosten sind die Opportunitätskosten der Krankheit. Weil eine Person krank ist, kann sie (und ein pflegender Angehöriger) nicht arbeiten. Entsprechend fallen das Lohneinkommen und die volkswirtschaftliche Produktion geringer aus. In Ländern mit einer vollbeschäftigten formalen Wirtschaft entsprechen die Kosten des Arbeitsausfalles dem Nettolohn, in Entwicklungsländern mit hohem Anteil an Subsistenzlandwirtschaft oder in unterbeschäftigten Volkswirtschaften führt der Ausfall der Arbeit nicht automatisch zu einem Verlust an Produktion. Beispielsweise ist der Arbeitsanfall außerhalb der Pflanz- und Ernteperiode in vielen afrikanischen Ländern nicht problematisch, während er in der Pflanz- und Erntezeit schwerwiegende Folgen haben kann. Eine Bewertung dieser Faktoren in einer Analyse ist möglich, bedarf jedoch einer eingehenden Untersuchung.

Der große Vorteil der Kosten-Nutzen-Analyse besteht darin, dass die errechnete Rentabilität (der Quotient aus monetarisiertem Nutzen und den Kosten) mit Projekten außerhalb des Gesundheitssektors vergleichbar ist. Damit kann grundsätzlich bedacht werden, ob eine Investition in Gesundheit lohnender ist als in den Straßenbau, in die Wasserwirtschaft oder in ein Elektrizitätswerk. Auf der anderen Seite ist die Monetarisierung von Tod und Leben, von Lebensqualität und Leiden so subjektiv, dass jedes Ergebnis hochgradig subjektiv sein muss und letztendlich mehr über die persönliche Prioritätensetzung des Evaluierers aussagt als über die wirkliche Rentabilität des Projektes. Ein auf die KNA gestützter intersektoraler Vergleich zwischen Gesundheitsprojekten und anderen Maßnahmen (z.B. eine Investition in die Hochschulbildung) würde eine Objektivität vortäuschen, die niemals gegeben sein kann.

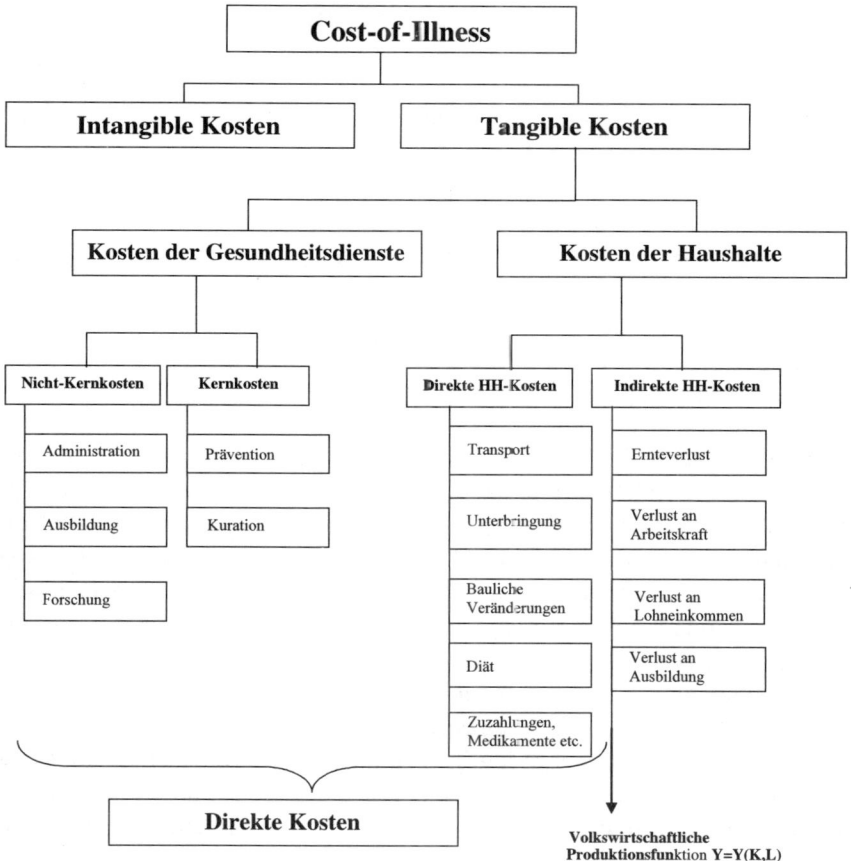

Abb. 81. Cost-of-Illness

Die Nutzwert-Analyse verwendet künstliche Nutzwerte für die Zielerreichungsgrade der einzelnen Alternativen. Im Normalfall wird bei n Alternativen für jedes Teilziel der besten Alternative der Nutzwert n zugeordnet, der zweitbesten Alternative der Nutzwert n-1 etc., bis der schlechtesten Alternative der Nutzwert 1 zufällt. Tabelle 12 zeigt dies für ein Beispiel mit vier Zielen und drei Alternativen. Die Summe zeigt den Vorzug der einzelnen Alternative. Je höher der Wert, desto besser.

Tabelle 12. Nutzwert-Analyse

	Ziel 1	**Ziel 2**	**Ziel 3**	**Ziel 4**
Alternative A	Gut	Gut	Mittel	Mittel
Alternative B	Mittel	Schlecht	Gut	Schlecht
Alternative C	Schlecht	Mittel	Schlecht	Gut

	Ziel 1	**Ziel 2**	**Ziel 3**	**Ziel 4**	**Summe**
Alternative A	3	3	2	2	10
Alternative B	2	1	3	1	7
Alternative C	1	2	1	3	7

Diese einfache NWA kann verfeinert werden, indem der Abstand zwischen den einzelnen Werten nicht immer gleich ist. So wäre es möglich, die beste Alternative mit fünf Punkten, die mittlere mit zwei Punkten und die schlechteste mit einem Punkt zu bewerten. Damit würde der jeweils beste Wert stärker gewichtet (induzierte Ordinalskala). Gleichzeitig ist es möglich, den Zielen verschiedene Gewichte zuzuordnen. So kann beispielsweise das Ziel Kostendeckung in einem Gesundheitsprogramm mit 40 %, das Ziel Erreichung der Bevölkerung mit 30 %, das Ziel Personalzufriedenheit mit 15 % und das Ziel Loyalität gegenüber dem Landrat mit 5 % gewichtet werden. Die Sprünge in der induzierten Ordinalskala sowie die Gewichte müssen vorher im Diskurs eindeutig festgelegt werden, sonst ist die Nutzwertanalyse wiederum ein sehr subjektives Instrument, das mehr über die Prioritäten des Evaluierers als über die Vorteilhaftigkeit des Projektes aussagt.

Das größte Problem der Nutzwertanalyse ist jedoch, dass quantitative Größen (Kosten, Personenzahl etc.), die kardinal gemessen werden können, durch die Nutzenzuweisung zu einem Ordinalwert werden und somit die Abstände nur noch ungenau wiedergegeben werden können. Die Addition von Ordinalwerten ist wissenschaftlich nicht haltbar und zumindest bei den

Kosten völlig unnötig. Deshalb verwendet die Kosten-Nutzwert-Analyse eine partielle Zielfusion. Die Kosten einer Alternative werden auf einer Achse abgetragen, alle anderen Ziele zu einem Nutzenwert verschmolzen, der auf der anderen Achse aufgetragen wird. Unterschiedliche Alternativen können anschließend daraufhin analysiert werden, ob sie effizient sind, d.h., ob ihr Nutzwert in einem sinnvollen Verhältnis zu den Kosten steht.

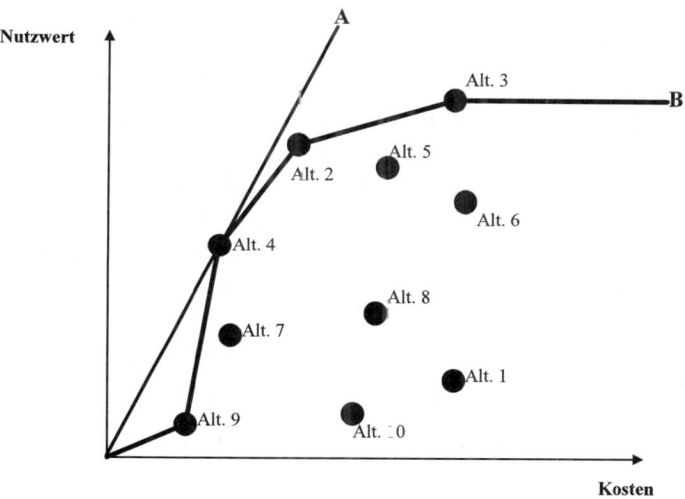

Abb. 82. Effizienzhüllkurve

Abbildung 82 zeigt das Verhältnis von einem Input (Kosten) und einem Output (Nutzwert). Im engeren Sinne (Kurve A, konstante Skalenelastizität) ist lediglich Alternative 4 effizient, im weiteren Sinne (Kurve B, variable Skalenelastizität) ergibt sich eine Effizienzhüllkurve vom Ursprung bis zum Punkt B über die Alternativen 9, 4, 2 und 3. Alle anderen Alternativen sind ineffizient.

Die künstliche Fusion verschiedener Zielwerte zu einem einzigen Nutzwert erscheint problematisch. Einfach ist die Analyse immer dann, wenn der Zielwert nur eine einzige, quantitative Variable ist. Eine künstliche Übertragung in einen Nutzwert ist dann nicht nötig. Typisch hierfür ist die Sterblichkeit, die Morbidität oder (mit Einschränkung) die Lebensqualität. Eine Gegenüberstellung von der auf einer Variablen beruhenden Wirksamkeit mit den Kosten wird dementsprechend als Kosten-Wirksamkeits-Analyse bezeichnet. Ob ein künstlicher Lebensqualitätswert (z.B. Quality Adjusted Life Year, QALY; Disability Adjusted Life Year, DALY) einen Nutzwert im Sinne der Kosten-Nutzwert-Analyse oder eine Wirksamkeit im Sinne der Kosten-Wirksamkeits-Analyse darstellt, ist umstritten. Letztendlich entspricht die Kosten-Wirksamkeits-Analyse der Produktivität, d.h. der Ergiebigkeit eines Inputfaktors (Kosten) in Bezug auf einen Outputfaktor (z.B. Sterblichkeit).

Schließlich gibt es noch moderne Verfahren der ökonomischen Evaluation, die keine künstliche Fusion von Nutzwerten verlangen. Die Data Envelopment Analysis (DEA) berechnet die effizienten Alternativen für verschiedene Inputs und verschiedene Outputs. Hierzu legt das mathematische Verfahren die Gewichte so fest, dass sie für die jeweilige Einheit (Decision Making Unit, DMU) optimal sind. Krankenhäuser zeichnen sich beispielsweise durch die Inputs Pflegestunden und Arztstunden sowie die Outputs Ambulante Patienten und Pflegetage aus. Für Krankenhaus X werden die Gewichte dieser Inputs und Outputs so berechnet, dass das Krankenhaus X eine möglichst hohe Effizienz hat. Das Krankenhaus X gilt dann als effizient, wenn bei dieser Gewichtsfestlegung keines der zu vergleichenden Krankenhäuser einen höheren Effizienzwert hat. Es ist ineffizient, wenn es auch bei dieser für es selbst optimalen Gewichtung mindestens ein Krankenhaus gibt, das die Ressourcen noch besser ausnutzt. Die Data Envelopment Analysis muss folglich für jede der zu vergleichenden DMUs ein mathematisches Programm (Lineare Programmierung) berechnen. Grafisch betrachtet bestimmt das Programm die Effizienzhüllkurve, so wie es in Abbildung 82 dargestellt wurde, nur dass eine Erweiterung auf eine beliebige Zahl von Inputs und Outputs möglich ist. Der Datenbedarf ist jedoch erheblich.

Zusammenfassend kann man festhalten, dass die Verfahren der Wirtschaftlichkeitsrechnung nur dann für die Evaluierung von gesundheitspolitischen Maßnahmen in Frage kommen, wenn der Verbrauch an Produktionsfaktoren mit den monetären Ergebnissen des Produktionsprozesses verglichen wird. Die Nutzwert-Analyse wird ebenfalls selten für gesundheitsökonomische Analysen verwendet, da eine ökonomische Aussage der Einbeziehung von Kosten bedarf. Kosten sollten jedoch nicht in Ordinalskalen eingeordnet werden, da die Abstände zwischen den Kosten der Alternativen und damit die entscheidende Information verloren gehen. Auch die Fusionierung von unterschiedlichen Zielerreichungsgraden zu einem gemeinsamen Nutzwert unter Ausschluss des Kostenkriteriums (Kosten-Nutzwert-Analyse), kommt in der Literatur kaum vor. Lediglich wenn man künstliche Lebensqualitätswerte als Nutzwert versteht, finden sich Beispiele für diese Evaluierungstechnik. Die häufigsten Vertreter der gesundheitsökonomischen Evaluation sind deshalb die Kosten-Nutzen-Analyse und die Kosten-Wirksamkeits-Analyse.

Abbildung 83 zeigt, dass die Zahl der Publikationen, die eines der beiden Kennworte im Titel führen, in den letzten Jahren stark angestiegen ist (Medline Abfrage, 1974 – 2006). Dabei fällt auf, dass bis Anfang der 90er Jahre die Zahl der Publikationen zu Kosten-Nutzen-Analysen über der Zahl der entsprechenden Publikationen zu Kosten-Wirksamkeits-Analysen lag. Seit dieser Zeit hat es sich als Standard erwiesen, konkrete Bewertungen von Gesundheitsprojekten, von Pharmaprogrammen oder Präventionsmaßnahmen fast ausschließlich mit Hilfe der Kosten-Wirksamkeits-Analyse durchzuführen, während abstraktere Probleme mit stärker volkswirtschaftlichen Konsequenzen mit Hilfe der Kosten-Nutzen-Analyse angegangen werden. Eine konkrete Einzelentscheidung bzw. -bewertung innerhalb des Gesundheitssektors wird fast immer auf Grundlage der Kosten-Wirksamkeits-Analyse getroffen, während eine intersektorale Entscheidung (z.B. Marketing von Kondomen versus Bau von Straßen) häufiger mit Hilfe der Kosten-Nutzen-Analyse vorbereitet und bewertet wird. Die jährliche Zahl der Studien, die die Cost-of-Illness analysieren, ist zwar ebenfall angestiegen, blieb jedoch für alle Jahre unter 20. Es sei noch darauf hingewiesen, dass die Erfassung der Publikationen eine Verzögerung von bis zu drei Jahren beinhaltet, so dass die rückläufige Zahl von Publikationen der letzten drei Jahre kaum interpretiert werden kann.

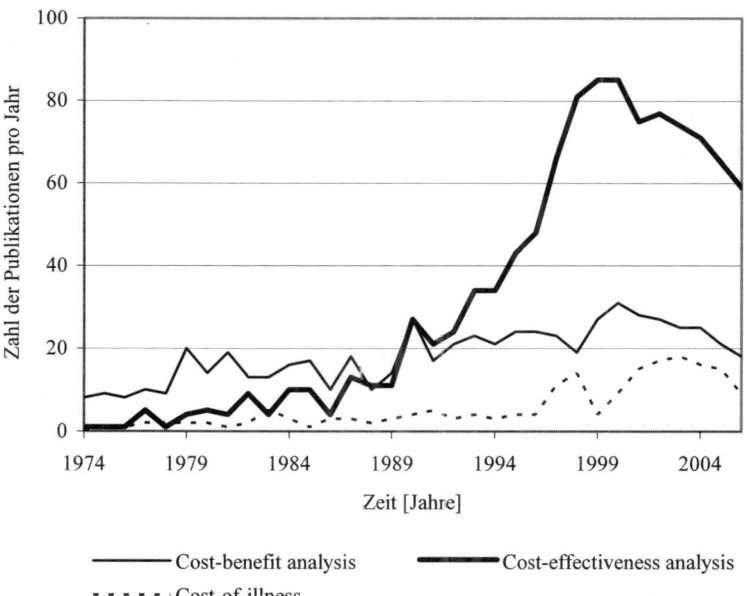

Abb. 83. Zahl der Publikationen mit Kernwort im Titel

7.1.4 Messung der Lebensqualität

Eine Kosten-Wirksamkeits-Analyse stellt den Kosten eine einzige, in der Regel physikalisch messbare Größe gegenüber. Beispiele hierfür sind die Anrückzeit der Rettungswägen, die Zahl der verteilten Kondome, die Zahl der durchgeführten Masern-Impfungen sowie die mittlere Distanz der Einzugsbevölkerung von Gesundheitseinrichtungen. Häufig werden auch Kennziffern der Morbidität und Mortalität verwendet, wie z.B. die Inzidenz oder Prävalenz einer Krankheit, die Säuglings- und Kindersterblichkeit oder die Lebenserwartung. Diese Größen sind zwar nicht direkt messbar, jedoch – zumindest theoretisch – nach eindeutigen Kriterien exakt bestimmbar. Sie werden nicht kombiniert noch in irgendeiner Weise verrechnet.

Anders ist dies bei der Lebensqualität als Outputgröße. Sie ist ein Konstrukt, das so in der Realität nicht vorkommt. Sie muss erfragt, bewertet, gewichtet oder geschätzt werden, ohne dass jemals Exaktheit erreicht werden könnte. Die Lebensqualität als Zähler einer Kosten-Wirksamkeits-Analyse ist deshalb deutlich schwieriger als die einfachen Variablen, die oben genannt wurden. Sie hat jedoch den Vorteil, dass die Auswirkungen einer Maßnahme auf das Leben der Menschen bewertet werden können, die eben weit über die einfache Infektionsrate, Durchseuchung oder Sterblichkeit hinausgeht. Lebensqualität kann Mortalität und Morbidität, Inzidenz und Krankheitsdauer, Schmerz und Schwere der Einschränkung ausdrücken und zu einer einzigen Kennziffer fusionieren.

Bei der Verwendung eines Lebensqualitätswertes als Outputmaß sind drei grundlegende Probleme zu beachten. Erstens muss die Lebensqualität eines bestimmten Zustandes ermittelt werden. Zweitens müssen Lebensqualitäten zukünftiger Lebensjahre auf heute abdiskontiert werden. Und drittens müssen allgemeinverbindliche Kennziffern entwickelt werden, die Mortalität und Morbidität in geeigneter Weise kombinieren.

Ermittlung der Lebensqualität

Lebensqualität kann subjektiv oder objektiv definiert sein. Eine objektive Qualität setzt voraus, dass ein Experte, z.B. ein Arzt, einen bestimmten Gesundheitszustand mit anderen Zuständen vergleicht und ihm einen bestimmten Wert zuweist. In langwierigen Verfahren werden somit allen möglichen Gesundheitszuständen bestimmte Lebensqualitätswerte zugeteilt, wobei in der Regel der Tod als schlimmster Zustand den Lebensqualitätswert null erhält, während die perfekte Gesundheit den Wert eins zugewiesen bekommt. Tabelle 13 zeigt beispielsweise die Zuweisung von Lebensqualitätswerten im System der Disability Adjusted Life Years (DALY). Erweiterungen lassen innerhalb der Klassen noch genauere Spezifizierung zu. Die entsprechenden Tabellen können bei der WHO angefordert werden.

Während die Klassifikation der DALYs eine eindimensionale Einteilung ist, kann die Rosser-Matrix zwei Dimensionen berücksichtigen, Beeinträchtigung und Schmerz. Rosser weist einem Gesundheitszustand ohne Schmerz oder Einschränkung den Wert eins, dem Tod den Wert null zu. Alle weiteren Werte liegen je nach Stärke des Schmerzes und der Einschränkung zwischen diesen Extremen, wobei es bei Rosser Zustände geben kann, die schlimmer als der Tod sind, so dass das Rosserelement negative Werte annimmt. Tabelle 14 gibt die Rosser-Matrix wieder.

Die objektiven Qualitätswerte haben den Vorteil, dass die darauf beruhenden Kosten-Wirksamkeiten zwischen Studien in unterschiedlichen Regionen verglichen werden können. Damit ist es möglich zu sagen, ob eine Gesundheitsinvestition in Vietnam mehr Lebensqualität zur Folge hat als eine Intervention in Deutschland. Allerdings haben sie den schwerwiegenden Nachteil, dass sie dem individuellen Gesundheitsempfinden eines Menschen nicht gerecht werden können. Beispielsweise bedeutet die Weißfleckenkrankheit bei den bleichen Europäern praktisch keine Einbuße der Lebensqualität, während sie für dunkelhäutige Frauen oftmals eine erhebliche Reduktion der Lebensqualität impliziert, weil ihre Heiratschancen massiv geschmälert werden. Das Krankheitsempfinden ist kultur- und kontextbezogen, so dass überlegt werden muss, ob der Lebensqualitätswert nicht durch Befragung erhoben werden kann.

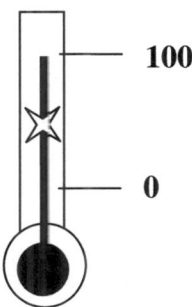

Abb. 84. Analogmodell

Die Methoden der Messung der subjektiven Lebensqualität sind ausgesprochen komplex. Das schnellste und einfachste, wenn auch nicht sehr präzise Verfahren ist das Analogmodell, hier dargestellt als Thermometer. Ein Proband erhält die in Abbildung 84 gezeigte Skizze, jedoch ohne das

Kreuzchen auf dem Thermometer. Er weiß, dass vollkommene Gesundheit den Lebensqualitätswert 100 und Tod den Wert null hat. Nun soll er seine Lebensqualität bestimmen und ein Kreuzchen an die richtige Stelle des Thermometers machen. Ein großes Problem ist hierbei, dass die physische Gesundheit natürlich nur einen kleinen Anteil an der Gesamtlebensqualität hat. Soziale Kontakte und emotionales Wohlbefinden spielen eine mindestens ebenso große Rolle. Die Messung der individuellen, subjektiven Gesundheit ist eben subjektiv.

Tabelle 13. Lebensqualität bei DALYs

Gesundheitszustand	Bewertung des Gesundheitszustandes
1. Eingeschränkte Fähigkeit, mindestens eine Aktivität in einer der folgenden Gruppen auszuführen: Entspannung, Ausbildung, Fortpflanzung, Berufstätigkeit	0,904
2. Eingeschränkte Fähigkeit, die meisten Aktivitäten in einer der folgenden Gruppen auszuführen: Entspannung, Ausbildung, Fortpflanzung, Berufstätigkeit	0,780
3. Eingeschränkte Fähigkeit, Aktivitäten in zwei oder drei der folgenden Gruppen auszuführen: Entspannung, Ausbildung, Fortpflanzung, Berufstätigkeit	0,600
4. Eingeschränkte Fähigkeit, die meisten Aktivitäten in allen vier Gruppen auszuführen	0,400
5. Hilfsbedürftigkeit in instrumentalen Aktivitäten des täglichen Lebens, wie z.B. Bereitung der Mahlzeiten, Einkauf, Hausarbeit	0,190
6. Hilfsbedürftigkeit bei Aktivitäten des täglichen Lebens, wie z.B. Essen, persönliche Hygiene, Toilette	0,080
7. Tod	0

Neben diesem „quick and dirty" Instrument gibt es auch noch wissenschaftlich aufwendige Methoden, die hier nur im kurzen Aufriss dargestellt werden sollen. Bei der Standard-Gamble-Methode muss ein Proband zwischen einem sicheren und einem unsicheren Ereignis wählen. Der sichere Zustand ist ein bestimmter Krankheitszustand, z.B. eine lebenslange Querschnittslähmung. Die unsichere Alternative besteht aus zwei Möglichkeiten, nämlich dem Tod und der vollständigen Gesundung. Der Proband muss sich entscheiden, was ihm lieber ist.

Hierzu wird zuerst eine bestimmte Wahrscheinlichkeit für den Tod vorgegeben (z.B. 50 %). Der Proband muss sich entscheiden, ob er lieber sicher lebenslang querschnittsgelähmt bleibt, oder ob er bereit ist, das Wagnis einzugehen. Falls er sich für die sichere Alternative entscheidet, wird die Eintrittswahrscheinlichkeit des Todes erniedrigt (z.B. 45 %). Wiederum muss er sich entscheiden. Falls er immer noch die sichere Alternative vorzieht, erfolgt wiederum eine Erniedrigung der Wahrscheinlichkeit. Das iterative Verfahren wird solange fortgesetzt, bis der Kandidat indifferent ist, d.h., er kann nicht angeben, was ihm lieber ist. Der Nutzwert der sicheren Alternative (d.h. der Lebensqualitätswert für eine lebenslange Querschnittslähmung) entspricht dann der Gegenwahrscheinlichkeit. Kann er z.B. bei einer Todeswahrscheinlichkeit von 25 % nicht sagen, ob ihm die 75 %ige Gesundungschance oder die sichere lebenslange Querschnittslähmung lieber ist, dann ist der Lebensqualitätswert der Querschnittslähmung 75 %. Zur Illustration: Ist er auch bei einer Todeswahrscheinlichkeit von 100 % indifferent, dann hat sein Leben mit der chronischen Krankheit eine Qualität von 0, ist er erst bei einer Todeswahrscheinlichkeit von 0 % indifferent, hat sein Leben eine Lebensqualität von 100 %.

Tabelle 14. Rosser Matrix

Beeinträchtigung / Schmerz	A: schmerz-frei	B: leichte Schmerzen	C: mittlere Schmerzen	D : starke Schmerzen
I. Keine Einschränkung	1,00	0,995	0,990	0,967
II. Geringe soziale Beeinträchtigung	0,990	0,986	0,973	0,932
III. Stärkere soziale Beeinträchtigung	0,980	0,972	0,956	0,912
IV. Stärkere Beeinträchtigung der Arbeitsfähigkeit	0,964	0,956	0,942	0,870
V. Arbeitsunfähigkeit	0,946	0,925	0,900	0,700
VI. Bewegungsunfähigkeit ohne Hilfe Dritter	0,875	0,845	0,680	0
VII. Bettlägerigkeit	0,677	0,564	0	-1,486
VIII. Koma	-1,028	-	-	-

188

Eine weitere wissenschaftliche Methode ist der Time-Trade-Off. Der Proband muss sich zwischen einer Krankheit mit einer Restlebensdauer von n Jahren und der vollständigen Gesundheit mit einer Restlebensdauer von m Jahren (m<n) entscheiden. Hierzu wird zuerst die Alternative 1 (n erwartete Jahre mit einem Gesundheitszustand h) beschrieben. Dann wird der Proband gefragt, ob er bereit ist, auf ein Lebensjahr zu verzichten, um dafür für die eingeschränkte Restlebensdauer einen perfekten Gesundheitszustand zu erhalten. Wenn ja, dann wird gefragt, ob er bereit wäre, auf zwei Lebensjahre zu verzichten. Er muss folglich den Preis der perfekten Gesundheit bestimmen: „Wie viele Lebensjahre bist Du bereit zu opfern, wenn Du dafür die perfekte Gesundheit hast bzw. diese Krankheit nicht hast?" Die Lebensqualität des perfekten Gesundheitszustandes ist eins, die Lebensqualität mit der Krankheit entspricht dem Verhältnis der Lebensjahre bei indifferentem Verhalten zu den maximalen Lebensjahren. Hätte z.B. jemand noch 30 Jahre mit seiner Querschnittslähmung leben können und ist bereit, lieber nur 10 Jahre, aber dafür gesund zu leben, dann ist die Lebensqualität des Querschnittsgelähmten 10/30 = 33 %.

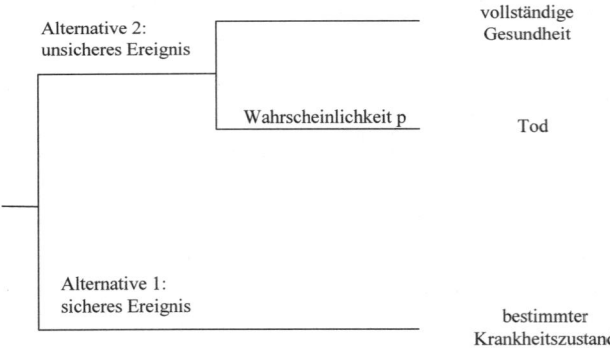

Abb. 85. Standard-Gamble-Methode

Schließlich werden in wissenschaftlichen Studien Willingness-To-Pay-Methoden angewandt. Sie ermitteln die Zahlungsbereitschaft eines Individuums, das einen Krankheitszustand vermeiden möchte. Hierzu wird zuerst ein bestimmter Krankheitszustand beschrieben. Anschließend wird das Individuum gefragt, welchen Betrag es bereit wäre zu investieren, um diesen Krankheitszustand zu vermeiden, zu verbessern oder nicht zu verschlechtern (je nach Situation und wissenschaftlicher Zielsetzung). Diese Methode wird als Discrete Choice bezeichnet. Alternativ kann der Interviewer einen Betrag nennen und fragen, ob der Proband bereit ist, diesen für die Gesundheit zu investieren. Wenn ja, wird der Betrag erhöht, solange bis der Proband indifferent ist. Diese Methode wird als Bidding-Game bzw. Auktionsverfahren bezeichnet.

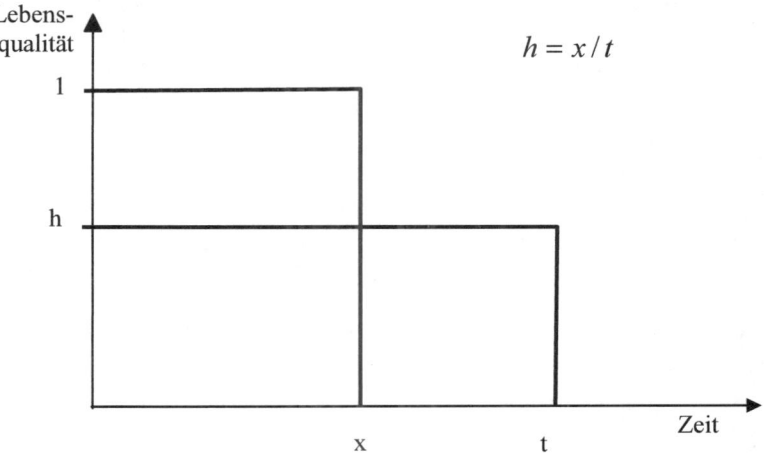

Abb. 86. Time-Trade-Off

Bereits die sehr verkürzte Beschreibung zeigt, dass die Messung der Lebensqualität ein sehr interessantes, aber auch schwieriges Forschungsfeld ist. In Zukunft wird die Ressourcenallokation immer häufiger auf der Grundlage dieser Studien erfolgen – umso wichtiger ist es, dass Vertreter medizinischer Berufe diese Verfahren und ihre Schwachstellen kennen und bewerten können.

Diskontierung von Lebensqualität

Die systematische Geringerschätzung zukünftiger Lebensqualität ist umstritten. Es gibt durchaus empirische Evidenz, dass manche Probanden die zukünftige Gesundheit sogar für wichtiger erachten als die gegenwärtige. Wenn trotzdem in den meisten gesundheitsökonomischen Evaluierungen zukünftige Nutzen abdiskontiert werden, dann in der Regel deshalb, weil auch die Kosten verzinst werden. Würde man beispielsweise nur die Kosten verzinsen, jedoch nicht die Lebensqualität zukünftiger Jahre abdiskontieren, so würde es rational sein, im Moment fast nichts für die Gesundheit zu investieren und stattdessen die derzeitigen Gesundheitsbudgets festverzinslich anzulegen.

Tabelle 15. Diskontierung zukünftiger Lebensqualität (Beispiel)

Jahr	Lebens-qualitätswert	Barwert der Lebensqualität bei einer Diskontierung von			
		0%	3%	5%	10%
1	500	500,00	485,44	476,19	454,55
2	700	700,00	659,82	634,92	578,51
3	900	900,00	823,63	777,45	676,18
4	800	800,00	710,79	658,16	546,41
5	666	666,00	574,50	521,83	413,53
6	789	789,00	660,78	588,76	445,37
7	1.200	1.200,00	975,71	852,82	615,79
8	1.589	1.589,00	1.254,37	1.075,50	741,28
9	1.578	1.578,00	1.209,41	1.017,19	669,23
10	1.555	1.555,00	1.157,07	954,64	599,52
11	3.000	3.000,00	2.167,26	1.754,04	1.051,48
12	2.522	2.522,00	1.768,88	1.404,34	803,59
13	1.300	1.300,00	885,24	689,42	376,56
14	4.500	4.500,00	2.975,03	2.272,81	1.184,99
15	7.800	7.800,00	5.006,52	3.751,93	1.867,26
16	9.888	9.888,00	6.161,87	4.529,81	2.151,92
17	12.472	12.472,00	7.545,77	5.441,49	2.467,52
18	9.850	9.850,00	5.785,84	4.092,88	1.771,61
19	17.000	17.000,00	9.694,86	6.727,48	2.779,64
20	12.587	12.587,00	6.969,12	4.743,91	1.870,98
Barwert		91.196,00	57.471,91	42.965,57	22.065,92

Die Zeitpräferenz und damit die Diskontierungsrate können mit der oben beschriebenen Time-Trade-Off-Methode bestimmt werden. Die Ergebnisse sind nicht eindeutig. Während früher zukünftiger Nutzen oftmals mit einer Rate von 5 % diskontiert wurde (wahrscheinlich, weil der Mensch fünf Finger hat!), hat sich seit 1993 ein Standard von 3 % etabliert, da die Weltbank diese Rate für die Berechnung der DALYs einsetzt. Grundsätzlich sollte vor allem bei Programmen mit langer Wirkungsdauer eine Sensitivitätsanalyse erfolgen, d.h., die Berechnung wird für verschiedene Raten durchgeführt, z.B. 0 %, 3 %, 5 % und 10 %. Tabelle 15 gibt ein Beispiel für mögliche Unterschiede bei einer Laufzeit von 20 Jahren wieder, die sich aufgrund unterschiedlicher Zinssätze ergeben. Der Barwert zu Beginn des Betrachtungszeitraums ohne Verzinsung ist in diesem Beispiel fast fünf Mal so hoch wie mit einer Diskontierung von 10 %. Hängt die Entscheidung für eine Alternative maßgeblich von der verwendeten Diskontierungsrate ab, ist dieser Entscheidung mit größter Vorsicht zu begegnen!

Fusion von Mortalität und Morbidität

Es gibt verschiedene Verfahren, um Mortalität und Morbidität zu einer Kennziffer zu fusionieren. Sie alle setzen an den lebensqualitätsbereinigten, verlorenen Lebensjahren an, die hier kurz an einem Beispiel dargestellt werden sollen. Wir nehmen an, dass ein Tansanier im Alter von 25 Jahren an einem Autounfall stirbt. Damit ist ein Sterbefall zu verzeichnen. Gleichzeitig hätte er in seinem Alter eine Restlebenserwartung von 43 Jahren gehabt, d.h., er hat 43 verlorene Lebensjahre (Years of Life Lost, YLL). Wäre der Rettungswagen rechtzeitig gekommen, so hätte er zwar überlebt, jedoch mit schweren, langfristigen Schäden, die einer Lebensqualität von 0,725 entsprechen würden. Angenommen seine Lebenserwartung wäre damit nicht eingeschränkt worden, so hätte er durch den verspäteten Rettungswagen ein Equivalent von (1-0,725) · 43 = 11,83 völlig gesunden Jahren verloren (Healthy Years Equivalent, HYE). Man sieht selbst an diesem einfachen Beispiel bereits, dass jede Form von Lebensqualitätsberechnung stets eine große Anzahl von (angreifbaren) Annahmen machen muss.

Das Konzept der Quality Adjusted Life Years (QALY) basiert auf denselben Prinzipien. Die Gesamtlebensqualität berechnet sich hierbei als Produkt der Lebensqualität und der Lebensdauer. Abbildungen 87 bis 90 zeigen einige Beispiele für unterschiedliche Lebensqualitätsverläufe.

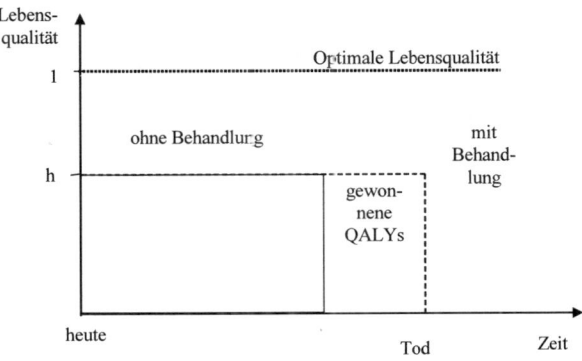

Abb. 87. Lebensqualität mit einer Behandlung, die nur die Lebenslänge beeinflusst

Die Quality Adjusted Life Years berechnen sich als Barwert zukünftiger Lebensqualitäten. Die Disability Adjusted Life Years nehmen dieses Konzept auf und erweitern es. Sie fusionieren Dauer, Schwere und Fatalität einer Krankheit zu einer Qualitätskennziffer. Im Weltentwicklungsbericht 1993 wurde der Verlust an Disability Adjusted Life Years (DALY) als Maßstab der globalen Krankheitsbelastung (= global burden of disease,

GBD) einer Bevölkerung erstmals definiert. Seither wurden die DALYs ein Standard der Gesundheitsökonomik, nicht nur in Entwicklungsländern.

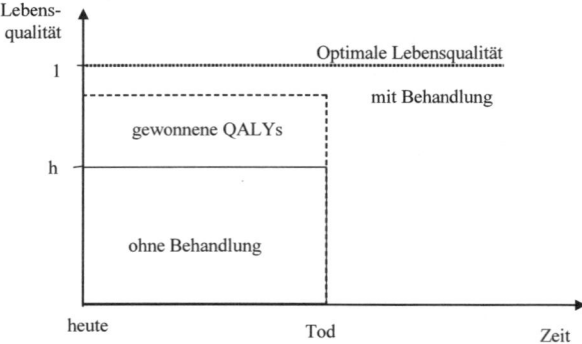

Abb. 88. Lebensqualität mit einer Behandlung, die nur die Lebensqualität beeinflusst

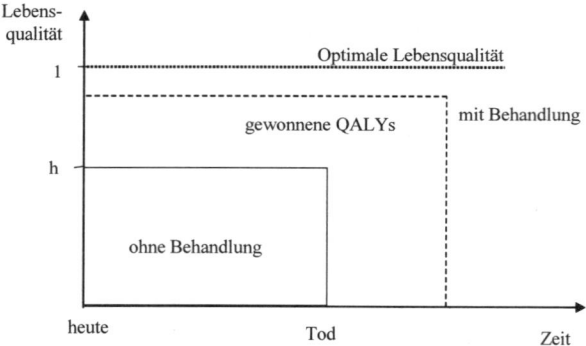

Abb. 89. Lebensqualität mit einer Behandlung, die die Lebenslänge und Lebensqualität beeinflusst

Die DALYs berechnen für jeden Todesfall die Zahl der verlorenen Lebensjahre, wobei die Lebenserwartung bei Geburt von Frauen mit 82,5 und von Männern mit 80,0 Jahren geschätzt wird. Tabelle 16 zeigt die Restlebenserwartung für verschiedene Altersstufen, die als Standard verwendet werden.

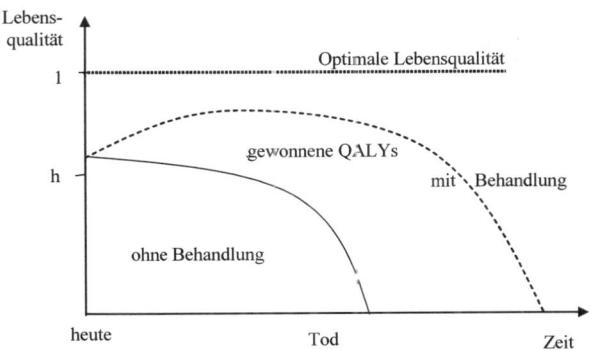

Abb. 90. Nichtlineare Verläufe der Lebensqualität

Tabelle 16. Restlebenserwartung

Alter	Männlich	Weiblich	Alter	Männlich	Weiblich
0	80,00	82,50	45	35,77	38,72
1	79,36	81,84	50	30,99	33,99
5	75,38	77,95	55	26,32	29,37
10	70,40	72,99	60	21,81	24,83
15	65,41	68,02	65	17,50	20,44
20	60,44	63,08	70	13,58	16,20
25	55,47	58,17	75	10,17	12,28
30	50,51	53,27	80	7,45	8,90
35	45,57	48,38	85	5,24	6,22
40	40,64	43,53	90	3,54	4,25
45	35,77	38,72	95	2,31	2,89

Jedes verlorene Lebensjahr entspricht einem verlorenen DALY. Zukünftige Jahre werden mit einem Diskontsatz von 3 % abdiskontiert. Darüber hinaus erfolgt eine altersspezifische Gewichtung der verlorenen Lebensjahre, d.h., in unterschiedlichem Alter verloren gegangenen Lebensjahren werden unterschiedliche relative Werte zugeordnet, wobei der Wert eines Lebensjahres im mittleren Erwachsenenalter am größten ist, während er für Kinder und alte Menschen auf niedrigerem Niveau liegt.

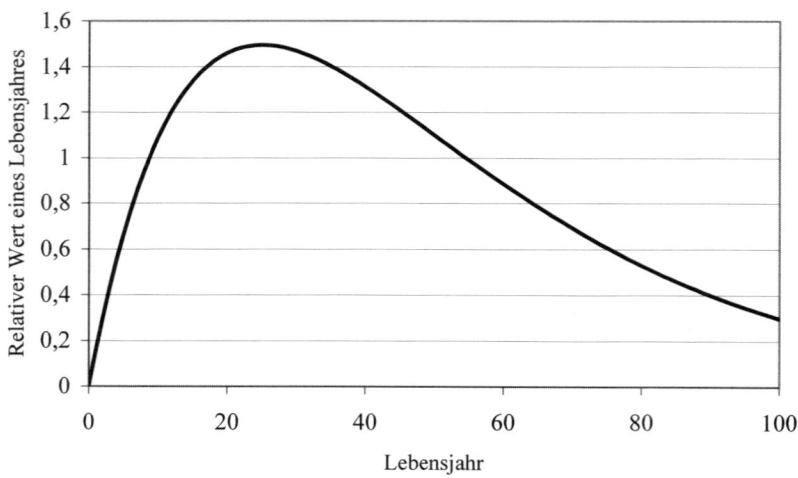

Abb. 91. Wert eines Lebensjahres für die Berechnung der DALYs

Durch die Kombination von Altersgewichtung und Abdiskontierung ergibt sich eine starke Betonung der Gesundheit der Erwachsenen, während Mortalität und Morbidität von Neugeborenen an Bedeutung verlieren. Abbildung 92 zeigt zwei Kurvenverläufe: Die obere Kurve ergibt sich, wenn der Verlust an Lebensjahren in allen Altersstufen gleich bewertet wird und keine Diskontierung erfolgt. Die zweite Kurve gibt den Verlust an DALYs wieder. Es zeigt sich, dass der Abstand zwischen beiden Kurven bei Neugeborenen maximal ist. Die Anwendung der DALYs als Bewertungsmaßstab gesundheitsökonomischer Maßnahmen führt folglich zu einer geringeren Ausrichtung auf die Bekämpfung der Säuglingssterblichkeit, während die Bedeutung der Erwachsenengesundheit steigt.

Die Messung der globalen Krankheitsbelastung enthält neben dem Verlust von DALYs aufgrund von frühzeitigem Tod auch eine Komponente, die die Einbuße an Lebensqualität aufgrund von Körperbehinderungen (disability) erfasst. Je nach Schwere der Behinderung wird dem Gesundheitszustand ein Nutzwert zwischen 0 und 1 zugewiesen, so wie es bei der Ermittlung der Quality Adjusted Life Years gezeigt wurde.

Mit Hilfe dieser Methodik ist es möglich, den Verlust an Lebensqualität aufgrund von Behinderung und aufgrund von frühzeitigem Tod in einer Kennziffer zu kombinieren und auf Basis von Sterbestatistiken und Expertenschätzungen Aussagen über die globale Krankheitsbelastung zu geben. So errechnete die Weltbank für 1990 einen Verlust von 1,36 Milliarden DALYs, wobei etwa 66 % auf frühzeitigen Tod und 34 % auf Behinderung zurückzuführen waren. Eine entsprechende Mappe für Excel steht auf der Homepage der Weltgesundheitsorganisation.

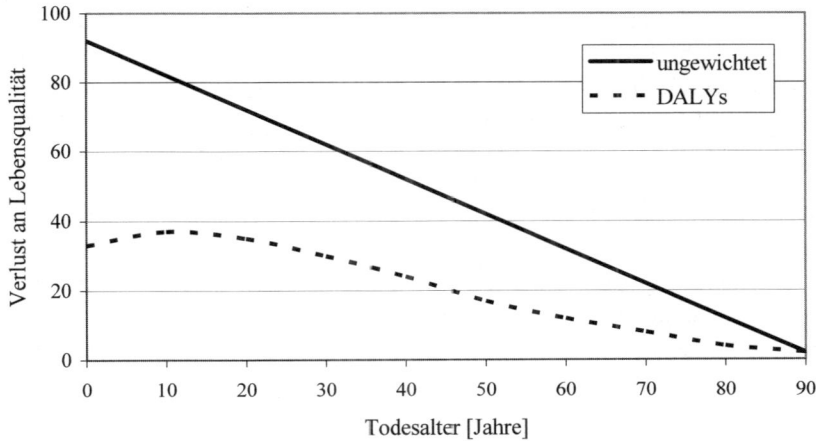

Abb. 92. Verlust an Lebensqualität

Die Anwendungsmöglichkeit der DALYs als Instrument der Outputmessung in gesundheitsökonomischen Evaluierungen ist begrenzt. Es gibt eine Reihe von wissenschaftlichen Beschränkungen (z.B. Standardisierung auf Weltnormen, unreflektierte Höherbewertung der Erwachsenen, Diskontierung mit einer wissenschaftlich nicht gestützten Rate von 3 %).

Die Ermittlung der Outputs bleibt ein schwerwiegendes Problem jeder gesundheitsökonomischen Evaluierung. Oftmals sind Ergebnisse, die sehr wissenschaftlich und numerisch exakt aussehen, nicht besser als Schätzwerte. In jedem Fall muss eine ökonomische Evaluation die Methodik sowie alle Schwächen dokumentieren.

7.2 Prognostizierende Modelle

Ein weiteres Problem der gesundheitsökonomischen Evaluierung ist die Gewinnung von Daten über zukünftige Entwicklungen. Normalerweise haben gesundheitspolitische Interventionen ihre Effekte nicht nur in der Gegenwart, sondern auch in der Zukunft. Es wird deshalb notwendig sein, Prognosen zu treffen.

Die einfachste Prognose ist die Fortschreibung des bisherigen Trends. Waren die Werte in der Vergangenheit ziemlich konstant, so kann man meistens auch annehmen, dass der Durchschnitt dieser Werte auch in der

Zukunft relativ konstant sein wird. Hat sich ein Wert stetig erhöht oder erniedrigt, kann der Trend einfach fortgeschrieben werden. Allerdings besteht immer das Problem von Strukturbrüchen. Schwierig ist die Prognose, wenn keinerlei Daten aus der Vergangenheit vorliegen, z.B. bei einer neuen gesundheitspolitischen Maßnahme.

In gesundheitsökonomischen Studien werden meist vier verschiedene Prognoseverfahren verwendet. Das erste Verfahren ist die Ökonometrie. Sie geht von Messwerten der Vergangenheit (x_i, y_i) aus und legt (in ihrer Grundform) eine Trendgerade $\hat{y} = \hat{\beta}_1 + \hat{\beta}_2 x$ so durch die Messwerte, dass die Summe der quadrierten vertikalen Abstände zwischen den Punkten und der Geraden (Residuen, $u_i = y_i - \hat{y}_i = y_i - \hat{\beta}_1 - \hat{\beta}_2 x_i$) minimiert werden.

Im klassischen ökonometrischen Modell gibt es eine unabhängige Variable (x) und eine abhängige Variable (y), wobei y linear von x abhängig ist (lineares Modell). Damit ergibt sich die Lösung:

$$\hat{\beta}_2 = \frac{\sum_{i=1}^{n} x_i y_i}{\sum_{i=1}^{n} x_i^2} \; ; \; \hat{\beta}_1 = \bar{y} - \hat{\beta}_2 \bar{x}$$

Es gibt viele Erweiterungen zu diesem einfachen Modell. Wichtig ist, dass einfache Schätzungen auch in Excel durchgeführt werden können, so dass dieses Instrument auch dem gesundheitsökonomischen Mediziner mit wenig Zeit und Hilfsmitteln zur Verfügung steht. Darüber hinaus können die biometrischen Modelle und Programme (z.B. EpiInfo) verwendet werden.

Ökonometrische Modelle extrapolieren den bisherigen Verlauf in die Zukunft. Das Problem für gesundheitsökonomische Studien liegt in der Regel darin, dass dieser Modelltyp auf linearen Beziehungen aufbaut und deshalb Strukturbrüche nicht berücksichtigen kann. Exponentielles Wachstum und evolutorische Sprünge, wie sie gerade in epidemiologischen Prozessen häufig sind, können nicht modelliert werden. Ein weiterer schwerwiegender Nachteil besteht auch darin, dass ökonometrische Modelle eine große Zahl von Messwerten benötigen, um die Parameter zu schätzen. Gerade für eine Prognose der Entwicklung eines völlig neuen Phänomens (z.B. der antiretroviralen Therapie) sind sie deshalb nicht geeignet. Es liegen einfach keine Vergangenheitswerte vor.

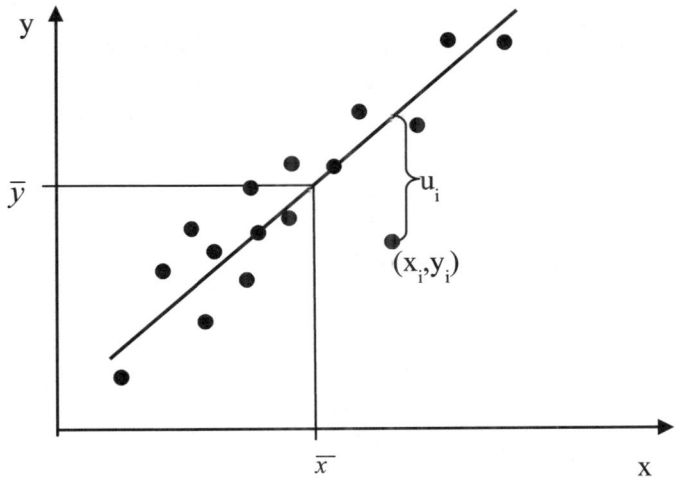

Abb. 93. Grafische Veranschaulichung des ökonometrischen Modells

Markov-Modelle gehen hier einen anderen Weg. Sie modellieren den Übergang von einem Zustand in einen anderen (z.B. von gesund zu krank) als stochastischen Prozess. Jede Periode wird ein bestimmter Anteil (a_{ij}) aus einem Zustand i in einen anderen Zustand j versetzt. Das Markov-Modell berechnet, wie viele Individuen (w_i) sich anschließend in jedem Zustand i befinden. Damit ist eine Prognose möglich. Abbildung 94 zeigt einen einfachen Markov-Grafen.

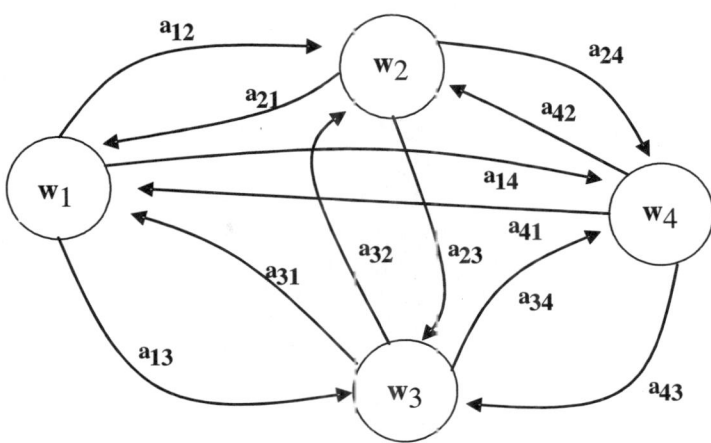

Abb. 94. Markov-Graf

Formal kann dies mit einem Zustandsvektor und einer Übergangsmatrix ausgedrückt werden. Damit ergibt sich der Vektor der Zahl der Individuen in den einzelnen Zuständen zum Zeitpunkt t+1 als das Produkt des Vektors der Zahl der Individuen in den einzelnen Zuständen zum Zeitpunkt t mit der Matrix der Übergangswahrscheinlichkeiten.

$$\underline{w}'_{t+1} = \underline{w}'_t \cdot A \text{, wobei}$$

$$\underline{w}_t = \begin{pmatrix} w_1 \\ \dots \\ w_n \end{pmatrix}; \quad A = \begin{pmatrix} a_{11} & a_{12} & \dots & a_{1n} \\ a_{21} & a_{22} & \dots & a_{2n} \\ \vdots & \vdots & \ddots & \vdots \\ a_{n1} & a_{n2} & \dots & a_{nn} \end{pmatrix} \text{ bzw.}$$

$$\underline{w}'_t = \underline{w}'_0 \cdot A^t$$

Markov-Modelle sind relativ unflexibel, da die Übergangswahrscheinlichkeiten in der Regel konstant bleiben müssen. System Dynamics Modelle hingegen können komplexe Regelkreise mit sich ständig ändernden Wahrscheinlichkeiten abbilden. Abbildung 95 zeigt einen derartigen Regelkreis, der in mathematische Formeln übertragen wird. Tabelle 17 enthält die entsprechende Hochrechnung einer Bevölkerung. Die Berechnung erfolgte (hier) mit einer einfachen Excel-Tabelle.

Tabelle 17. Bevölkerungswachstum

Jahr	Hochrechnung der Bevölkerung
0	100.000
1	105.000
2	110.250
3	115.763
4	121.551
5	127.628
6	134.010
7	140.710
8	147.746
9	155.133
10	162.889

$$B_{t+\Delta t} = B_t + \Delta B_t$$
$$\Delta B_t = 0,05 * B_t$$

mit

B_t — Bevölkerung zum Zeitpunkt t

t — Index, Zeit

Gerade bei exponentiellem Wachstum (Bevölkerungswachstum, Epidemien, Verzinsung) sind Forrester-Modelle sehr gut geeignet, zukünftige Entwicklungen abzuschätzen. Die komplexeren Modelle erfordern jedoch spezielle Programmiersprachen (z.B. Dynamo). Dies trifft auch auf den State of the Art der Prognosetechnik zu, die Discrete Event Simulation. Hierbei werden in speziellen Programmen diskrete Ereignisse und Objekte erzeugt (z.B. Mütter mit Kindern, Geburten, Infektionen etc.). Der Aufwand hierfür ist jedoch erheblich.

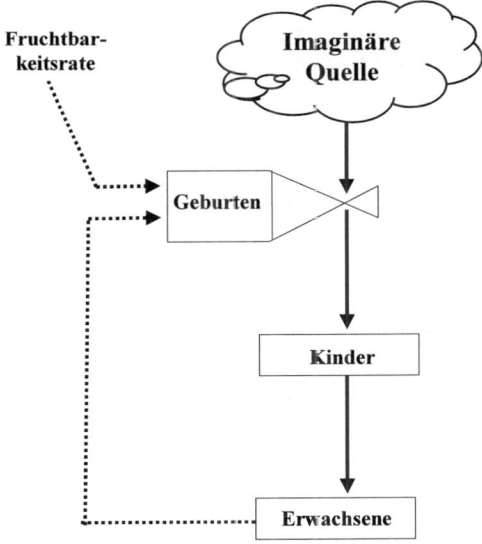

Abb. 95. System Dynamics der Fertilität

7.3 Entscheidungsbaumverfahren

Ein Entscheidungsbaum ist eine grafische Veranschaulichung eines Entscheidungsproblems. Mit Hilfe des Baumes und der zugehörigen Berechnungen soll die Auswahl aus Alternativen mit allen Konsequenzen so visualisiert werden, dass eine Entscheidung und die zugehörige Berechnung erleichtert werden. Dementsprechend werden Entscheidungsbäume in vielen Zweigen der Ökonomie angewandt. Lagerhaltung, Investition, gesundheits-ökonomische Evaluation und medizinische Entscheidungsfindung benutzen häufig dieses Instrument. Im Folgenden sollen die Grundlagen anhand eines Beispieles verdeutlicht werden.

Wir gehen hierzu davon aus, dass ein Patient mit einem Karzinom sich operieren lassen kann oder nicht. Aufgrund einer Literaturstudie weiß er, dass er im Fall des Verzichtes auf die Behandlung mit einer Wahrscheinlichkeit von 70 % stirbt. Seine Restlebensqualität beträgt dann 1,2 QALYs. Ohne Behandlung kommt es mit einer Wahrscheinlichkeit von 30 % zu einer Heilung mit einer Restlebensqualität von 8,5 QALYs. Lässt er sich operieren, so stirbt er an der Krankheit mit einer Wahrscheinlichkeit von 60 %, die Restlebensqualität beträgt 0,8 QALYs. Er hat aber auch die Chance von 40 %, nach der Operation zu überleben und eine Restlebensqualität von 7 QALYs zu haben. Abbildung 96 zeigt die Entscheidungssituation.

Für jede der beiden Alternativen wird der Erwartungswert der Lebensqualität berechnet. Für die Operation beträgt er: 0,4·7+0,6·0,8=3,28; für die Alternative ohne Operation: 0,3·8,5+0,7·1,2=3,39. Wenn er sich allein nach dem Erwartungswert richtet, wird er sich gegen die Operation entscheiden. Da es sich hier um einen Einzelfall handelt, ist der Erwartungswert jedoch ein schlechtes Entscheidungskriterium. Vielmehr sollte er auch die Varianz als Maß der Abweichung vom Erwartungswert betrachten. Für die Alternative Operation beträgt sie 9,22, für die Alternative keine Operation hingegen 11,19. Die Ungewissheit ist folglich höher, wenn er sich gegen eine Operation entscheidet.

Dieses Beispiel kann beliebig ergänzt und verfeinert werden. So könnten weitere Alternativen (z.B. Bestrahlung) und weitere Outcomes (z.B. Überleben, aber mit schweren Langzeitfolgen) aufgenommen werden. Weiterhin wäre es möglich, die langfristige Entwicklung mit neuen Ästen aufzuzeigen, z.B. Tod nach einem Jahr, Tod nach zwei Jahren, Tod nach drei Jahren etc. Dann würde der Entscheidungsbaum in ein Markov-Modell münden. Schließlich können für die einzelnen Äste neben den QALYs auch noch die Kosten bzw. Ressourcenverbräuche angegeben werden.

Entscheidungsbäume sind in der Planungstheorie weit verbreitete Instrumente zur Visualisierung komplexer Entscheidungsprobleme. Die Darstellung und Berechnung übernehmen heute in der Regel komfortable Softwarepakete. Einmal jährlich werden die besten Produkte in der Zeitschrift OR-MS Today verglichen.

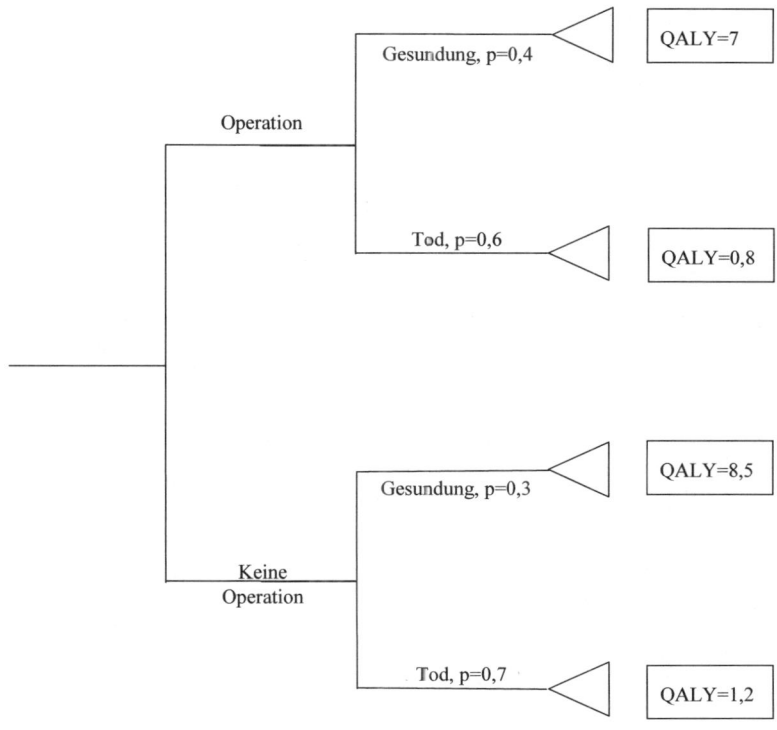

Abb. 96. Entscheidungsbaum

Es gibt natürlich noch zahlreiche Instrumente, denen sich der Gesundheitsökonom bedient. Zu nennen sind hier insbesondere die Modelle der Linearen Programmierung, mit deren Hilfe er Standort- und Tourenplanungen optimiert. Viele dieser Modelle werden routinemäßig eingesetzt. Entscheidend für den Mediziner, der sich am Ende dieser Einführung ein grundlegendes Wissen über die Gesundheitsökonomik erworben hat, ist nicht die Fertigkeit, diese Techniken anzuwenden, sondern die Kommunikationsfähigkeit. Er muss mit den Ökonomen kommunizieren können, muss ihre Sprache verstehen, ihre Modelle kennen und den „Hokuspokus" entlarven, der teilweise von Ökonomen veranstaltet wird, wenn sie völlig unwissende Mediziner vor sich haben. Gesundheitsökonomik kann für den Mediziner eine großartige Hilfe und die Eröffnung einer neuen Dimension seines Handelns bedeuten. Hierzu sollte jeder in der Lage sein, der dieses Buch aufmerksam studiert hat.

Literaturverzeichnis

Das folgende Literaturverzeichnis stellt keine Auflistung der in diesem Buch verwendeten Literatur dar. Vielmehr sollen dem Mediziner weiterführende Bücher und Zeitschriften empfohlen werden, mit deren Hilfe er sein Wissen vertiefen kann.

Die allgemeinen Grundlagen der Volkswirtschaftslehre können in zahlreichen Veröffentlichungen nachgelesen werden. Einfach zu verstehen ist das Buch „Volkswirtschaftslehre" von Samuelson & Nordhaus. Einen Einblick in die Wirtschaftsethik erlauben die Bücher von Lachmann, der aber auch die allgemeine Volkswirtschaftstheorie verständlich diskutiert.

Speziell zur Gesundheitsökonomik sind die Veröffentlichungen von Schulenburg, von Rychlik und von Lauterbach zu empfehlen. Sie sind in der Regel leicht verständlich und mit den Grundlagen dieses Buches auch für den Mediziner ohne volkswirtschaftliches Grundstudium meisterbar. Dies trifft mit Einschränkung auch auf das Lehrbuch zur Gesundheitsökonomik von Zdrowomyslaw und Dürig zu. Das umfassende Buch von Breyer, Zweifel und Kifmann ist wahrscheinlich das anspruchsvollste deutschsprachige Lehrbuch der Gesundheitsökonomik und wendet sich an Studierende mit vertieften volkswirtschaftlichen Kenntnissen.

Im Bereich der Allgemeinen Betriebswirtschaftslehre gibt es zahlreiche gute Lehrbücher. Sehr einfach zu lesen ist das Werk von Mertens und Bodendorf. Relativ kurz ist auch noch das Buch von Domschke und Scholl, das jedoch eine gewisse Liebe zur Mathematik voraussetzt. Umfassend hingegen sind die Standardwerke von Wöhe, Albach und Hahn zur Allgemeinen Betriebswirtschaftslehre. Das Problem dieser Bücher ist die starke Betonung der industriellen Produktion. Corsten hingegen entwickelt eine spezielle Dienstleistungsbetriebslehre, jedoch auch sehr umfassend. Speziell zum Management ist das Lehrbuch von Steinmann und Schreyögg zu empfehlen, wenn sein Umfang auch etwas Durchhaltevermögen erfordert. Eine leicht verständliche Einführung in die BWL und das Management aus christlich-ethischer Perspektive gibt Fleßa.

Zur Krankenhausbetriebslehre sind in den letzten Jahren zahlreiche Lehrbücher erschienen. Der Klassiker von Siegfried Eichhorn aus dem Jahr 1975 wird zwar noch immer ohne Überarbeitung verkauft, dürfte jedoch überholt sein. Die Veröffentlichungen von Peter Eichhorn sind hingegen heute Standard. Einen umfassenden Überblick über die Krankenhausbetriebslehre

204

gibt Fleßa („Grundzüge der Krankenhausbetriebslehre"; „Grundzüge der Krankenhaussteuerung"). Weiterhin finden sich gute Bücher zu diesem Thema von Haubrock, Trill und Kuntz.

Die gesundheitsökonomischen Instrumente werden von Schöffski klar und umfassend dargestellt. Eine gute Einführung in Prognoseverfahren und Entscheidungsbäume gibt Meyer. Darüber hinaus existieren zahlreiche Veröffentlichungen zu Spezialgebieten, wie z.B. dem Gesundheitswesen in Entwicklungsländern (Fleßa) oder der Kosten- und Leistungsrechnung in Krankenhäusern (Hentze & Kehres).

In Deutschland gibt es nur wenige gesundheitsökonomische Fachzeitschriften. „Gesundheitsökonomie und Qualitätsmanagement", „Das Gesundheitswesen" sowie das „Journal of Public Health" (Zeitschrift für Gesundheitswissenschaften) veröffentlichen regelmäßig gesundheitsökonomische Arbeiten. Für das Krankenhausmanagement sind insbesondere die „Krankenhaus-Umschau" sowie „Führen und Wirtschaften im Krankenhaus" relevant. Unter den internationalen Fachzeitschriften, die auch für Mediziner hilfreich sind, können „Social Science and Medicine", „International Journal of Health Planning and Management" sowie das „European Journal of Health Economics" genannt werden. Weitere Fachzeitschriften sind „Health Economics", „Journal of Health Economics" sowie „Health Care Management Science", deren Artikel jedoch auch dem Ökonomen erhebliches Nachdenken abverlangen. Selbstverständlich werden Artikel mit gesundheitsökonomischer Relevanz auch in Zeitschriften bestimmter Fachgebiete veröffentlicht, beispielsweise Studien zur Lebensqualität.

Ahrens, D.; Güntert, A. (2004): Gesundheitsökonomie und Gesundheitsförderung. Baden-Baden
Breyer, F.M; Zweifel, P.; Kifmann, M. (2005): Gesundheitsökonomik. Berlin u.a.O.
Corsten, H. (2007): Dienstleistungsmanagement. München, Wien
Domschke, W.; Scholl, A. (2005): Grundlagen der Betriebswirtschaftslehre. Berlin u.a.O.
Eichhorn, P.; Seelos, H.-J.; Schulenburg, J. Graf v. d. (2000): Krankenhausmanagement. München, Jena
Eichhorn, S. (1975): Krankenhausbetriebslehre I. Stuttgart u. a. O.
Eichhorn, S. (1977): Krankenhausbetriebslehre II. Stuttgart u. a. O.
Eichhorn, S. (1987): Krankenhausbetriebslehre III. Stuttgart u. a. O.
Eichhorn, S.; Schmidt-Rettig, B. (1998): Chancen und Risiken von Managed Care. Berlin, Köln
Eichhorn, S.; Schmidt-Rettig, B. (2001): Krankenhausmanagement. Stuttgart
Fleßa, S. (2003): Geistlich Denken – Rational Handeln. Frankfurt a. M.
Fleßa, S. (2002): Gesundheitsreformen in Entwicklungsländern. Frankfurt a.M.
Fleßa, S. (2007): Grundzüge der Krankenhausbetriebslehre. München
Fleßa, S. (2008): Grundzüge der Krankenhaussteuerung. München
Hahn, O. (1997): Allgemeine Betriebswirtschaftslehre. München, Wien

Haubrock, M.; Schär, W. (2007): Betriebswirtschaft und Management im Krankenhaus. Bern et al

Hentze, J.; Kehres, E. (2007): Kosten- und Leistungsrechnung in Krankenhäusern. Stuttgart

Kuntz, L. (2002): Krankenhauscontrolling in der Praxis - Quantitative Methoden. Stuttgart

Lachmann, W. (2006): Volkswirtschaftslehre, Band 1. Berlin u. a. O.

Lachmann, W. (2003): Volkswirtschaftslehre, Band 2. Berlin u. a. O.

Lachmann, W. (2006): Wirtschaft und Ethik. Neuhausen-Stuttgart

Lauterbach, K.W.; Stock, S.; Brunner, H. (2006): Gesundheitsökonomie. Berlin

Mertens, P.; Bodendorf, F. (2005): Programmierte Einführung in die Betriebswirtschaftslehre. Wiesbaden

Meyer, M. (1996): Operations Research - Systemforschung. Jena, Stuttgart

Rychlik, R. et al. (1999): Gesundheitsökonomie. Stuttgart

Samuelson, P. A.; Nordhaus, W. D. (2007): Volkswirtschaftslehre. Boston u.a.O.

Schöffski, O.; Schulenburg, J.-M. Graf v. d. (2007): Gesundheitsökonomische Evaluationen. Berlin u.a.O.

Schulenburg, J.-M. et al. (1998): Praktisches Lexikon der Gesundheitsökonomie. Sankt Augustin

Schulenburg, J.-M.; Greiner, W. (2007): Gesundheitsökonomik. Tübingen

Steinmann, H.; Schreyögg, G. (2005): Management. München

Trill, R. (2000): Krankenhausmanagement. Berlin

Wöhe, G. (2005): Einführung in die Allgemeine Betriebswirtschaftslehre. München

Zdrowomyslaw, N.; Dürig, W. (1999): Gesundheitsökonomie. München, Wien

Druck: Krips bv, Meppel
Verarbeitung: Stürtz, Würzburg